Monica Ramirez Basco

Manie und Depression

Selbsthilfe bei bipolaren Störungen

Monica Ramirez Basco

Manie und Depression

Selbsthilfe bei bipolaren Störungen

Übersetzt von Brigitta Merschmann

BALANCE **ratgeber**

Ramirez Basco, Monica:
Manie und Depression. Selbsthilfe bei bipolaren Störungen
2. Auflage 2010
ISBN-Print: 978-3-86739-019-4
ISBN-PDF: 978-3-86739-710-0
ISBN-ePub: 978-3-86739-810-7

Die Deutsche Nationalbibliothek verzeichnet diese Publikation in der Deutschen Nationalbibliografie; detaillierte bibliografische Daten sind im Internet über http://dnb.d-nb.de abrufbar.

Der Balance buch + medien verlag ist ein Imprint der
Psychiatrie-Verlag GmbH, Bonn.

Originalausgabe »The Bipolar Workbook: Tools for Controlling Your Mood Swings«, Guilford 2006
Umschlagkonzeption: p.o.l. kommunikation design, Köln; Abbildung: www.fotolia.de
Typografiekonzept: Iga Bielejec, Nierstein
Satz: Walburga Fichtner, Köln
Druck und Bindung: Kösel, Krugzell (www.KoeselBuch.de)

Zum Schutz von Umwelt und Ressourcen wurde
für dieses Buch FSC-zertifiziertes Papier verwendet:

FSC
Mix
Produktgruppe aus vorbildlich bewirtschafteten Wäldern und anderen kontrollierten Herkünften
www.fsc.org Zert.-Nr. GFA-COC-001298
© 1996 Forest Stewardship Council

Testfragen

Markieren Sie wahr oder falsch. Die korrekten Antworten sind im Anschluss an den Test zu finden.

Wahr oder falsch?	Frage 1: Eine bipolare Störung kann sich sowohl in Depressionen als auch in Manien äußern.
Wahr oder falsch?	Frage 2: Man kann depressiv und manisch zugleich sein.
Wahr oder falsch?	Frage 3: Medikamente sind erforderlich, um die Symptome einer bipolaren Störung in den Griff zu bekommen.
Wahr oder falsch?	Frage 4: Um gesund zu bleiben, muss man nur regelmäßig seine Medikamente einnehmen.
Wahr oder falsch?	Frage 5: Man kann nichts tun, um eine Depression oder Manie aufzuhalten, sobald eine Episode angefangen hat.
Wahr oder falsch?	Frage 6: Schlafmangel kann eine manische Episode auslösen.
Wahr oder falsch?	Frage 7: Um eine bipolare Störung zu bewältigen, muss man auf alles verzichten, was im Leben für Spannung sorgt.
Wahr oder falsch?	Frage 8: An dieser Krankheit zu leiden, bedeutet, auf alle Karriereziele verzichten zu müssen.
Wahr oder falsch?	Frage 9: Man kann im Alleingang mit der Krankheit fertig werden. Hilfe braucht man nicht.
Wahr oder falsch?	Frage 10: Sie haben keine bipolare Störung. Die Ärzte haben Unrecht.

Antworten zu den Testfragen

FRAGE 1 Eine bipolare Störung kann sich sowohl in Depressionen als auch in Manien äußern.

Wahr. Die meisten Menschen mit einer bipolaren Störung leiden ihr Leben lang an Episoden von Depression und Manie. Bei manchen kommt es gehäuft zu Depressionen, bei anderen zu Manien. Bei jedem Betroffenen äußern sich die Symptome von

Manie und Depression ein wenig anders. Zu den verschiedenen Mustern der Krankheit siehe Kapitel 3 und 4.

FRAGE 2 Man kann depressiv und manisch zugleich sein.

Wahr. Dies wird als eine »gemischte Episode« bezeichnet. In gemischten Episoden können Menschen sich aufgedreht fühlen wie bei einer Manie, ihre Gedanken können rasen und sie können Schwierigkeiten haben stillzusitzen, aber sie können auch niedergeschlagen, hoffnungslos und suizidal sein wie bei einer Depression. Gemischte Gefühlszustände können auch schnell zwischen Depression und Manie abwechseln, wobei diese jeweils nur Stunden oder auch ein paar Tage anhalten können. Sie können schwierig zu diagnostizieren sein, weil sie nicht das typische Erscheinungsbild von depressiven oder manischen Episoden haben. Mehr zur Diagnosestellung in Kapitel 2.

FRAGE 3 Medikamente sind erforderlich, um die Symptome einer bipolaren Störung in den Griff zu bekommen.

Wahr. Obgleich viele Betroffene es vorziehen würden, Perioden von Depression und Manie ohne Medikation durchzustehen, ist es klar, dass die Kontrolle der Krankheit und die Prävention künftiger Rückfälle vom effektiven Umgang mit den Medikamenten abhängig sind. Die meisten Menschen verzichten lieber auf Medikamente. Es bereitet ihnen große Mühe, sich über längere Zeit an ein Medikationsreglement zu halten. In Kapitel 6 sind Ideen zum Umgang mit der Medikation zu finden.

FRAGE 4 Um gesund zu bleiben, muss man nur regelmäßig seine Medikamente einnehmen.

Falsch. Zum Umgang mit einer bipolaren Störung gehört weit mehr als nur die Einnahme von Medikamenten. Selbst wenn die Medikamente sehr konsequent eingenommen werden, können Stress, eine andere Erkrankung oder der Wechsel der Jahreszeiten eine Wiederkehr der Symptome verursachen. Geschieht dies, sind die meisten Betroffenen bei der Arbeit und im Umgang mit ihren Angehörigen oder Freunden nicht voll funktionstüchtig. Medikamente können helfen, die Symptome zu kontrollieren, lösen aber nicht die Probleme bei der Arbeit oder zu Hause. Wo Medikamente nicht weiterhelfen, sind spezielle Fertigkeiten im Umgang mit den Symptomen oder in der Lebensgestaltung erforderlich, um die Lücken zu füllen. Kapitel 1 bietet einen Überblick, was man tun kann, um die Krankheit zu kontrollieren und Probleme des Alltags zu lösen.

FRAGE 5 Man kann nichts tun, um die Depression oder Manie aufzuhalten, sobald eine Episode angefangen hat.

Falsch. Neben der Einnahme von Medikamenten können Sie einiges tun, um die Symptome von Manie und Depression zu kontrollieren. Kapitel 4 bis 10 beschäftigen sich mit Methoden, wie man die eigenen Handlungen und Gedanken verändern kann, um manische und depressive Symptome zu kontrollieren. Man kann ebenso lernen, sich mit der Krankheit abzufinden und das Leben so zu gestalten, dass die Gefahr eines Rückfalls vermindert wird.

FRAGE 6 Schlafmangel kann eine manische Episode auslösen.

Wahr. Ein Mangel an durchgängigem Nachtschlaf erhöht das Risiko für Betroffene, manisch zu werden. An der bipolaren Störung Erkrankte sind tendenziell eher Nachtmenschen als Tagmenschen. Länger als gewöhnlich aufzubleiben und weniger Schlaf zu bekommen, scheint manische Episoden auszulösen oder zu verschlimmern. In Kapitel 5 sind Methoden aufgelistet, die Schlafstörungen abzumildern helfen; außerdem geht es darum, was man tun kann, um eine durch Schlafmangel verursachte Erschöpfung und Lethargie zu überwinden.

FRAGE 7 Um eine bipolare Störung zu bewältigen, muss man auf alles verzichten, was im Leben für Spannung sorgt.

Falsch. Es ist ein verbreitetes Missverständnis, dass man ein ruhiges, beschauliches Leben führen und Aktivitäten, sowohl Arbeit als auch Spiel, einschränken muss, um die Krankheit zu kontrollieren. Dies ist selten der Fall. Ein Leben mit bipolarer Störung bedeutet allerdings, sich eine gewisse Mäßigung aufzuerlegen. Die Methoden in Kapitel 4, mit deren Hilfe erlernt werden kann, wann Ihre Symptome sich verschlimmern, sollen Ihnen helfen zu erkennen, wann man das Tempo zurückschrauben und wann man um Hilfe bitten sollte. Die in diesem Arbeitsbuch präsentierten Strategien werden Ihnen helfen, Ihre Symptome zu kontrollieren. Die Techniken in Kapitel 5, 9 und 10, mit Stress umzugehen, Entscheidungen zu treffen und sich vernünftige Grenzen zu setzen, werden Ihnen helfen, ein glückliches und produktives Leben zu führen und durch die Krankheit verursachte Störungen zu minimieren.

FRAGE 8 An dieser Krankheit zu leiden bedeutet, auf alle Karriereziele verzichten zu müssen.

Falsch. Viele dynamische und erfolgreiche Menschen leiden an bipolarer Störung. Sie haben herausgefunden, wie sie mit der Krankheit umzugehen haben und wie sie ihre Ziele erreichen können. In diesem Arbeitsbuch sind zahlreiche Übungen enthalten, in denen es darum geht, die Krankheit zu kontrollieren, statt sich von ihr beherrschen zu lassen. Das erfordert viel Arbeit, eben mehr, als nur regelmäßig die Medikamente einzunehmen. Sind Sie aber entschlossen, Erfolg zu haben, muss die Krankheit Ihnen nicht im Wege stehen.

FRAGE 9 Sie können im Alleingang mit dieser Krankheit fertig werden. Sie brauchen keine Hilfe.

Falsch. Jeder Mensch braucht Hilfe, vor allem wenn man mit einer schweren Erkrankung zu kämpfen hat. Unterstützung kann man von der Familie, von Freunden, Arbeitskollegen, Selbsthilfegruppen und Gesundheitsprofis bekommen. Soziale Isolation macht gewöhnlich alles nur noch schlimmer. Sie mögen damit den Stress, der eine Begleiterscheinung der Sozialkontakte sein kann, vermeiden, verzichten aber auch auf die Vorteile, die es mit sich bringt, Gesprächspartner zu haben, Hilfe in Krisenzeiten zu bekommen und Menschen um sich zu haben, die Sie lieben, von Ihrem Wert überzeugt sind und Ihnen einen Grund geben zu leben. Haben Sie Probleme, mit anderen klarzukommen, schlagen Sie die Tipps in Kapitel 9 nach.

FRAGE 10 Sie haben keine bipolare Störung. Die Ärzte haben Unrecht.

Vielleicht. Sie oder Menschen in Ihrem nahen Umfeld denken vielleicht, dass Sie an einer bipolaren Störung leiden. Diagnosen sind allerdings manchmal schwer zu stellen, vor allem wenn Sie jung sind oder mit Substanzmissbrauch oder Alkoholproblemen zu kämpfen hatten. Die in den Kapiteln 1, 2 und 3 bereitgestellten Informationen werden Ihnen helfen zu entscheiden, ob Sie tatsächlich an der Störung leiden oder nicht. Trifft die Diagnose auf Sie zu, sind Sie aber nicht bereit, sich darauf einzulassen, gehen Sie zu Kapitel 7, um zu einer Akzeptanz der Diagnose zu gelangen.

1 Kontrolle über die Krankheit gewinnen

In diesem Kapitel

- *lesen Sie über die vier Schritte zur Kontrolle von Depressionen und Manie;*
- *finden Sie heraus, warum Sie durch Medikamente allein Ihre Krankheit nicht kontrollieren können;*
- *lernen Sie, wie Ihre Reaktionen auf die Symptome Ihnen helfen oder schaden können;*
- *entdecken Sie, wie Ihnen dieses Arbeitsbuch helfen kann, die Kontrolle über Ihre Symptome zu übernehmen.*

Der Zweck dieses Arbeitsbuches ist, Sie durch einen Lernprozess zu führen und Ihnen zu zeigen, was Sie, neben der regelmäßigen Einnahme von Medikamenten, tun können, um Ihre Symptome der bipolaren Störung zu kontrollieren. Sie können viel erreichen. Sie können lernen, die Symptome von Depression, Manie, Hypomanie, Reizbarkeit und Angst abzumildern und zu vermeiden, sowie die vielerlei Auswirkungen der Krankheit auf ihr Leben zu bewältigen. Sie können dieses Buch zum Selbststudium nutzen, es zu einem Teil Ihrer Einzel- oder Gruppentherapie machen oder es zusammen mit Ihrem psychiatrischen Profi durcharbeiten. In jedem Kapitel sind Informationen und Übungen zu finden, die Ihnen helfen, Ihre Emotionen zu bewältigen, Ihre negativen Gedanken zu kontrollieren, die physischen Symptome zu minimieren, mit Problemen rings um die Medikation klarzukommen, Alltagsprobleme zu bewältigen und sich generell auf die bipolare Störung einzustellen.

Wenn Sie sich die Zeit nehmen, jede Methode zu erlernen und zu üben, werden Ihnen die Übungen in diesem Arbeitsbuch dazu dienen, Fakten zur bipolaren Störung kennenzulernen, größere Stabilität zu erlangen und neue Wege im Umgang mit den Symptomen zu finden, damit diese nicht wiederkehren. Außerdem werden die Übungen Ihnen helfen, die Behandlung besser zu nutzen und Ihre Lebensziele zu erreichen.

Wie können Sie die Kontrolle über die Krankheit gewinnen?

Eine bipolare Störung ist eine biologisch relevante Krankheit, verbunden mit physischen wie psychologischen Symptomen. Zu den körperlichen Symptomen gehören Schlafstörungen, Konzentrationsstörungen, Energie- und Appetitmangel. Zu den psychologischen Symptomen gehören eine veränderte Gedanken- und Gefühlswelt, und auch das Handeln wird beeinflusst. Dieses Arbeitsbuch liefert Ihnen das nötige Rüstzeug, um Ihre Stimmungsschwankungen zu kontrollieren und durch das Management der physischen und psychologischen Symptome von Depression und Manie Ihre Lebensqualität zu verbessern.

Das zentrale Ziel dieses Arbeitsbuches besteht darin, Ihnen zu helfen, die Wiederkehr von Depression und Manie zu verhindern. Um dies zu erreichen, müssen Sie zwei wichtige Dinge lernen:

- Wie man frühzeitig die Warnzeichen erkennt, dass die körperlichen wie seelischen Symptome der bipolaren Störung wiederkehren.
- Wie man rasch aktiv wird, um die Symptome aufzuhalten, bevor sie ernst werden. Das bedeutet, aktiv die Kontrolle

über die Symptome zu übernehmen, noch bevor es zu einer depressiven oder manischen Episode kommt, indem man das mit der Störung verbundene Denken, Handeln und die emotionale Belastung frühzeitig korrigiert und kontrolliert.

Um das Ziel zu erreichen, sollen die in diesem Arbeitsbuch vorgeschlagenen Interventionen Ihnen vier Mittel an die Hand geben:

- die Symptome kommen sehen,
- Vorsichtsmaßnahmen ergreifen,
- die Symptome abschwächen,
- Fortschritte überprüfen.

Im Folgenden werden die einzelnen Schritte aufgeführt, die Sie unternehmen können, um Ihre Stimmungsschwankungen zu beherrschen.

SCHRITT I: Vorhersehen

- Ihre Symptome erkennen
- Mit Ihrer Lebensskizze arbeiten (siehe Kap. 3)
- Ihre Stimmung überwachen
- Stimmungs- und Symptomgrafiken nutzen (siehe Kap. 4)
- Ihre Auslöser identifizieren
- Auslöser in Ihrer Lebensskizze identifizieren (siehe Kap. 3)
- Liste der Dinge überprüfen, die zu einer Verschlimmerung führen (siehe Kap. 5)

SCHRITT II: Vorsichtsmaßnahmen ergreifen

- Einer Verschlimmerung vorbeugen
- Lernen, genug Schlaf zu bekommen (siehe Kap. 5)
- Sich an die Medikation halten (siehe Kap. 6)
- Auslöser der Symptome meiden (siehe Kap. 5 und 6)
- Positives verstärken
- Lernen, Beziehungen zu stärken (siehe Kap. 5 und 8)

- Sich persönliche Ziele setzen (siehe Kap. 6)
- Lernen, die Krankheit zu akzeptieren, und sich darauf einstellen (siehe Kap. 7)
- Gesunde Gewohnheiten entwickeln (siehe Kap. 5)
- Negatives reduzieren
- Probleme lösen (siehe Kap. 5 und 8)
- Sichsorgen und Grübeln kontrollieren (siehe Kap. 5)
- Überstimulation vermeiden (siehe Kap. 5 und 9)

SCHRITT III: Symptome reduzieren

- Die Inaktivität beenden
- Aktivitätsplan nutzen
- Überwältigendes auseinandernehmen und anpacken, A- und B-Liste nutzen (siehe Kap. 5)
- Gedanken verändern
- Methode »Identifizieren – Kontrollieren – Korrigieren« nutzen (siehe Kap. 8 und 9)
- Den Gedankenwirrwarr ordnen
- Techniken des Entschleunigens, Fokussierens und Strukturierens nutzen (siehe Kap. 10)
- Hyperaktivität reduzieren
- Überstimulation kontrollieren
- Wunsch nach Veränderung in den Griff bekommen
- Durch das Setzen von erreichbaren Zielen die Aktivität zügeln
- Für genügend Schlaf sorgen (siehe Kap. 5)

SCHRITT 4: Fortschritte überprüfen

- Stimmungen und Symptome überwachen
- Stimmungsgrafiken nutzen (siehe Kap. 4)
- Rückmeldungen von anderen einholen (siehe Kap. 10)

Medikamente, die effektiv die Symptome von Depression und Manie, Stimmungsschwankungen, Angst, Reizbarkeit und Schlafprobleme vermindern, sind Eckpfeiler der Kontrolle von Krankheiten wie der bipolaren Störung. Die bipolare Störung ist eine biologisch relevante Krankheit, die zu einer Veränderung des Stoffwechsels im Gehirn führt. Die Medikamente sollen dieses Problem korrigieren. Ohne Medikamente sind psychologische Herangehensweisen, wie sie in diesem Buch vorgestellt werden, nur von geringem Nutzen. Aber umgekehrt gilt auch: Selbst wenn Sie Medikamente einnehmen, werden Sie, wie die meisten Menschen mit einer bipolaren Störung, wohl mehr brauchen, um die größtmögliche Kontrolle über Ihre Symptome zu übernehmen und einen Rückfall zu vermeiden:

- Sie brauchen zusätzliche Maßnahmen in Situationen, in denen Sie die Medikamente nicht konsequent einnehmen oder diese nicht wirken. Die meisten Menschen mit einer bipolaren Störung haben Schwierigkeiten damit, Medikamente regelmäßig einzunehmen, besonders wenn ihre Symptome sich verbessert haben oder wenn unangenehme Nebenwirkungen auftreten.
- Sie benötigen Methoden, um Stress so weit wie möglich zu reduzieren und mit dem Wechsel der Jahreszeiten umzugehen und Schlafmangel vorzubeugen – sämtlich Faktoren, die eine Wiederkehr der Symptome hervorrufen können, selbst wenn man die Medikamente täglich einnimmt.
- Sie sollten gesunde und effektive Mittel kennen, um Ihre Symptome zu kontrollieren, statt der Versuchung nachzugeben, zu Alkohol oder Drogen zu greifen, um schlafen zu kön-

nen, Ihre Nerven zu beruhigen oder Ihre Stimmung aufzuhellen. Gewöhnlich darf man Alkohol oder Drogen nicht konsumieren, während man auf psychiatrische Medikamente eingestellt ist, denn sie können die Wirksamkeit einiger Medikamente herabsetzen.

- Sie haben einen Bedarf nach Methoden zur Überprüfung Ihres Lebensstils, damit es nicht zu Schlafmangel, ungünstigen Essgewohnheiten oder ungesundem Verhalten insgesamt kommt, die die Gefahr eines Rückfalls erhöhen können.
- Vielleicht machen Sie Zeiten durch, in denen ein Teil in Ihnen den Gedanken, an dieser Krankheit zu leiden, von sich weist, die Medikamente nicht einnehmen will oder nicht bereit sind, Ihren Lebensstil so zu ändern, dass sich die Symptome abschwächen oder verhindern lassen. Zugleich aber weiß ein anderer Teil in Ihnen genau, was Sie tun sollten, um für sich zu sorgen. Sie brauchen Strategien, Ihre unter Umständen widersprüchlichen Gefühle hinsichtlich der Krankheit und der Behandlung zu sortieren.
- Depression und Manie können es erschweren, Ihre Gedanken zu ordnen, Entscheidungen zu treffen und Probleme zu lösen. Sie brauchen Mittel und Wege, um das Wirrwarr in Ihrem Kopf zu ordnen.
- Medikamente können Symptome abschwächen oder ganz verschwinden lassen, aber wenn Sie als Ergebnis Ihrer bipolaren Störung finanzielle, rechtliche oder familiäre Probleme haben, bleiben diese Probleme auch dann bestehen, wenn Ihre Symptome sich gebessert haben. Sie sollten also Mittel und Wege kennen. So wird sich Ihre Lebensqualität erhöhen.

Zum Glück gibt es geeignete Methoden, um die Lücken zu füllen, die eine medikamentöse Behandlung bestehen lässt. In diesem Arbeitsbuch werden Strategien zur Kontrolle von Symptomen, zur Verhinderung von Rückfällen und zur Problemlösung vorgestellt. Diese Strategien zu beherrschen, wird Ihnen helfen, mit Ihrer Krankheit zu leben, und Sie werden die nötige Motivation erlangen, sich an die medikamentöse Behandlung zu halten, um zu verhindern, dass die Höhen und Tiefen der Krankheit sich störend auf Ihr Leben auswirken.

Die Höhen und Tiefen einer bipolaren Störung

Viele verschiedene Dinge können in Menschen mit bipolarer Störung Depressionen und Manien auslösen; andererseits treten diese auch ohne jeden spezifischen Grund auf. Beginnt eine Episode, können Ihre Reaktionen darauf jedoch die Symptome verschlimmern oder abschwächen. Der Grund ist folgender:

Depressionen und Manien bewirken Veränderungen in Ihren Denkprozessen und Emotionen, wie das folgende Diagramm zeigt. Ihre Gedanken – was Sie denken und wie Sie denken – werden auch als »Kognitionen« bezeichnet. Füllen Sie Arbeitsblatt 1.1 aus, um sich an die Gefühle und Kognitionen zu erinnern, die Sie in depressiven und manischen Phasen hatten.

Änderungen in Ihren Emotionen und Denkprozessen wirken sich auf das Verhalten aus. Sie können die Handlungen, für die Sie sich entscheiden, färben. Beispiele: Sie sind bis spät unterwegs, um Spaß zu haben, weil Sie sich großartig fühlen und nicht wollen, dass der Tag zu Ende geht. Sie fangen ein neues Projekt an, weil Sie voller neuer Ideen sind. Sie meiden Interaktionen mit anderen, weil Sie sich schlecht fühlen und nicht wollen, dass sie Sie so sehen.

Depression und Manie beeinflussen Kognitionen und Gefühle

Depression und Manie

Veränderungen von Kognitionen und Emotionen

ARBEITSBLATT 1.1 Kognitionen und Emotionen

Emotionen

Emotionale Änderungen führen z.B. zu Traurigkeit, Verzweiflung, Ängstlichkeit und Hochgefühle, Euphorie oder Reizbarkeit. Diese Emotionen sind gewöhnlich intensiv und halten Tage, Wochen oder Monate an. Es geht nicht um bloße Reaktionen auf erregende und belastende Gedanken.

Markieren Sie die Worte, die Ihre Gefühle in einer depressiven oder manischen Phase beschreiben.

traurig leer melancholisch einsam besorgt
ängstlich angespannt verkrampft reizbar
ärgerlich wütend euphorisch abgehoben
high glücklich ekstatisch

Kognitionen

Sowohl der Inhalt Ihres Denkens als auch der Denkprozess können sich in depressiven und manischen Phasen verändern. Inhaltliche Veränderungen betreffen das, worüber Sie nachdenken. Sind Sie zum Beispiel depressiv, haben Sie mehr negative Gedanken, sind Sie manisch, haben Sie unter Umständen neue und aufregende Ideen. Die Denkprozesse betreffen die Schnelligkeit Ihres Denkens, Ihr Konzentrationsvermögen, die Klarheit Ihres Denkens und Ihre Fähigkeit, Entscheidungen zu treffen.

Markieren Sie die Worte, die Ihre Kognitionen in einer depressiven oder manischen Phase beschreiben.

Änderungen des Prozesses:
langsam verwirrt vergesslich
schwaches Urteilsvermögen unschlüssig
durcheinander unrealistisch benebelt
kreativ rasend schnell

Inhaltliche Änderung:
negativ hoffnungslos selbstkritisch
paranoid neue Pläne optimistisch

Kognitionen und Gefühle beeinflussen das Verhalten

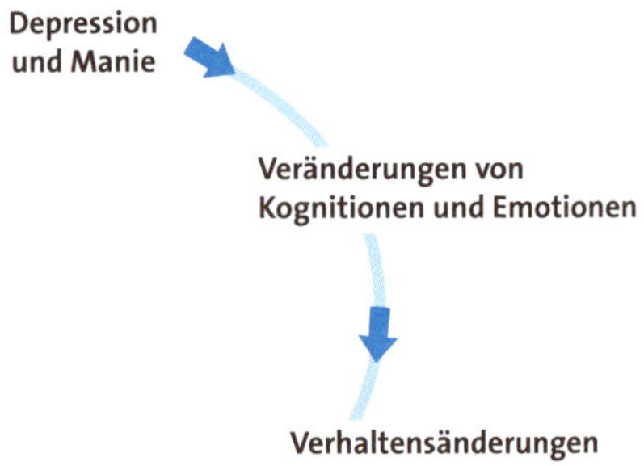

Versuchen Sie in der folgenden Übung (Arbeitsblatt 1.2), Emotionen, Gedanken und Verhalten einander zuzuordnen, die in depressiven und manischen Phasen zusammengehören können. Die Antwort finden Sie auf S. 24.

ARBEITSBLATT 1.2 Stimmungen, Gedanken und Verhalten

Stimmung	Gedanken	Verhalten
Traurig	*Ich habe die beste Idee meines Lebens.*	Entscheidet, nicht zur Party zu gehen.
Nervös	*Ich kann mein Problem nicht lösen.*	Schnauzt einen Freund an.
Euphorisch	*Er geht mir auf die Nerven.*	Gibt auf.
Reizbar	*Ich erstarre und weiß nicht, was ich sagen soll.*	Verlässt früh den Arbeitsplatz, um ein neues Projekt anzufangen.

Die Qualität Ihres Verhaltens kann sich ändern, wenn Sie depressiv oder manisch sind. Wenn Sie manisch sind, können Sie weniger systematisch vorgehen oder von einer Aktivität zur anderen springen. Wenn Sie depressiv sind, können Sie sich langsamer bewegen als sonst.

Es dauert nicht lange, bis Veränderungen in der Art und Qualität Ihres Verhaltens auch Ihre Fähigkeit beeinflussen, zu Hause, bei der Arbeit, in sozialen Bezügen zu funktionieren.

- Aktiv zu werden, bevor man die Dinge durchdacht hat, kann zu Irrtümern in der Beurteilung von Situationen oder zu beeinträchtigter Entscheidungsfähigkeit führen.
- Langsamkeit in der Bewegung und Erschöpfung können mit dem Erfüllen von Verpflichtungen kollidieren.
- Aufzugeben bedeutet, dass Probleme nicht gelöst werden können.
- Mit zu vielen Projekten zu beginnen heißt, nichts fertig zu bekommen.
- Den Arbeitsplatz früh zu verlassen, weil man müde ist, kann zu Maßregelungen seitens des Chefs führen.
- Andere zu meiden bedeutet, auf Spaß zu verzichten.
- Andere anzuschnauzen kann zu Konflikten führen und Beziehungen beschädigen.

Verhaltensänderungen wirken sich auf die Funktionsfähigkeit aus

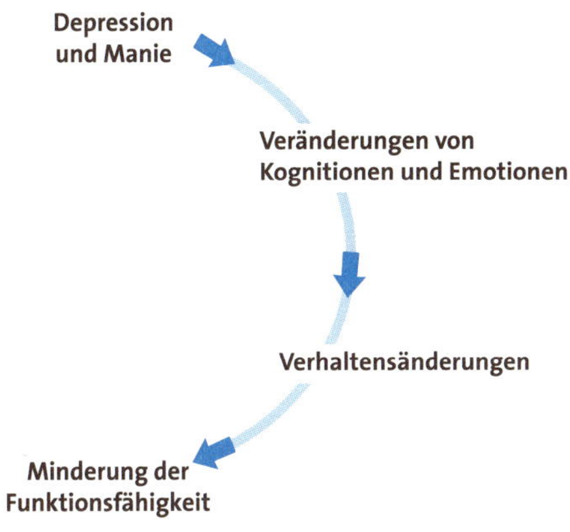

Lässt Ihre Funktionsfähigkeit nach und sind Sie nicht in der Lage, einen Ausgleich dafür zu schaffen, kommt es schnell zu Problemen.

So können zum Beispiel unzureichende Leistungen im Job zur Beendigung des Beschäftigungsverhältnisses führen. Seiner Verantwortung zu Hause nicht gerecht zu werden, kann zu Konflikten mit den Eltern oder dem Partner führen, Ehen belasten oder die Kommunikation in Familien stören. Impulsivität und schlechte Entscheidungsfindung können finanzielle Probleme und Beziehungsprobleme verursachen. In Arbeitsblatt 1.2 hatten Sie die möglichen Folgeprobleme ja schon zugeordnet. Hier sind die Antworten:

Antworten zum ARBEITSBLATT 1.2

Stimmung	Gedanken	Verhalten
Traurig	*Ich habe die beste Idee meines Lebens.*	Entscheidet, nicht zur Party zu gehen.
Nervös	*Ich kann mein Problem nicht lösen.*	Schnauzt einen Freund an.
Euphorisch	*Er geht mir auf die Nerven.*	Gibt auf.
Reizbar	*Ich erstarre und weiß nicht, was ich sagen soll.*	Verlässt vorzeitig die Arbeit, um ein neues Projekt anzufangen.

Weitere typische Probleme sind hier aufgelistet.

Durch verminderte Funktionsfähigkeit verursachte Probleme

Änderungen der Funktionsfähigkeit	Mögliche Probleme
Handeln, ohne nachzudenken, und beeinträchtigte Entscheidungsfähigkeit	Den Job aufgeben, ohne einen neuen zu haben, wenn man es sich nicht leisten kann
Nicht die Verpflichtungen seiner Rolle erfüllen	Das Wohl der Kinder vernachlässigen
Viel Geld ausgeben, ohne die Rechnungen zu begleichen	Zwangsräumung der Wohnung beziehungsweise Verlust des Heims; Mühen, das Eigentum wiederzuerlangen
Bei der Arbeit streiten, statt Probleme ruhig zu lösen	Beendigung des Beschäftigungsverhältnisses
Exzessiv trinken oder Drogen konsumieren	Rechtliche, gesundheitliche und familiäre Probleme

Welche Probleme haben Sie in Ihrem Leben erfahren, die Ihrer Meinung nach mit einer bipolaren Störung zusammenhängen könnten? Es könnte sich um Probleme handeln, die durch die oben beschriebene Symptome der Störung verursacht sind, oder sie könnten auch indirekt damit verbunden sein, wenn Manie und Depression Sie daran gehindert haben, sich mit Alltagsproblemen auseinanderzusetzen. Machen Sie sich auf Arbeitsblatt

Verminderte Funktionsfähigkeit führt zu Problemen

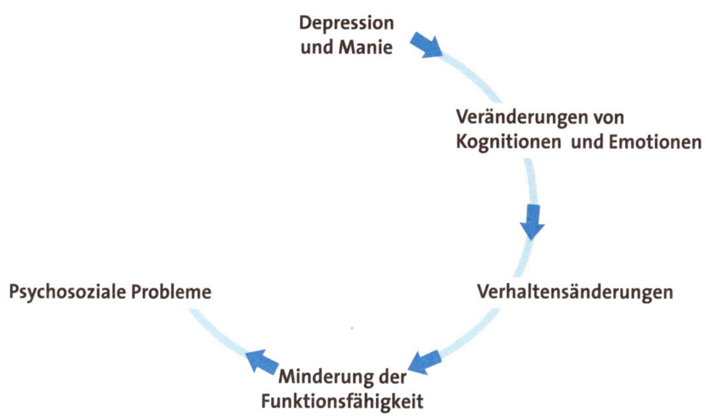

1.3 Notizen zu den Problemen, die Sie aus Ihrer Sicht aufgrund einer bipolaren Störung in Ihrem Leben gehabt haben könnten. Diese Liste wird Ihnen dabei helfen, auf zweierlei Art die Kontrolle über Ihre Symptome zu gewinnen. Zum einen: Sehen Sie alte Probleme wiederkehren, könnte dies ein Zeichen sein, dass es höchste Zeit ist, aktiv zu werden, um Ihre Symptome zu kontrollieren. Zum anderen: Wenn Sie sich auf Fertigkeiten konzentrieren, die Ihnen helfen, die Entstehung neuer Probleme zu vermeiden, können Sie zugleich den Stress reduzieren, den ein Rückfall erzeugt.

ARBEITSBLATT 1.3 Probleme, die mit Ihrer bipolaren Störung verbunden sind

Beziehungsprobleme:

Probleme mit der Arbeit:

Schulische Probleme:

Rechtliche Probleme:

Finanzielle Probleme:

Familiäre Probleme:

Probleme bewältigen zu müssen, erzeugt für jeden Stress, aber für Sie, da Sie an bipolarer Störung leiden, sind die Risiken größer. Grübeln über Probleme kann den Schlaf stören und Schlafmangel kann eine Manie erzeugen. Der Versuch, mittels Alkohol den Stress zu minimieren, kann die Depression verschlimmern und ebenfalls den Schlaf stören. Erschöpfung aufgrund von Schlafmangel kann die Arbeitsleistung weiter herabsetzen sowie die Motivation, mit Problemen umzugehen, verringern und dazu führen, dass Sie aufgeben und sich der Depression ergeben. All dies kann zu einer Verschlimmerung der Symptome von Depression und Manie führen, und der Kreislauf beginnt von Neuem.

Kognitiv-verhaltenstherapeutisches Modell einer bipolaren Störung

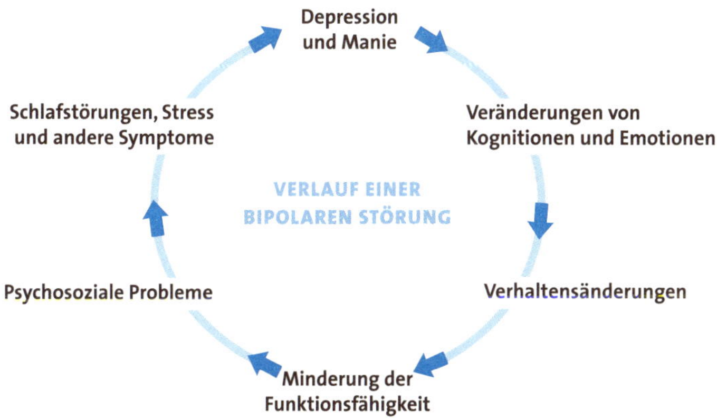

Kognitive Verhaltenstherapie der bipolaren Störung

Die Beschreibung im letzten Abschnitt mag den mit der bipolaren Störung verbundenen Kreislauf von Symptomen und Problemen überwältigend und unkontrollierbar erscheinen lassen, aber es ist durchaus möglich, effektive Wege zu erlernen, mit der Erkrankung umzugehen. Dieses Arbeitsbuch stellt Ihnen die Instrumente zur Kontrolle Ihrer Stimmungsschwankungen zur Verfügung, die gewöhnlich im Zusammenhang mit der kognitiven Verhaltenstherapie angewendet werden. Die kognitive Verhaltenstherapie ist eine auf das Erlernen von Fertigkeiten orientierte Psychotherapie, die Ihnen Wege vermittelt, mit kognitiven Problemen umzugehen, Ihre Emotionen zu kontrollieren und Ihre Symptome und Probleme effektiver zu bewältigen. Bei der Arbeit mit diesem Buch erlernen Sie die Instrumente, die kognitive Verhaltenstherapeuten nutzen, um Betroffenen dabei zu helfen, Depression und Manie zu bewältigen. Und so funktioniert es:

Ziel des Gesamtplans ist es, dass Sie sich selbst und das Muster Ihrer Symptome gut genug kennenlernen, um zu wissen, wann diese wiederkehren. Gleichzeitig erlernen Sie Fertigkeiten der kognitiven Verhaltenstherapie zum Symptommanagement. Wenn Sie alles Ihnen Mögliche tun, um die Symptome zu beherrschen, und eng mit Ihrem Arzt zusammenarbeiten, um die richtige Medikation zu finden, erleben Sie kürzere Krankheitsphasen und auf der anderen Seite längere Phasen, in denen Sie sich wohlfühlen.

Mit diesem Arbeitsbuch werden Sie erlernen, wie man den Kreislauf der Depression und Manie mithilfe von Instrumenten unterbrechen kann, die es zu jedem Zeitpunkt des Zyklus erlauben, die Symptome zu kontrollieren. Zunächst werden Sie lernen, an welchem Punkt des Kreislaufs der Veränderungen des Denkens, der Emotionen, des Verhaltens und der Funktionsfähigkeit Sie sich jeweils befinden. Dies erreicht man, indem man mittels der in den Kapiteln 3 und 4 beschriebenen Methoden ein Frühwarnsystem entwickelt. Anschließend werden Sie Wege erlernen, die Stimmungsschwankungen und kognitiven Veränderungen zu kontrollieren, zu denen es schon sehr früh im Verlauf von Depression und Manie kommt. Dazu erlernen Sie die in Kapitel 8 und 9 vorgestellten Methoden zur Auswertung Ihrer Gedanken und zur Beseitigung etwaiger Verzerrungen Ihres Denkens. Wenn Sie diese Methoden anwenden, werden Ihre depressiven, euphorischen und reizbaren Stimmungen an Intensität abnehmen. In Kapitel 10 erlernen Sie, wie man das Tempo drosselt und die Gedanken systematischer ordnet, um entscheidungsfähiger zu werden und effektiver die erlebten Veränderungen bewältigen zu können. Sobald Sie in der Lage sind, dies zu tun, werden Sie sich voraussichtlich weniger ängstlich, reizbar und überwältigt fühlen. Insgesamt werden Sie mithilfe der Methoden zur Kontrolle der kognitiven und emotionalen Veränderungen bei Depression und Manie den Kreislauf unterbrechen. Die mentalen und emotionalen Symptome werden abgemildert und wirken sich weniger negativ auf Ihr Verhalten aus.

Ein anderer Weg, den Kreislauf einer bipolaren Störung zu unterbrechen, besteht darin, die Verhaltensweisen zu kontrollieren, die die Symptome verschlimmern können. Dazu gehört zum Beispiel, die ganze Nacht aufzubleiben, zu viel zu trinken, andere Menschen zu meiden oder die Lösung von Problemen vor sich herzuschieben. Kapitel 5 bietet Problemlösestrategien sowie Ansätze für positives Verhalten. Es geht darum, den Kontrollverlust zu verhindern und sich aus Zaudern und Lethargie zu befreien. Wenn Sie Ihr Verhalten ändern, denken Sie besser über sich und entwickeln mehr Hoffnung, was Ihre Fähigkeiten zur Bewältigung betrifft. Verändertes Verhalten hilft, die kognitiven wie emotionalen Symptome von Depression und Manie zu lindern. Umgekehrt trifft dies ebenfalls zu: Ist Ihre Stimmung und Ihre Haltung besser, werden Sie auch zu einem produktiveren Verhalten finden.

Erkennen Sie erst, dass Sie mitten in einer Phase der Depression oder Manie stecken, wenn sich Ihre Gedanken, Gefühle und Verhaltensweisen bereits verschlechtert haben, können Sie lernen, wie man sich aus der Episode herausarbeitet: indem man auf die regelmäßige Einnahme der Medikamente achtet und Schritte unternimmt, die verhindern, dass die Situation sich verschlimmert. Die in Kapitel 5 und 6 beschriebenen Methoden der kognitiven Verhaltenstherapie helfen Ihnen, wieder aufs richtige Gleis zu kommen, wenn Sie die Kontrolle verloren und Mühe haben, die vom Arzt verschriebenen Medikamente korrekt einzunehmen. Sind Sie dann wieder auf der Höhe, können Sie auch die Kontrolle über Ihre Gedanken, Gefühle und Ihr Verhalten wiedererlangen.

Vielleicht finden Sie heraus, dass Ihr Verhalten während depressiver oder manischer Phasen neue Probleme erzeugt oder Ihr Leben stressreicher gemacht hat. Zu viel Stress verschlechtert Ihre Stimmung, stört Ihren Schlaf und gibt der Depression und Manie neue Nahrung. Um den Kreislauf zu durchbrechen, müssen Sie die in Kapitel 5 und 10 vorgestellten Strategien der Stressbewältigung erlernen. Sie werden Ihnen dabei helfen, Ihre Schwierigkeiten zu lösen, sodass Ihre Sorge abnimmt und Sie nachts gut schlafen können.

TIPP **Kombiniert mit einem effektiven Umgang mit den Medikamenten können kognitiv-verhaltenstherapeutische Strategien Ihnen helfen, die Kontrolle über Ihre Krankheit zu erlangen, Ihre Ziele zu erreichen und ein zufriedenes, produktives Leben zu führen.**

Wie nutze ich dieses Arbeitsbuch?

Dieses Buch wendet sich an vier Typen von Lesern. Zur ersten Gruppe gehören Personen, die erst kürzlich ihre Diagnose erfahren haben und noch wenig darüber wissen, wie sie mit der Störung umgehen sollen.

Ziele erst kürzlich diagnostizierter Personen:

- Die Störung besser zu verstehen
- Zu lernen, was man tun kann, damit die Behandlung funktioniert
- Herauszufinden, wie man mit den Symptomen leben und sie kontrollieren kann

Die zweite Gruppe von Lesern, an die dieses Arbeitsbuch sich wendet, kämpft schon seit einiger Zeit mit einer bipolaren Störung und hat nicht das Gefühl, bereits eine gewisse Stabilität erreicht zu haben.

Ziele erfahrener Patienten, die auf eine größere Stabilität hinarbeiten:

- Größeren Nutzen aus der Medikation zu ziehen
- Fertigkeiten zur Kontrolle der eigenen Stimmungsschwankungen zu erlernen
- Zu einer Akzeptanz der Störung und ihrer Behandlung zu gelangen

Die dritte Gruppe umfasst Personen mit bipolarer Störung, die eine geeignete Medikation gefunden haben und die mehr darüber erfahren wollen, wie sie Stabilität erreichen und aufrechterhalten können.

Ziele, die diesen Personen helfen, Stabilität zu erreichen:

- Die eigene Verletzlichkeit erkennen zu lernen
- Einen Rückfall zu vermeiden
- Beziehungen zu stärken
- Einen Sinn im Leben zu finden

Der vierte Typ ist der Angehörige von jemandem, der an einer bipolaren Störung leidet. Was kann er tun, um zu helfen? Die Angehörigen können ihre Hilfe anbieten oder die erkrankte Person daran erinnern, die erlernten Methoden zu nutzen.

Ziele von Angehörigen:

- Das Wesen der bipolaren Störung verstehen zu lernen
- Die Zeichen zu kennen, die darauf hindeuten, dass Symptome wiederkehren
- Zu lernen, wie man zu einer Behandlung ermutigt und diese nicht konterkariert

Fallen Sie unter eine dieser Gruppen, können Sie dieses Buch entweder von vorn bis hinten durcharbeiten oder nur die Teile, die für Sie von Interesse sind. Eine andere Möglichkeit ist, sich die Aufstellung auf S. 16 f. anzuschauen und die Teile auszuwählen, die sich auf Sie beziehen. Lesen Sie dann zunächst diese Teile vor dem Rest des Buches!

Das Arbeitsbuch ist so aufgebaut, dass Sie mit den allgemeinen Informationen zur bipolaren Störung in den Kapiteln 1 und 2 beginnen und dann Ihre eigene Vorgeschichte der Symptome und Behandlung zusammenstellen können. Die Übungen in Kapitel 3 und 4 helfen Ihnen dabei, Ihr eigenes Frühwarnsystem zu entwickeln, damit Sie die Wiederkehr von Depression, Manie, Hypomanie oder gemischten Zuständen gleich zu Beginn identifizieren können. Dies verschafft Ihnen einen Vorsprung, den Sie nutzen können, um die Symptome an der Weiterentwicklung zu hindern.

Beginnend mit Kapitel 5 und dann im ganzen Rest des Buches werden Ihnen Methoden vorgestellt, mit deren Hilfe Sie die Symptome von Depression und Manie verhindern und kontrollieren können. Kapitel 6 hilft Ihnen dabei, den größten Nutzen aus der medikamentösen Behandlung zu ziehen, Kapitel 7 unterstützt Sie, wenn es Ihnen schwerfällt, die Diagnose Ihrer bipolaren Störung und all dessen, was die Bewältigung der Erkrankung bedeutet, zu akzeptieren. Kapitel 8 und 9 bieten Strategien an, um gegen negative Gedanken anzukämpfen und zu verhindern, dass manisches Denken Ihnen Probleme bereitet. Kapitel 10 hilft Ihnen bei der Bewältigung von Konzentrationsschwierigkeiten, Problemen mit dem Ordnen von Gedanken, der Entscheidungsfähigkeit und mentaler Überstimulierung.

Die bipolare Störung verstehen

Brauchen Sie mehr Informationen über die bipolare Störung beziehungsweise ihre Behandlung? *Lesen Sie Kapitel 1 und 2*

Bereitet es Ihnen Probleme, an bipolarer Störung zu leiden? *Lesen Sie Kapitel 2, 4 und 7*

Macht es Sie zornig, an der Erkrankung zu leiden und Medikamente einnehmen zu müssen? *Lesen Sie Kapitel 6 und 7*

Deprimiert es Sie, eine bipolare Störung zu haben? *Lesen Sie Kapitel 7, 8 und 9*

Sich die Symptome bewusst machen

Sind Ihnen die Faktoren bewusst, die Ihre Stimmungsschwankungen beeinflussen? *Lesen Sie Kapitel 4*

Sind Sie sich Ihrer Meinung nach Ihrer Symptome von Depression, Manie, Hypomanie und gemischten Zuständen bewusst? *Lesen Sie Kapitel 3 und 4*

Sind Sie manchmal unsicher, ob Ihre Symptome wiederkehren? *Lesen Sie Kapitel 4*

Tun Sie manchmal Dinge, die Ihre Stimmung oder die Symptome verschlimmern? *Lesen Sie Kapitel 4 und 5*

Das Leben bewältigen

Ist Ihr Schlaf unregelmäßig? *Lesen Sie Kapitel 5*

Werden Sie durch Lärm, Menschen oder Hyperaktivität überstimuliert? *Lesen Sie Kapitel 5*

Fragen zur medikamentösen Behandlung

Fällt es Ihnen schwer, täglich Ihre Medikamente einzunehmen? *Lesen Sie Kapitel 6*

Vergessen Sie, Ihre Medikamente einzunehmen, oder lehnen Sie eine Einnahme ab? *Lesen Sie Kapitel 6 und 7*

Negatives Denken

Sind Sie übermäßig negativ eingestellt, selbstkritisch oder pessimistisch? *Lesen Sie Kapitel 8 und 9*

Fällt es Ihnen leicht, Ihr Versagen zu sehen, und schwer, Ihre Stärken wahrzunehmen? *Lesen Sie Kapitel 8 und 9*

Meinen andere, Sie gingen zu viele Risiken ein? Fällt es Ihnen schwer, dies sofort wahrzunehmen, merken es aber später? *Lesen Sie Kapitel 8 und 9*

Ziehen Sie voreilige Schlüsse oder machen Annahmen, die sich später nicht bewahrheiten? *Lesen Sie Kapitel 8 und 9*

Mentale Klarheit und Konzentration

Fällt es Ihnen schwer, sich zu konzentrieren? Lassen Sie sich leicht ablenken? *Lesen Sie Kapitel 10*

Sind Sie unsystematisch? *Lesen Sie Kapitel 10*

Fällt es Ihnen schwer, Entscheidungen zu treffen? *Lesen Sie Kapitel 10*

Probleme mit anderen Menschen

Sind Sie sozial isoliert? *Lesen Sie Kapitel 5*

Fällt es Ihnen schwer, Probleme mit anderen Menschen zu klären? *Lesen Sie Kapitel 10*

Gehen Ihnen andere Menschen auf die Nerven? *Lesen Sie Kapitel 8 und 9*

Stressmanagement

Fällt es Ihnen schwer, Ihr Denken zu verlangsamen und sich körperlich zu entspannen? *Lesen Sie Kapitel 5 und 10*

Fühlen Sie sich schnell von Aufgaben überfordert und sind unfähig, aktiv zu werden? *Lesen Sie Kapitel 5 und 10*

Das Arbeitsbuch ist durchsetzt mit Beispielen, die zeigen, wie andere Leute mit bipolarer Störung auf die vorgestellten Übungen und Interventionen reagiert haben. Sie repräsentieren die auf S. 30 f. dargestellten ersten drei Lesertypen.

Stefan, 21 Jahre, wurde die Diagnose einer bipolaren Störung erst vor Kurzem gestellt, deshalb ist er ein gutes Beispiel für die erste Gruppe. Monika ist 32 Jahre und hat seit mehreren Jahren eine bipolare Störung; es ist ihr aber noch nicht gelungen, die Symptome zu bewältigen. Sie fällt unter die zweite Gruppe. Paul, 23, erhielt die Diagnose einer bipolaren Störung schon als Kind. Seit vielen Jahren arbeitet er eng mit seinem Psychiater zusammen und hat eine recht gute Strategie zur Kontrolle seiner Symptome entwickelt. Sabine, 45 Jahre, hat die meiste Erfahrung mit der Störung. Sie hat die Anpassung, mit denen die anderen gerade erst beginnen, hinter sich, hat es akzeptiert, an bipolarer Störung zu leiden, und ist zumeist in stabilem Zustand. Sabine und Paul gehören zur dritten Gruppe, also jenen, die eine relative Stabilität erreicht haben.

Zu sehen, was diese Personen durchgemacht und wie sie die in diesem Buch präsentierten Methoden genutzt haben, wird Ihnen helfen zu erkennen, von welchen Vorschlägen Sie profitieren können.

STEFAN hat als Student an der Universität zu kämpfen. Bisher hatte er zwei manische Episoden. Die erste Episode war mild und dauerte nicht lange. Nach seiner zweiten Episode wurde bei ihm eine bipolare Störung diagnostiziert, da seine Symptome so gravierend waren, dass eine Einweisung ins Krankenhaus erforderlich war. Die Polizei brachte ihn in die Notaufnahme, als er mit dem Wagen gegen einen Laternenpfahl gerast war. Sein seltsames Verhalten weckte bei den Polizisten den Eindruck, er habe Drogen konsumiert und das alkoholische Getränk zu sich genommen, das er im Wagen hatte. Der Arzt der Notaufnahme stellte fest, dass Stefan in Wahrheit manisch war. Stefan gab sich im Krankenhaus nicht sehr kooperativ, und mit der Hilfe seiner Eltern, die der Meinung waren, sein Problem sei das Trinken, sonst nichts, erreichte Stefan, dass er ohne Medikation entlassen wurde. Leider ging es ihm danach noch schlechter. In der folgenden Woche veranlassten Stefans Eltern über ihren Hausarzt eine Einweisung in eine psychiatrische Klinik, da er »irr redete«: Er sei ein Schüler Gottes, sagte er, und sähe Engel durch sein Zimmer schweben. Im Krankenhaus begann man eine Behandlung mit stimmungsstabilisierenden Medikamenten und einem Antipsychotikum. Nach ein paar Wochen war er wieder der Alte, verstand aber im Grunde nicht, was mit ihm passiert war. In diesem Buch werden immer wieder Stefans Bemühungen beschrieben, die vorgestellten Übungen durchzuarbeiten.

Wie die meisten Menschen, die gerade erst die Diagnose erfahren haben, wusste Stefan sehr wenig über bipolare Störungen, war sich aber ziemlich sicher, dass die Diagnose nicht zutraf. Hin und wieder griff er zu dem Buch und las die Teile, die sein Interesse weckten, arbeitete aber nicht gleich das ganze Programm durch. Sein Psychiater ermutigte ihn, mehr zu lesen und möglichst viel darüber zu lernen, wie er die Symptome kontrollieren könne. Stefan las die ersten Kapitel über die Krankheit, war jedoch nicht bereit, sich mit dem Gedanken auseinanderzusetzen, er leide an bipolarer Störung. Die Mutter war sehr besorgt um Stefan und frustriert von seinem mangelnden Interesse, sich zu informieren. Sie las das Arbeitsbuch, so wie noch viele andere Bücher über bipolare Störung, um zu verstehen, was mit ihrem Sohn vor sich ging. Sie redete Stefan zu, Kapitel 7 zum Thema »Verdrängung« zu lesen, und mit ihr und seinem Arzt darüber zu reden. Nach der Lektüre war Stefan immer noch nicht überzeugt, dass er an bipolarer Störung litt, andererseits wollte er nicht wieder ins Krankenhaus gehen, deshalb erklärte er sich einverstanden, das Arbeitsbuch stückweise zu lesen. Einige der Übungen schienen nicht auf ihn zuzutreffen, da er noch keine ernste depressive Phase gehabt hatte, dafür aber erkannte er die Symptome der Manie, die in Kapitel 3 aufgelistet sind, und gab sich Mühe, die Leitlinien in Kapitel 5 zur Vermeidung der Wiederkehr der Symptome zu befolgen. Stefan benutzte das Arbeitsbuch wie ein Nachschlagewerk. Jedes Mal, wenn er eine neue Erfahrung machte, die mit bipolarer Störung zusammenhängen konnte, suchte er nach einer entsprechenden Übung. Er las dann seine alten Notizen im Arbeitsbuch und fügte neue Beobachtungen hinzu. Einige seiner Notizen sind im Arbeitsbuch enthalten, um zu zeigen, wie jemand, der die Diagnose einer bipolaren Störung erst kürzlich erhalten hat, sich den Aufgaben nähert.

MONIKA ist ein gutes Beispiel für jemanden, der schon länger mit den vielen Höhen und Tiefen einer bipolaren Störung zu tun hat, sich jedoch nicht imstande fühlt, diese zu kontrollieren. Sie ist eine 32-jährige Krankenschwester, die ihre erste Episode einer Major Depression (zum Begriff siehe S. 57 ff.) in der Schule und eine erste manische Episode vor etwa sechs Jahren an der Schwesternschule erlebt hatte. Inzwischen hat sie auch weitere depressive, manische und hypomanische Phasen gehabt und war viele Jahre (mit Unterbrechungen) in der Obhut eines Psychiaters. Zusätzlich benötigte Monika Unterstützung, um die

Phasen schlechter Stimmung zu bewältigen. Sie weiß, dass sie an bipolarer Störung leidet, und will ihrer Familie zuliebe alles tun, um ihre Krankheit besser kontrollieren zu lernen. Wenn sie manisch ist, steigert sich ihre Gereiztheit gegenüber ihrem Ehemann extrem, was schon Spuren in ihrer Ehe hinterlassen hat. Sehr häufig leidet sie an einer milden Depression und hat oft Schwierigkeiten, neben ihrem Job im Krankenhaus und der Versorgung ihrer fünf Jahre alten Tochter sowie ihres älteren Sohnes den Haushalt in Ordnung zu halten. Als sie depressiv war, hat sie wegen der Fehlzeiten Jobs verloren, bei anderen hat sie gekündigt, weil sie in manischen Phasen von Reizbarkeit und Impulsivität überwältigt wurde.

Nach einer depressiven Phase, die Monika sehr geängstigt hat, hat sie zu diesem Arbeitsbuch gegriffen. Sie ertappte sich bei dem Gedanken, dass das Leben nicht lebenswert sei und es keine Hoffnung auf eine bessere Zukunft gäbe. Dies war nicht Monikas übliche Haltung und als die Depression zu Ende ging, dachte sie immer wieder: »Was wäre, wenn ich mein Verhalten an diesen Gedanken orientiert hätte?« Monika war bereit, alle Übungen des Arbeitsbuches sorgfältig durchzuarbeiten. Ihre Symptome kannte sie aus den Beispielen in Kapitel 3 und 4, und sie wusste, dass sie in der Vergangenheit nicht allzu gut damit umgegangen war. Sie passte deshalb ihren Lebensstil und ihre Reaktionen an ihre Krankheit an, wie in Kapitel 3 empfohlen. Besonderes Interesse hatte Monika daran zu lernen, wie sie ihre verzerrten Gedanken kontrollieren konnte, deshalb arbeitete sie alle Übungen in Kapitel 8, 9 und 10 langsam und gewissenhaft durch. Schon vor Jahren hatte sie an der eigenen Verleugnung ihrer Erkrankung gearbeitet, brauchte jedoch Hilfe, um sicherzustellen, dass sie regelmäßig ihre Medikamente einnahm.

Sie wollte, dass die Behandlung erfolgreich war, aber Nebenwirkungen und andere Probleme schienen dem stets im Wege zu stehen. Monika nutzte die in Kapitel 6 bereitgestellten Methoden, um einen Weg zu finden, ihre Medikamente konsequenter einzunehmen. Sie war all der Höhen und Tiefen in ihrem Leben überdrüssig. Und jedes Mal, wenn sie eine neue Übung lernte, die einen besseren Umgang mit ihren verzerrten Gedanken, den Änderungen ihres Verhaltens und ihrer Stimmungsschwankungen eröffnete, hatte sie das Gefühl, mehr Kontrolle über ihre Erkrankung und ihr Leben zu bekommen. Haben Sie den Eindruck, so wie Monika zu sein, achten Sie besonders darauf, wie sie die Übungen angepackt hat.

Paul und Sabine sind gute Beispiele für Menschen, die schon viel darüber gelernt haben, wie man mit einer bipolaren Störung zurechtkommt. Beide hatten schlimme Erfahrungen mit Depressionen gemacht und wollten diese nicht wieder erleben.

PAUL ist erst 23 Jahre alt, aber seine bipolare Störung begann bereits in den Grundschuljahren. Er wurde schon so lange behandelt, dass er ein Experte zu dem Problem ist. Er durchlebte keine Phase der Verdrängung wie Stefan, weil seine Eltern ihm schon in der Kindheit erklärten, welche Krankheit er habe und wie die Medikamente ihm helfen würden. Er lernte früh, dass er sich mit Medikamenten besser fühlte als ohne und dass es in der Schule und mit seinen Freunden besser lief, wenn seine Stimmung stabiler war. Obgleich Paul viel über die biologischen Grundlagen einer bipolaren Störung wusste und auch die Medikamente ziemlich regelmäßig einnahm, wusste er nicht viel darüber, wie seine Reaktionen zu der Symptomatik beitrugen. Er wollte lernen, was er tun kann, um zu verhindern, dass seine Symptome wieder aufflammen, ohne jedes Mal zusätzliche Medikamente zu nehmen. Das war in der Vergangenheit seine Strategie gewesen. Paul überflog die ersten drei Kapitel nur, weil er – wie auch seine Eltern – über die Krankheit schon viel gelesen hatte. Er dachte, die Kapitel 6 und 7 brauche er nicht, weil er seine Krankheit bereits akzeptiert hatte und die Medikamente recht konsequent einnahm. Was er lernen wollte, waren die Methoden in Kapitel 5, um sich durch die Kontrolle seines Verhaltens weniger anfällig für Rückfälle zu machen, und die Strategien in den Kapiteln 8, 9 und 10, um seine logischen Irrtümer zu erkennen und mit dem Gedankenkarussell umzugehen, das er seit seiner Kindheit kannte. Kapitel 4 hatte er nur oberflächlich zur Kenntnis genommen, als er das Buch das erste Mal las, aber nachdem er die anderen Kapitel durchgearbeitet hatte, ging er zu Kapitel 4 zurück, um mehr darüber zu erfahren, wie er seine Symptome erkennen konnte, wenn sie noch schwach ausgeprägt waren. Er wusste zwar recht gut über sich Bescheid, erkannte aber nicht immer die Symptome, bevor sie ausgeprägt waren und andere sie wahrnahmen.

Den Gedanken, er selbst könne seine Symptome in den Griff bekommen und sogar ihre Rückkehr verhindern, indem er sein Verhalten veränderte, fand Paul sehr verlockend. Er war entschlossen zu tun, was er konnte, um seine Stimmungen stabil zu halten. Beispiele dafür, wie Paul mit den Übungen umging, ziehen sich durch das ganze Buch.

SABINE, 45 Jahre, hat Medikamente gefunden, mit denen sie gut zurechtkommt. Sie hat selten schwere Symptome, und wenn es doch mal so weit kommt, stellt sie ihre Medikamente darauf ein und passt ihr Verhalten an, um die Symptome zu kontrollieren. Es gelingt ihr sehr gut, den Ausbruch der Manie zu vermeiden, dennoch kann sie von Stress überwältigt werden, was gewöhnlich zu Depressionen führt. Sie hat mit mangelnder Selbstachtung zu kämpfen, und wenn etwas schiefgeht, hat sie die Tendenz, sich selbst die Schuld zu geben, sich hoffnungslos zu fühlen und dies durch übermäßiges Essen zu kompensieren. Sie zieht sich dann gerne in ihr Bett zurück und meidet den Kontakt mit anderen. Sabine wollte lernen, wie sie kontrollieren kann, was sie als eine »Überreaktion auf Stress« bezeichnete. Am besten gefielen ihr die Teile des Buches, die von den Symptomen der Depression handeln. Wie Monika hatte sie ein Problem mit negativem Denken, nicht nur wenn sie depressiv war, sondern auch, wenn ihre Stressbelastung hoch war. Sabine steckte mehr Arbeit in die Übungen in Kapitel 5, 8 und 9 als in andere. Sie war erstaunt, als sie bei der Lektüre von Kapitel 5 herausfand, wie oft sie etwas gemacht hatte, was ihre Depression vermutlich noch verschlimmert hatte. Sie lernte auch, positive Erfahrungen in ihr Leben zu integrieren, wie man sich aus der Lethargie befreien kann und die Probleme anpackt, statt sie vor sich herzuschieben.

Sehr interessiert war Sabine auch daran, zu erfahren, wann ihre Emotionen ihr Denken beeinflussten und wie sie dies vermeiden oder zumindest verarbeiten konnte. Sie hatte immer das Gefühl, dass ihre Sicht auf das Leben sehr düster werden konnte, wenn sie depressiv war, aber bevor sie Kapitel 8 las, dachte sie, nur ihr ginge es so. Sie erkannte die Denkfehler, die sie machte, und erlernte die in den Kapiteln 8 und 9 vorgestellten Methoden, diese Denkfehler zu vermeiden. Ihre Antworten auf die Übungsfragen werden immer wieder vorgestellt, um einen Eindruck davon zu vermitteln, wie Sabine es erreichte, ihre Reaktionen auf Stress in den Griff zu bekommen.

Können Sie es auf eigene Faust schaffen?

Die Methoden dieses Arbeitsbuches zu erlernen, kann nur ein Ziel sein, um Ihre Erkrankung zu bewältigen. Ein anderes wichtiges Ziel ist es, einen Arzt zu finden, dem Sie vertrauen und der Ihnen helfen kann, die geeigneten Medikamente für Sie zu finden. Ihr Arzt muss eine Person sein, dem gegenüber Sie ehrlich sein können, was Ihre Symptome und die Einhaltung der Medikation angeht, und dessen ungeschminktes Feedback Sie tolerieren können.

Den Großteil der Arbeit bei der Bewältigung Ihrer Erkrankung müssen Sie selbst leisten. Sie können Ratschläge bei anderen einholen, die auch eine Medikation vorschlagen können, aber Sie sind es, der Tag für Tag mit sich leben muss, der die Anzeichen für die Wiederkehr der Symptome beachten und tätig werden muss, um eine neue Krankheitsphase zu vermeiden. Andere können Sie unterstützen, Sie ermutigen und Ihnen helfen, wenn Sie dazu bereit sind, aber die Verantwortung tragen Sie.

Was ist der nächste Schritt?

Jetzt, da Sie eine Ahnung haben, wie Sie die Kontrolle über Ihre Erkrankung übernehmen können, gehen Sie an die Arbeit! Im nächsten Kapitel lernen Sie, die Symptome zu erkennen, indem Sie Wissen über spezifische Eigenschaften der Depression und Manie erwerben, die bei Ihnen zur Diagnose einer bipolaren Störung geführt haben. Wenn Sie damit vertraut sind, wie Depressionen und Manien diagnostiziert werden, möchten Sie vielleicht gleich zu Kapitel 3 blättern und Ihre eigene Krankheitsgeschichte skizzieren.

SCHRITT I Vorhersehen

2 Fakten zur bipolaren Störung

In diesem Kapitel werden Sie

- *herausfinden, wie es zur Diagnose einer bipolaren Störung kommt;*
- *die Symptome der Manie, Major Depression und gemischter Episoden kennenlernen und damit auch deren Definitionen;*
- *sehen, welche Drogen, Medikamente und Krankheiten ähnliche Symptome verursachen.*

Dieses Kapitel enthält Basisinformationen zur bipolaren Störung, darunter zur Diagnose und zu verwandten Störungen. Obgleich die Beschreibung der Störung nicht die gründliche Auswertung durch einen ausgebildeten Kliniker ersetzen kann, wird es Ihnen einen Eindruck davon vermitteln, wie Ärzte und Psychologen vorgehen, um zu entscheiden, ob Sie an dieser Krankheit leiden.

Wie kam es zu der Diagnose meiner bipolaren Störung?

Die bipolare Störung fällt unter die breite diagnostische Kategorie »affektive Störungen«. Dies ist eine Einteilung nach dem »Diagnostic and Statistical Manual of Mental Disorders« (DSM, Diagnostisches und statistisches Handbuch psychischer Störungen), das von der Amerikanischen Psychiatrischen Vereinigung veröffentlicht wird und international anerkannt ist. (Im deutschen Gesundheitssystem ist der etwas anders aufgebaute Diagnoseschlüssel der Weltgesundheitsorganisation verbindlich: die ICD-10, Internationale Klassifikation der Krankheiten. Allerdings wird das DSM in der Forschung auch hierzulande vorgezogen.) Die Diagnoserichtlinien des DSM liegen inzwischen in der vierten Fassung vor: DSM-IV. Jede Überarbeitung steht für eine Verbesserung, da sie neue wissenschaftliche Informationen zu Störungen, die seit der Erstellung der letzten Version gesammelt wurden, einbezieht. Die Diagnosekriterien des DSM umfassen eine Liste der Symptome, die für die jeweilige Störung charakteristisch sind, und legen die Dauer der Symptome fest, bevor eine Diagnose erstellt werden kann.

Für alle psychiatrischen Störungen gilt, dass die spezifischen Symptome zeitlich zusammen auftreten müssen. Wenn Ihre manischen Symptome beispielsweise sehr schnelles Sprechen, Hyperaktivität und eine euphorische Stimmung umfassen, müssen diese Symptome gleichzeitig auftreten und eine Weile andauern, bevor sie als klinisch relevant gelten. Diese Regel soll Kliniker davon abhalten, als Krankheit zu diagnostizieren, was jeder Mensch hin und wieder erlebt. So reden manche Menschen zum Beispiel immer schnell. Dies kann familiär oder regional üblich sein. Deshalb ist schnelles Sprechen nicht notwendigerweise ein Symptom. Über Hyperaktivität gehen die Meinungen ebenfalls auseinander. So kann Ihnen, wenn Sie gelassen und an niedrige Lärm- und Aktivitätsniveaus gewöhnt sind, jemand, der sehr energisch und jederzeit startbereit ist, hyperaktiv vorkommen, statt einfach nur energischer als Sie. Und man kann sich kurzzeitig euphorisch fühlen, wenn einem etwas Gutes passiert, ohne gleich manisch zu sein. Aber wenn Symptome von bipolarer Störung

- zeitgleich auftreten;
- sich von Ihrem normalen Zustand unterscheiden;

- nicht durch ein spezifisches Ereignis oder besondere Umstände erklärt werden können;
- mehrere Tage bis mehrere Wochen andauern;
- beginnen, Ihnen Probleme zu bereiten,

sind sie vermutlich klinisch bedeutsam, das heißt, sie können ein Hinweis darauf sein, dass Sie ein psychisches Problem haben, um das man sich kümmern muss.

Eine korrekte Diagnose von bipolarer Störung zu stellen, ähnelt dem Zusammensetzen eines Puzzles: Informationen werden gesammelt und kritisch überprüft. Liegen die Einzelteile des Puzzles vor, sucht der Arzt nach Mustern. So werden Ihre Erfahrungen zum Beispiel mit denen anderer Leute verglichen, die affektive Störungen haben, um festzustellen, ob Ähnlichkeiten bestehen. Der Arzt wird Sie vermutlich auch nach Änderungen in Stimmung, Verhalten und Denkprozessen fragen, die bei Ihnen aufgetreten sein könnten. Ebenso geht es um Ihre Funktionsfähigkeit zu Hause und bei der Arbeit; alle neu aufgetauchten Probleme, mit denen Sie zu tun haben; Krankheiten, die als Ursache der Symptome infrage kommen könnten; Ihren Alkohol- und Drogenkonsum. Der Arzt wird zudem wissen wollen, wie sie waren, bevor die Symptome einsetzten. Hierbei ist es besonders hilfreich, wenn auch Ihre Angehörige und Freunde Beobachtungen beisteuern. Vermutet der Arzt ein medizinisches Problem, das mit der bipolaren Störung nichts zu tun hat, werden Sie wahrscheinlich gebeten, sich Labortests, z.B. einem Bluttest, zu unterziehen. Sie können auch mit Fragen zu einer möglichen psychiatrischen Vorgeschichte Ihrer Angehörigen rechnen. Affektive Störungen häufen sich oft in Familien: Wenn also etwa Ihre Mutter oder ein Onkel eine solche Störung hatte, besteht ein Risiko, dass Sie ebenfalls betroffen sind. Schließlich wird ein hinsichtlich der bipolaren Störung erfahrener Arzt beobachten, wie gerade Ihre Stimmung, Verhaltensweisen, Sprechmuster und Denkprozesse sind. Anhand dieser Informationen wird der Arzt bei der Durchsicht der diagnostischen Kriterien des DSM-IV erkennen, ob Sie diese erfüllen oder nicht.

Was versteht man unter einer Manie?

Damit eine bipolare Störung diagnostiziert wird, muss man gemäß dem DSM wenigstens eine manische Episode durchlebt haben, in der nicht Alkohol, Substanzmissbrauch, Medikamente oder eine allgemeinmedizinische Störung die Symptome verursacht haben. Markieren Sie bei jedem in der folgenden Tabelle aufgeführtem Symptom, ob Sie es haben bzw. hatten oder nicht. Wenn Sie nicht sicher sind, informieren Sie sich über die Symptome auf den folgenden Seiten und kehren Sie dann zu der Tabelle zurück, um Ihre Antwort zu markieren. Am Schluss der Tabelle können Sie dann entscheiden, ob Sie aktuell manisch sind oder es früher einmal waren.

Diagnosekriterien für eine Manie gemäß DSM-IV

Symptome Manie	In der Vergangenheit	Aktuell	Bin nicht sicher
1. Eine deutlich abgrenzbare Phase abnormer und dauerhaft gehobener, überschwänglicher oder reizbarer Stimmung, die mindestens eine Woche andauert oder eine Einweisung in ein Krankenhaus erforderlich macht			Siehe S. 49
2. Überhöhtes Selbstwertgefühl oder Großartigkeitsgefühle			Siehe S. 50
3. Herabgesetztes Schlafbedürfnis			Siehe S. 50
4. Gesteigerte Gespächigkeit oder zwanghaftes Sprechen			Siehe S. 51
5. Ideensprünge oder subjektives Gefühl, dass die Gedanken rasen			Siehe S. 51
6. Ablenkbarkeit			Siehe S. 52
7. Zunehmend zielgerichtete Aktivitäten (sozial, beruflich, schulisch oder sexuell) oder psychomotorische Unruhe			Siehe S. 52
8. Gesteigertes Sicheinlassen auf angenehme Aktivitäten mit einem hohen Potenzial schädlicher Folgen			Siehe S. 53
Zugleich vorhanden sind eine gehobene Stimmung sowie mindestens drei weitere Symptome. Oder: Zugleich vorhanden sind eine reizbare Stimmung sowie mindestens vier weitere Symptome UND Es liegt keine gemischte Episode vor UND			Siehe S. 54
Die Symptome wirken sich auf die Funktionsfähigkeit aus, oder es besteht die Notwendigkeit zur Einweisung in ein Krankenhaus UND			Siehe S. 55
Die Symptome sind nicht auf eine allgemeinmedizinische Störung, auf Substanzmissbrauch oder Medikamente zurückzuführen			Siehe S. 56

Eine frühere bzw. aktuelle manische Episode wird erst diagnostiziert, wenn jeweils alle grau unterlegten Kriterien angekreuzt sind.

Symptom 1 ▶ Eine deutlich abgrenzbare Phase abnormer, dauerhaft gehobener, überschwänglicher oder reizbarer Stimmung, die wenigstens eine Woche andauert oder die Einweisung in ein Krankenhaus erforderlich macht.

Es handelt sich um mehr als nur richtig gute Laune. Es bedeutet, dass man derart munter ist, als könne man sich nicht mehr besser fühlen, oder man ist high wie von Drogen, ohne welche genommen zu haben. Oder Sie sind so reizbar, dass Sie mit anderen streiten, sich in Schlägereien verwickeln oder sich in der eigenen Haut nicht wohlfühlen. Diese Euphorie oder Reizbarkeit unterscheidet sich von Ihrer normalen Stimmung und hält mehrere Tage hindurch ganztägig an, statt nur eine Reaktion auf Ereignisse in Ihrem Leben zu sein.

Um von einer Manie sprechen zu können, müssen bei gehobener Stimmung mindestens drei weitere Symptome auftreten, bei reizbarer Stimmung mindestens vier.

Man muss mehrere Symptome gleichzeitig haben, um sicher zu sein, dass es sich tatsächlich um ein klinisch bedeutsames Problem handelt. Jeder einzelne Eintrag in der obigen Tabelle steht für etwas, was viele Menschen erleben, auch wenn sie nicht an bipolarer Störung erkrankt sind. Sind nur ein oder zwei Symptome vertreten, wird dies im Allgemeinen nicht für ein Problem gehalten und sich wahrscheinlich nicht auf Ihre Funktionsfähigkeit auswirken.

Mindestens vier Symptome bei reizbarer Stimmung sind notwendig, weil Reizbarkeit, Schlafstörungen und eine geringe Konzentrationsfähigkeit auch bei Depressionen auftreten kann. Die Notwendigkeit von vier Symptomen erhöht die Gewissheit der Ärzte, dass es sich bei dem Geschehen tatsächlich um eine manische Episode handelt.

Symptom 2 ▶ Überhöhtes Selbstwert- oder Großartigkeitsgefühl.

Ein überhöhtes Selbstwertgefühl ist nicht bloß so zu interpretieren, dass man sich besser fühlt, weil man nicht mehr depressiv ist. Die Steigerung geht über das hinaus, was als normal angesehen wird. Sie ertappen sich vielleicht bei dem Gedanken, Sie seien besser, klüger, kreativer und attraktiver als alle, die Sie kennen. Oder Sie mögen denken, Ihre Ideen seien die brillantesten überhaupt und sie seien so fehlerlos, dass Sie im Ergebnis reich werden müssten. Diese Ansicht könnte natürlich stimmen, aber wenn es keinen Beleg dafür gibt, niemand anders Ihrer Meinung ist oder Sie normalerweise ein weit schlechteres Selbstwertgefühl haben, könnte dies als ein Symptom betrachtet werden. Das Großartigkeitsgefühl ist ein übersteigertes Selbstvertrauen, das Sie daran hindert zu sehen, was real ist und was nicht.

Symptom 3 ▶ Herabgesetztes Schlafbedürfnis.

Wenn Sie dieses Symptom haben, fühlen Sie sich ausgeruht, auch wenn Sie nachts weniger schlafen als gewöhnlich. Sie mögen Einschlafschwierigkeiten haben, aber wenn es Ihnen gelingt einzuschlafen, schlafen Sie weniger Stunden als normalerweise. Oder unter Umständen wachen Sie früher auf als gewöhnlich und sind hellwach und können nicht wieder einschlafen. Wenn Sie gewöhnlich sieben bis acht Stunden schlafen, kann dies auf vier oder fünf Stunden reduziert sein. Manche Betroffene erleben, dass sie überhaupt nicht einschlafen können, wenn sie manisch sind. Was es zu einem Symptom der Manie macht, ist, dass Sie genügend Energie zu haben scheinen, den Tag zu überstehen, obwohl Sie weniger schlafen. In diesem Sinne unterscheidet sich die Schlaflosigkeit in einer manischen Phase von einer, die andere erleben, wenn sie gestresst oder depressiv sind. In diesen Fällen fühlt man sich erschöpft durch den Schlafmangel. Während der Manie haben Betroffene manchmal überhaupt kein Schlafbedürfnis, bis sie mehrere Nächte und Tage ohne Schlaf hinter sich haben.

Symptom 4 ▶ Gesteigerte Gesprächigkeit oder zwanghaftes Sprechen.

Dieses Symptom wird im Regelfall eher von anderen als von der betroffenen Person wahrgenommen. Sie mögen selbst nicht das Gefühl haben, schnell zu sprechen. Es mag Ihnen sogar so vorkommen, als redeten andere langsamer als gewöhnlich. Was Ihnen vielleicht auffällt, ist, dass Sie über Ihre Worte stolpern oder das Gefühl von Sprachhemmungen haben, weil Sie zu schnell sprechen. Unter Umständen verspüren Sie sogar einen Rededrang. Auffälliger können die Kommentare anderer sein, Sie würden zu viel reden, von einem Thema zum anderen springen oder andere unterbrechen, wenn diese an die Reihe kommen wollen.

Symptom 5 ▶ Ideensprünge oder subjektives Gefühl, dass die Gedanken rasen.

Wenn das Rasen der Gedanken schwach ausgeprägt ist, scheint es vielleicht so, als hätten Sie einfach mehr Ideen oder Gedanken im Kopf. Zuerst mögen die Gedanken tiefer oder kreativer erscheinen als gewöhnlich oder Ihnen das Gefühl vermitteln, Sie durchschauten Dinge, die Ihnen zuvor entgangen sind. Verstärkt sich das Symptom, mag es Ihnen schwerfallen, sich zu konzentrieren. Viele Menschen mit bipolarer Störung klagen, sie verlören die Fähigkeit, ihre Gedanken zusammenzuhalten. Ihre Gedankengänge reißen zu schnell ab, was sie sehr frustriert. Sie mögen auch Probleme damit haben, anderen ihre Ideen zu vermitteln. Im Extremfall wecken rasende Gedanken den Eindruck, als seien sie zu schnell, um laut ausgedrückt zu werden. Sie ergeben keinen Sinn mehr und scheinen auch nicht mehr kreativ oder brillant zu sein. Sie bombardieren praktisch den Verstand und erschweren es, ein Gespräch zu führen oder nachts einzuschlafen. Man will sie vielleicht abschalten, so als schalte man ein Radio aus, aber es fällt einem nicht leicht, damit aufzuhören.

Symptom 6 ▶ Ablenkbarkeit.

Ablenkbarkeit ist ein ärgerliches Symptom, das die Konzentrations-, Entscheidungs- und Organisationsfähigkeit sowie die Erfüllung von Aufgaben stört. Tritt dieses Symptom auf, werden Sie sich eventuell von externen Reizen wie Lärm, Lichtern, Menschen oder auch umgebenden Aktivitäten abgelenkt fühlen. Sie können ebenso von inneren Gedanken, z.B. Ideen, Erinnerungen, Drang zu neuen Aktivitäten oder Bedauern abgelenkt werden. Anderen mag auffallen, dass Sie sich scheinbar neuen Projekten oder Aktivitäten zuwenden, aber abgelenkt werden und sich mit anderen Dingen beschäftigen, ohne die vorhergehenden Aktivitäten beendet zu haben. Sie bewegen sich mehr als sonst, bringen aber nicht viel zustande, da innere und äußere Reize Ihre Konzentration von dem, was Sie gerade tun, abziehen und Ihre Aufmerksamkeit auf etwas Neues lenken.

Symptom 7 ▶ Zunehmend zielgerichtete Aktivitäten (sozial, beruflich, schulisch oder sexuell) oder psychomotorische Unruhe.

Getrieben von einer größeren Anzahl von Ideen und größerer Energie als gewöhnlich, haben manche Menschen im Maniezustand den Eindruck, rühriger und körperlich aktiver zu sein. Haben Sie zuvor eine depressive Phase durchlaufen, in der Sie bei der Hausarbeit oder anderen Aufgaben ins Hintertreffen geraten sind, kann die zusätzliche Energie und Motivation zu Beginn der Manie sehr willkommen sein. Sie empfinden den Drang, mehr zu tun, und haben auch die Energie dazu. Probleme entstehen dann, wenn rasende Gedanken und Ablenkbarkeit Sie davon abhalten, angefangene Aufgaben zu Ende zu bringen, oder wenn die Beeinträchtigung Ihres Urteilsvermögens Sie zu Aktionen veranlasst, die im Laufe der Zeit Probleme schaffen oder mehr beinhalten, als Sie sich zumuten können. Manchmal erwächst die Aktivität aus dem Wunsch nach Veränderung, wie zum Beispiel die Frisur zu erneuern, die Möbel umzustellen oder den Job zu wechseln. Ist die Veränderung groß und wird impulsiv vollzogen, wie beispielsweise einen Job aufzugeben, um eine andere Karriere anzufangen, schafft dies neue Probleme und neuen Stress.

»Psychomotorische Unruhe« oder »Agitiertheit« sind Begriffe, die eine Form gesteigerter Aktivität umschreiben. Diese ist nicht zielgerichtet und stellt einen Überschuss an nervlicher Energie dar. Sie mögen es schwierig finden, stillzusitzen, oder fühlen sich unbehaglich und reizbar, wenn Sie sich dazu zwingen müssen. Diese Rastlosigkeit kann sich zuerst in Form kleiner, sich wiederholender Bewegungen bemerkbar machen – wie mit dem Fuß zu klopfen oder an den Nägeln zu kauen – geht aber gewöhnlich in Hin- und Herlaufen, Schaukeln oder andere Aktivitäten über, die Ihnen helfen, einen Teil der überschüssigen nervlichen Energie zu verbrennen.

Symptom 8 ▶ Gesteigertes Sicheinlassen auf angenehme Aktivitäten mit einem hohen Potenzial schädlicher Folgen.

Dies ist das Symptom, das gewöhnlich die Aufmerksamkeit von Familie, Freunden, Polizeibeamten und Gesundheitsprofis auf sich zieht. Dazu gehört z.B. exzessives Geldausgeben: etwa für Saufgelage oder Artikel, die Sie nicht brauchen, oder auch das mehrmalige Kaufen der gleichen Ware ohne besonderen Grund. Zu schnelles Fahren und ein riskanteres Verhalten auf der Straße, als für Sie normal ist, ist eine andere Form, in der das Symptom auftreten kann. Folgen können Strafzettel, Anzeigen, Führerscheinentzug oder Unfälle sein. Exzessives Trinken und der Konsum illegaler Drogen fallen ebenfalls unter diese Symptomkategorie, ebenso wie eine gesteigerte sexuelle Aktivität. Es ist nicht ungewöhnlich, sich in einer manischen Episode auf sexuelle Aktivitäten einzulassen, die normalerweise nicht von einem erwartet werden.

Ausschlusskriterium ▶ Es liegt keine gemischte Episode vor.

Eine gemischte Episode ist dadurch gekennzeichnet, dass man entweder in einem Abstand von Stunden oder wenigen Tagen zwischen Depression und Manie abwechselt oder Symptome der Depression und Manie zugleich hat. Gewöhnlich bietet sich dabei ein Bild von Hyperaktivität und psychomotorischer Unruhe mit negativen Gedanken und Reizbarkeit. Dies ist ein extrem unangenehmer Zustand ohne die freudigen Momente, die mit einer euphorischen Manie verbunden sind. Eine gemischte Episode ist keine manische Episode, aber da die Symptome einander überlagern, kann sie leicht irrtümlich als eine solche interpretiert werden. Wenn Sie z.B. eine gemischte Episode haben, in der sie schnell zwischen Depression und Manie wechseln, kann ein Arzt irrtümlich eine Manie diagnostizieren, wenn er Sie in der Zeit zu sehen bekommt, in der Sie manisch und nicht depressiv sind.

Dieses Kriterium wurde eingefügt, um den Arzt daran zu erinnern, gründlich bei der Auswertung der Symptome zu sein und abzuklären, ob ein gemischter Zustand vorliegen könnte.

Bedingung ▶ Die Symptome beeinträchtigen die Funktionsfähigkeit oder machen eine Einweisung in ein Krankenhaus erforderlich.

Die Hypomanie ist eine mildere Form der Manie (»hypo-« bedeutet »weniger als«, »unter«). Mit hypomanischen Episoden gehen die meisten der bereits beschriebenen Symptome einher. In diesem Zustand sind sich die Mehrzahl der Betroffenen jedoch der Veränderungen, die sie erleben, voll bewusst, und sie agieren nicht aufgrund der Zwänge oder Impulse, die ihnen durch den Kopf gehen. Was die Manie am besten von der Hypomanie unterscheidet, ist das Ausmaß der dadurch verursachten Beeinträchtigung. Manie wird gewöhnlich diagnostiziert, wenn die Symptome beobachtbar oder schwer genug sind, um signifikante Probleme zu verursachen, oder so schwer, dass man in ein Krankenhaus eingewiesen werden muss, um sich und andere nicht in Gefahr zu bringen. Zu den Problemen gehören z.B. bedeutendes Schuldenmachen und Geldausgeben; sexuelle Ausschweifung mit Folgen für die Partnerbeziehung oder Gesundheit; rücksichtsloses, unfallträchtiges Fahren; die impulsive Kündigung eines Jobs, ohne einen Plan zur Sicherung des Lebensunterhalts zu haben; oder sogar das »Durchbrennen« von Zuhause, um sich seiner Verantwortung zu entziehen. Demgegenüber mag man in einer hypomanischen Episode zwar die oben aufgelisteten Symptome haben, ebenso den Wunsch verspüren, durchzubrennen, Geld auszugeben oder eine Sexaffäre zu haben, aber man hat sich unter Kontrolle und tut diese Dinge nicht wirklich.

Sind die manischen Symptome stark genug, um die Einweisung in ein Krankenhaus erforderlich zu machen, dann gewöhnlich aus folgenden Gründen: Man ist zu krank, um aus eigenem Antrieb seine Medikamente zu nehmen; suizidgefährdet; zu beeinträchtigt, um seine Grundbedürfnisse zu erfüllen; schlaflos und wird deshalb körperlich krank; man hat vergessen zu essen und ist unterernährt; man ist extrem reizbar und droht anderen. Hat man zuvor schon an Manie gelitten, wird einem gewöhnlich bewusst, dass man allein zu Hause nicht mehr klarkommt: Man braucht Medikamente, um schlafen zu können; das Denken ist nicht klar genug, um mit den Medikamenten umzugehen, oder man befürchtet, Dummheiten oder gefährliche Dinge zu machen und sich selbst oder anderen Schaden zuzufügen. In diesen Fällen kann man selbst auf eine Einweisung in ein Krankenhaus dringen. Allerdings sind es öfter die Familie oder Freunde, die die Schwere der Symptome erkennen und die Einweisung in Gang setzen.

Ausschlusskriterium ▶ Die Symptome sind nicht auf eine allgemeinmedizinische Störung, einen Substanzmissbrauch oder die Einnahme von Medikamenten zurückzuführen.

Haben Sie ähnliche Symptome wie bei einer Manie, die jedoch von einer medizinischen Störung, einem Medikament oder Substanzmissbrauch verursacht wurden, lautet die Diagnose: »affektive Störung aufgrund einer allgemeinmedizinischen Störung« oder »affektive Störung aufgrund von Substanzmissbrauch«. Dies wird nicht als eine echte manische Episode angesehen. Wenn Sie nur dieses eine Mal manisch sind, kommt die Diagnose einer bipolaren Störung nicht infrage. Es ist jedoch nicht ungewöhnlich, dass jemand zu einer Zeit eine echte manische Episode hatte und zu einer anderen Zeit eine manische Episode aufgrund einer allgemeinmedizinischen Störung erlebt. Wenn dies der Fall ist, lautet die Diagnose auf bipolare Störung, aber die Behandlung würde sich auch auf eine

Behebung der allgemeinmedizinischen Störung und nicht nur der Symptome der Manie richten.

Zu den medizinischen Problemen, die manieähnliche Symptome hervorrufen, gehören degenerative neurologische Krankheiten wie Huntington-Chorea oder Multiple Sklerose, Schlaganfälle, Vitaminmangelkrankheiten, Schilddrüsenüberfunktion, Infektionen und einige Krebstypen.

Missbräuchliche Substanzen, die manieähnliche Symptome verursachen können, sind Alkohol, Amphetamine, Kokain, Halluzinogene, Inhalationsstoffe, Opiate, Sedativa, Hypnotika und Anxiolytika (Angstlöser).

Zu den Medikamenten, die manieähnliche Symptome verursachen können, gehören Antidepressiva aller Arten, Kortikosteroide, Anabolika, Parkinson-Medikamente und manche abschwellenden Mittel (z.B. Nasentropfen).

Was versteht man unter einer Major Depression?

Die meisten Menschen mit einer bipolaren Störung erfahren Episoden von Depression und Manie. Es gibt viele Typen und Subtypen einer Depression, darunter die »Major Depression«. Die Depression, die zu einer bipolaren Störung gehört, ist die Major Depression. Der Begriff »major« (groß, schwer) soll nicht beinhalten, dass die Depression besonders furchtbar ist oder den schlimmstmöglichen Depressionstyp darstellt; es wird einfach benutzt, um diese Depression von den leichteren Depressionen zu unterscheiden, die jeder einmal erlebt. Ärzte bezeichnen diese Form der Depression bei Menschen mit bipolarer Störung auch als »bipolare Depression«; bei Menschen, die nie eine Manie oder Hypomanie erlebt haben, nennen sie sie auch »unipolare Depression«. Unipolar bedeutet »einpolig«. Es heißt, dass man zwar die Niedergeschlagenheit der Major Depression erfährt, aber nie die Hochs der Manie erlebt. Bipolar bedeutet »zweipolig«, das heißt, dass man sowohl die Hochs der Manie als auch die Niedergeschlagenheit der Major Depression erfährt.

Die Kriterien des DSM-IV für die Major Depression sind in der folgenden Tabelle aufgeführt. (Vergleichbar ist die Major Depression mit der »depressiven Episode« gemäß dem im deutschen Gesundheitssystem verwendeten Diagnoseschlüssel ICD-10). Markieren Sie alle Symptome, die Sie derzeit haben oder schon einmal in der Vergangenheit gehabt haben. Wenn Sie sich nicht sicher sind, lesen Sie über das Symptom in den anschließenden Abschnitten nach.

Diagnosekriterien der Major Depression gemäß DSM-IV

Symptome der Major Depression	In der Vergangenheit	Aktuell	Bin nicht sicher
1. Eine klar abgrenzbare depressive Episode, die mindestens zwei Wochen dauert			Siehe S. 59
2. Depressive Stimmung praktisch täglich und dann fast den ganzen Tag			Siehe S. 60
3. Deutlich geringeres Interesse an allen oder fast allen Aktivitäten praktisch täglich und dann fast den ganzen Tag			Siehe S. 61
4. Signifikante Gewichtsveränderung ohne Diät, fast täglich Appetitlosigkeit oder im Gegenteil gesteigerter Appetit			Siehe S. 62
5. Nahezu täglich Schlaflosigkeit oder im Gegenteil ein gesteigertes Schlafbedürfnis			Siehe S. 63
6. Fast täglich eine große psychomotorische Unruhe oder Hemmung			Siehe S. 64
7. Praktisch täglich ein Gefühl der Erschöpfung oder des Energieverlusts			Siehe S. 65

Symptome der Major Depression	In der Vergangenheit	Aktuell	Bin nicht sicher
8. Gefühle der Wertlosigkeit oder außergewöhnlich starke Schuldgefühle			Siehe S. 66
9. Nahezu täglich verringerte Denk-, Konzentrations- und Entscheidungsfähigkeit			Siehe S. 67
10. Wiederkehrende Gedanken an den Tod, suizidale Vorstellungen ohne konkreten Suizidplan oder Suizidversuch			Siehe S. 68
Zugleich vorhanden sind das Symptom Nr. 1, außerdem das Symptom Nr. 2 oder 3 und mindestens vier weitere Symptome UND Die Symptome beeinträchtigen die Funktionsfähigkeit oder machen eine Einweisung in ein Krankenhaus erforderlich UND			Siehe S. 69
Die Symptome sind nicht auf eine allgemeinmedizinische Störung zurückzuführen, auf Substanzmissbrauch oder Medikamente UND			Siehe S. 69
Es liegt kein Trauerfall vor			Siehe S. 70

Eine frühere bzw. aktuelle Episode der Major Depression wird erst diagnostiziert, wenn jeweils alle grau unterlegten Kriterien angekreuzt sind.

Symptom 1 ▶ Eine deutlich abgrenzbare Phase depressiver Stimmung, die wenigstens zwei Woche andauert.

Die Symptome müssen mindestens zwei Wochen andauern, bevor sie als klinisch relevant erachtet werden. Dies hält den Arzt davon ab, irrtümlich eine Depression zu diagnostizieren, wenn es sich nur um eine normale Reaktion auf Stress, Stimmungsschwankungen aufgrund hormoneller Änderungen oder Symptome einer kurzzeitigen medizinischen Störung handelt.

Neben dem Symptom Nr. 1 treten mindestens fünf der folgenden Symptome in derselben zweiwöchigen Phase auf und stehen für eine Verschlechterung der früheren Funktionsfähigkeit. Eines der fünf Symptome muss entweder eine depressive

Stimmung oder der Verlust von Interesse beziehungsweise Freude sein.

Es gibt mehrere Elemente zu dieser allgemeinen Regel, die beachtenswert sind:

Erstens: Neben dem Symptom Nr. 1 müssen fünf Symptome gleichzeitig auftreten. Das hat damit zu tun, dass viele Menschen von Zeit zu Zeit die einzelnen Symptome der Major Depression erfahren, ohne depressiv zu sein. Um eine Major Depression diagnostizieren zu können, müssen dagegen mehrere Symptome zusammen auftreten.

Zweitens: Die Symptome müssen von dem normalen Charakter der Person abweichen. Dies ist eine knifflige Frage, da manche Menschen schon so lange depressiv sind, dass es für sie zu einem Normalzustand geworden ist oder sie vergessen haben, wie man sich normalerweise fühlt. Um eine Antwort zu finden, braucht man eventuell andere Anhaltspunkte, wie zum Beispiel die familiäre Vorgeschichte von Depression oder bipolarer Störung.

Drittens: Eines der fünf Symptome muss eine depressive Stimmung oder der Verlust von Interesse beziehungsweise Freude sein. Diese Regel wurde eingeführt, da die Major Depression überwiegend durch die Veränderung von Emotionen und Wünschen erfahren wird. Sind Sie glücklich und die anderen physischen Symptome der Major Depression sind vorhanden, besteht die Möglichkeit, dass etwas anderes mit Ihnen nicht stimmt, zum Beispiel ein Problem mit der Schilddrüse, schlecht kontrollierte Diabetes oder eine Viruserkrankung.

Symptom 2 ▶ Depressive Stimmung praktisch täglich und dann fast den ganzen Tag.

Die Qualität der depressiven Stimmung kann von Mensch

zu Mensch sehr verschieden sein. Manche Betroffene sind traurig und müssen oft weinen, sie fühlen sich in etwa, wie man sich bei einem Trauerfall fühlt. Andere empfinden Leere, Einsamkeit oder Dunkelheit wie bei keiner anderen Traurigkeit, die sie je erlebt haben. Manche empfinden auch Gefühlsarmut oder fühlen sich neutral. Es ist nicht ungewöhnlich, dass die depressive Stimmung mit Reizbarkeit, Wut oder Angst gemischt ist, besonders bei Männern, Kindern sowie Heranwachsenden. Bei den ausgeprägtesten Formen der Major Depression, die durch Medikamente nicht leicht beeinflusst werden können, hebt sich die traurige Stimmung auch nicht, wenn etwas Gutes geschieht. Wer diesen Grad von Traurigkeit empfindet, sagt, intellektuell wüsste er zwar, dass etwas Gutes geschieht, empfände innerlich aber keine Freude oder Glück. Andere sind durchaus fähig, vorübergehend auf Positives zu reagieren. Dies wird als eine »reaktive Stimmung« bezeichnet. Während des Ereignisses muntern die Betroffenen sich auf, so wie während einer Feier, wenn sie eine gute Nachricht hören oder wenn eine geliebte Person sie besucht. Doch danach kehrt schnell wieder die traurige Stimmung zurück.

Symptom 3 ▶ Deutlich geringeres Interesse an allen oder fast allen Aktivitäten praktisch täglich und dann fast den ganzen Tag.

Wenn man sich nach diesem Symptom erkundigt, sagen die meisten depressiven Menschen, sie hätten seit einiger Zeit nicht mehr die Energie, etwas Angenehmes oder Interessantes zu tun. Daher könnten sie auch nur schwer feststellen, ob sie das Interesse verloren haben oder einfach zu müde oder unmotiviert sind, sich an Aktivitäten zu beteiligen. Der Interessenverlust oder die Unmöglichkeit, Freude zu empfinden, sind nicht auf große Ereignisse wie Urlaubsreisen oder Partys beschränkt. Sie machen sich gewöhnlich in ganz alltäglichen Zusammenhängen bemerkbar, zum Beispiel darin, deutlich weniger Freude an der Arbeit zu haben und nicht mit den Kindern spielen zu wollen, weniger Spaß an Besuchen bei Freunden zu haben oder weniger Zeit für Hobbys aufzuwenden. Wenn Freude und Interesse verringert sind, bemerken die meisten, dass sie Anrufe von Freunden meiden, nicht so oft Bücher lesen wie gewöhnlich, eigentlich nichts von den Aktivitäten anderer Leute hören wollen und wenig oder keinen Genuss beim Essen, Fernsehen oder Kinobesuchen empfinden. Wichtig ist, den Mangel an Interesse oder Freude von einem Energieverlust zu unterscheiden. Handelt es sich um ein Problem der Motivation und des Interesses, besteht nicht der Wunsch, sich an Aktivitäten zu beteiligen, auch wenn man dazu die Energie hat.

Symptom 4 ▶ Bedeutsame Gewichtsveränderung ohne Diät, fast täglich Appetitlosigkeit oder im Gegenteil gesteigerter Appetit.

Logisch erscheint, dass eine Verringerung des Appetits zu Gewichtsverlust führt und eine Appetitsteigerung zu Gewichtszunahme, aber dies ist aus einer Reihe von Gründen nicht immer so: Man mag keinen Appetit haben, isst aber trotzdem. Wenn Menschen niedergeschlagen sind, essen sie oft zum Trost Speisen, die ihnen gewöhnlich ein gutes Gefühl einflößen. Süßigkeiten, weiche Nahrung, deren Verzehr wenig Mühe bereitet, oder Essen aus der Kindheit sind Beispiele dafür. Eine andere Form, bei der dieses Symptom auftreten kann, ist ein geringerer Genuss am Essen als sonst oder der Verlust des Geschmacks an bestimmten Speisen, obgleich die verzehrte Menge sich nicht ändert. Bei manchen Menschen steigt der Appetit, wenn sie depressiv sind, und sie essen selbst dann, wenn sie nicht hungrig sind.

Übermäßiges Essen kann zu einer Gewichtszunahme führen, aber ein Nachlassen der Aktivität aufgrund des deutlich geringeren Interesses oder Energieverlusts kann die Verbrennung von Kalorien reduzieren und ebenfalls zu Gewichtszunahme führen, wenn die Zufuhr von Kalorien etwa gleich bleibt. Das Gewicht von Kindern oder Heranwachsenden kann sich überhaupt nicht ändern; dies kann dennoch als ein Symptom betrachtet werden, da man erwartet, dass sie proportional an Gewicht zunehmen.

Symptom 5 ▶ Nahezu täglich Schlaflosigkeit oder im Gegenteil ein gesteigertes Schlafbedürfnis.

Es gibt drei Grundtypen von Schlafstörungen:

- Einschlafstörungen;
- Durchschlafstörungen;
- frühmorgendliches Wachliegen.

Sie haben Einschlafstörungen, wenn Sie größere Einschlafprobleme haben als normal. Weniger als 30 Minuten wird als normale Zeitspanne vor dem Einschlafen betrachtet, wenn Sie zur gewohnten Zeit schlafen gehen. Einschlafstörungen sind so frustrierend, dass manche Menschen erst zu Bett gehen, wenn sie extrem erschöpft sind, oder sich anders betätigen, etwa lesen, fernsehen oder im Internet surfen, bis sie sich müde genug fühlen, um einzuschlafen. Wenn sie dann endlich das Licht ausschalten, um zu schlafen, mögen sie zwar schnell einschlafen, aber viel später, als dies gewöhnlich der Fall ist.

Sie haben Durchschlafstörungen, wenn Sie in der Nacht aufwachen und Probleme haben, wieder einzuschlafen. Man kann des Nachts mehrmals aufwachen. Schläft man dann, ist der Schlaf unruhig und wenig erholsam. Beim endgültigen Aufwachen ist man dann müde. Nur aufzuwachen, um auf die Toilette zu gehen, sich ein Glas Wasser zu holen oder ein Geräusch zu checken, das einen geweckt hat, wird nicht als Schlafstörung betrachtet, wenn man schnell wieder einschlafen kann.

Der dritte Typus der Schlafstörungen wird als »frühmorgendliches Aufwachen« beziehungsweise »Wachliegen« bezeichnet. Dieses ist gegeben, wenn man morgens eine Stunde oder noch eher als geplant aufwacht und nicht wieder einschlafen kann. Manche Menschen haben eine innere Uhr und wachen ohne Wecker auf oder kurz bevor der Wecker schrillt auf. Dies wird nur dann als Störung betrachtet, wenn man viel früher aufwacht als gewöhnlich.

Daneben gibt es auch das gegenläufige Problem: Man schläft viel länger als normalerweise. Man geht viel früher als sonst zu Bett, macht tagsüber Nickerchen oder fühlt sich den ganzen Tag schläfrig, obgleich man genug Schlaf bekommt. Gewöhnlich schläft man ziemlich tief, aber Probleme tauchen dadurch auf, dass man schläft, statt sich anderen Aktivitäten zu widmen, zum Beispiel der Interaktion mit anderen, der Hausarbeit oder angenehmen Dingen.

Symptom 6 ▶ Fast täglich eine große psychomotorische Unruhe oder Hemmung.

Psychomotorische Rastlosigkeit ist mit Hin- und Hergehen verbunden, es fällt allgemein schwer, längere Zeit still zu sitzen. Sie stehen bei der Arbeit öfter als gewöhnlich auf und gehen umher, haben Probleme damit, während eines Kinobesuchs stillzusitzen oder ziehen die Bewegung der Inaktivität vor, obwohl Sie müde sind. Geben Sie dem Drang, sich zu bewegen, nicht nach, fühlen Sie sich unter Umständen reizbar, verlieren die Konzentration oder fühlen sich nicht wohl in Ihrer Haut.

Psychomotorische Hemmung kann bedeuten, dass Ihre Bewegungen, Ihr Denken oder Sprechen sich verlangsamen. Manche Menschen berichten, ihnen sei zumute, als bewegten sie sich in Zeitlupe. Sie brauchen länger, um Aufgaben zu erfüllen. Sie gehen buchstäblich langsamer als gewohnt und sitzen längere Zeit am Stück still. Die Hemmung des Sprechens bedeutet, dass Sie Probleme haben, die richtigen Worte zu finden, langsam sprechen oder länger brauchen als gewöhnlich, um Fragen zu beantworten. Es hat den Anschein, als drehten sich Ihre psychischen Räder langsam. Bewegen Sie sich und reden gewöhnlich schnell, kann es schwerer sein, psychomotorische Verlangsamung zu bemerken, besonders wenn die Verlangsamung Sie durchschnittlichen Personen ähneln lässt. Ihnen selbst wird vermutlich auffallen, dass Sie nicht so schnell auffassen und denken können oder so schlagfertig sind wie sonst, aber andere bemerken den Unterschied vielleicht gar nicht.

Symptom 7 ▶ Praktisch täglich ein Gefühl der Erschöpfung oder des Energieverlusts.

Energieverlust ist eines der ersten Dinge, die andere Menschen einem anmerken, wenn man depressiv wird. Man wird schneller müde als gewöhnlich und verliert die Fähigkeit, normale Tätigkeiten auszuführen. Selbst wenn Sie genug Schlaf bekommen haben, kann die Depression dazu führen, dass Sie sich müde fühlen, und gepaart mit Schlafstörungen haben Sie einen noch niedrigeren Energiepegel. Wie erwähnt, ist es leicht, den Mangel an Motivation mit dem Energieverlust zu verwechseln. Sie haben vielleicht den Wunsch, aber es fehlt Ihnen die physische Energie, Ihren normalen Tätigkeiten nachzugehen. Menschen mit diesem Symptom sagen, sie wollten das Haus putzen, ihr Auto waschen oder Lebensmittel einkaufen, aber sie haben nicht die nötige Energie, dies allein zu tun.

Symptom 8 ▶ Gefühle der Wertlosigkeit oder außergewöhnlich starke Schuldgefühle.

Manche Menschen gehen stets hart mit sich ins Gericht. Sie berichten, sie hätten ein niedriges Selbstwertgefühl, ständig das Gefühl, hinter ihrem Potenzial zurückzubleiben oder übertrieben hohe, nur mit Mühe zu erfüllende Maßstäbe. Dies ist nicht dasselbe wie Gefühle der Wertlosigkeit, als seien Sie als Mensch weniger wert als andere. Sie glauben, Sie nähmen nur Platz weg und Ihre Existenz sei weniger wert als die der anderen. Dies ist weit schlimmer, als was man normalerweise unter niedriger Selbsteinschätzung oder Selbstkritik versteht. Menschen mit diesem Symptom sagen, sie seien ein Nichts, wertlos und nicht liebenswert, und eine Ermutigung durch andere ändert nichts an ihrer Meinung.

Exzessive Schuldgefühle haben Sie, wenn Sie sich an bedeutsamen Dingen allein die Schuld geben, weil Sie die Komplexität der Situation oder die Mitverantwortung anderer nicht sehen. Exzessive Schuldgefühle können auch bedeuten, dass Sie an dem Bedauern über problematische Ereignisse, die vor langer Zeit geschehen sind und die man nicht ändern, auflösen oder richtigstellen kann, festhalten. Menschen mit exzessiven Schuldgefühlen machen sich Vorwürfe wegen Dingen, über die sie keine Kontrolle hatten, oder sie finden Irrtümer oder Fehler so inakzeptabel, dass sie über Monate oder sogar Jahre darüber nachgrübeln. Sie scheinen eine psychische Liste der Irrtümer und des Fehlverhaltens anzulegen, die niemals vergeben oder vergessen werden können. Gewöhnlich sind sie durchaus fähig, die Sünden anderer zu vergeben und deren Fehler zu entschuldigen, legen aber ein doppeltes Maß an und können sich selbst von Schuld nie freisprechen.

Symptom 9 ▶ Nahezu täglich verringerte Denk-, Konzentrations- und Entscheidungsfähigkeit.

Wer an Konzentrationsmangel und Unschlüssigkeit leidet, hat z.B. Probleme, der Geschichte eines Films oder einer Fernsehshow zu folgen oder auch zu lesen. Man muss Zeitungsartikel oder eine Zeitschriftenstory noch einmal lesen, weil man den Gedankengang nicht festhalten kann. Dies liegt manchmal daran, dass der Verstand zu verwandten Fragen, Ideen, Menschen oder Ereignissen wandert oder weil man von negativen Gedanken und Sorgen überflutet wird.

Die Entscheidungsfähigkeit kann beeinträchtigt werden, insofern als man die eigenen Gedanken nicht gut genug ordnen kann, um ein Problem klar zu definieren oder alle offenstehenden Alternativen zu berücksichtigen. Ein weiterer Grund ist, dass sich Selbstzweifel einschleichen und man Angst hat, eine schlechte Entscheidung zu treffen. Die Betroffenen sagen sich, dass es besser sei, keine Entscheidung als eine schlechte zu treffen und die Konsequenzen tragen zu müssen. Manchmal wird die Entscheidungsfähigkeit zum Problem, weil die negativen, hoffnungslosen Gedanken, die eine Depression begleiten, jede Alternative als unvernünftig oder undurchführbar erscheinen lassen. Oftmals gibt es mehrere Probleme zugleich, mit denen Sie sich konfrontiert sehen, und Sie suchen nach einer Generallösung, die diese Probleme zugleich entschärfen und die verschiedenen Bereiche Ihres Lebens harmonisch ordnen kann. Dies ist eher eine Fantasievorstellung als ein realistischer Gedanke, denn es kommt selten vor, dass Sie alle Ihre Probleme mit nur einer Intervention bewältigen können. Die Suche nach der »richtigen Antwort« oder der »besten Wahl« kann verhindern, dass man überhaupt eine Lösung auswählt und umsetzt. Wenn

Sie feststellen, dass dies zu einem Muster bei Ihnen wird, haben Sie vermutlich dieses Symptom.

Es sind nicht nur die großen Entscheidungen, die schwer zu treffen sind, wenn Sie an einer Depression leiden. Auch eine unbedeutendere Auswahl, etwa was Sie anziehen, essen oder zuerst tun sollen, scheint komplizierter, schwieriger oder belastender als sonst. So starren Sie zum Beispiel längere Zeit in den Kühlschrank und wählen letztlich nichts aus, weil Sie sich nicht entscheiden können. Sie stehen vor Ihrem geöffneten Kleiderschrank und wissen nicht, was Sie anziehen sollen, auch wenn Sie schon mehrere Kleider anprobiert haben. Sie zappen mehrmals die Fernsehkanäle rauf und runter, ohne etwas zu finden, was Sie sich ansehen wollen. Es hat den Anschein, als gäbe es zu viele Entscheidungsmöglichkeiten und zu viele Entscheidungen, die getroffen sein wollen, und Sie wären glücklich, wenn jemand anders sie für Sie treffen würde.

Symptom 10 ▶ Wiederkehrende Gedanken an den Tod, suizidale Vorstellungen ohne konkreten Suizidplan oder Suizidversuch.

Ist die Depression schwer und nichts scheint dagegen zu helfen, denken die Betroffenen über den Tod als Alternative nach. Sie leiden emotional große Qualen und glauben, eine Möglichkeit, sich von ihnen zu erleichtern, sei, nicht weiterzuleben. Dies ist eine gefährliche Fantasie, die viele Betroffene haben. Manchmal sind die Vorstellungen sehr konkret, mit einem durchdachten Plan zur Selbsttötung und einem festgelegten Zeitpunkt der Ausführung des Plans. Öfter jedoch sind suizidale Vorstellungen eher vage oder allgemein: Es wurde kein Plan entworfen und der Betreffende ist ziemlich sicher, dass er es nicht tun wird, doch der Gedanke an die Möglichkeit bringt ihm etwas Frieden, da es bedeutet, dass es einen Ausweg aus der quälenden Situation gibt. Dieses Symptom tritt auch in anderer Gestalt auf, so in dem Wunsch zu verschwinden, einzuschlafen und nie mehr aufzuwachen oder sich eine unheilbare Krankheit zuzuziehen, die einen schnell dahinrafft. Eine harmlosere Variante ist, dass es einem gleichgültig ist, ob man lebt oder stirbt, oder dass man glaubt, das Leben sei nicht lebenswert.

Bedingung ▶ Die Symptome beeinträchtigen die Funktionsfähigkeit oder machen die Einweisung in ein Krankenhaus erforderlich.

Um als klinisch relevant eingestuft zu werden, müssen die Symptome einer Depression für den Betroffenen eine Last sein oder mit seiner gewohnten Funktionsfähigkeit kollidieren. Dieses Kriterium ist manchmal schwer bei Menschen zu messen, deren Funktionsfähigkeit gewöhnlich recht groß ist. Die Beeinträchtigung zieht sie zu einem niedrigeren Niveau herunter, sie sind aber noch gut genug in Form, um jeden Tag zu überstehen. In diesem Fall ist das Kriterium erfüllt, wenn die Betroffenen darunter sehr leiden beziehungsweise die zusätzliche Bewältigungsarbeit sie allmählich erschöpft oder sie die Fähigkeit verlieren, so »zu tun, als ob«.

Ausschlusskriterium ▶ Die Symptome sind nicht auf eine allgemeinmedizinische Störung, Substanzmissbrauch oder Medikamente zurückzuführen.

Wie bei anderen psychischen Störungen ist es wichtig, die Major Depression nicht mit von anderen biologischen Prozessen verursachten Symptomen zu verwechseln, z.B. mit einer allgemeinmedizinischen Störung oder einer Krankheit und ihrer Behandlung oder mit einer Nebenwirkung von Substanzmissbrauch.

Medizinische Störungen, die irrtümlich für eine Depression

gehalten werden können, sind zum Beispiel neurologische Erkrankungen wie Parkinson, Schlaganfall, Vitaminmangel, Probleme der inneren Sekretion wie Schilddrüsenüberfunktion, Infektionen, Hepatitis, Pfeiffersches Drüsenfieber (Mononukleose) oder Krebs.

Substanzmissbrauch, der Symptome einer Depression erzeugen kann, ist zum Beispiel der Missbrauch von Alkohol, Amphetaminen, Kokain, Halluzinogenen, Opiaten, Sedativa oder Inhalationsstoffen.

Medikamente, zum Beispiel Bluthochdruckmedikamente, orale Kontrazeptive, Anabolika, Mittel gegen Krebs, schmerzstillende Mittel (Analgetika) und Herzmedikamente können ebenfalls depressionsähnliche Symptome erzeugen.

Ausschlusskriterium ▶ Es liegt kein Trauerfall vor.

Trauer oder ein Trauerfall sind andere Begriffe für Kummer nach einem Verlust. Nachdem man einen großen Verlust erlitten hat, ist es normal, einige der Symptome von Depression zu haben. Solch ein Verlustfall ist häufig der Tod eines geliebten Menschen, aber es kann auch eine Scheidung sein, das Verlassen des Elternhauses, der Verlust eines Jobs oder eines Haustiers. Traurigkeit, Weinen, Ängstlichkeit, Schlafstörungen und Energie- oder Appetitlosigkeit sind die häufigsten Symptome. Normalerweise bilden sich diese Symptome binnen einiger Wochen zurück und lassen innerhalb von zwei Monaten nach dem Verlust stark nach. Kummer kann sich jedoch in eine Episode der Major Depression verwandeln, wenn diese länger als zwei Monate anhält, wenn die Symptome stärker werden oder die Fähigkeit beeinträchtigen, mit den persönlichen Pflichten klarzukommen. Wer früher schon einmal an einer Major Depression gelitten hat, läuft größere Gefahr, nach einem Verlust klinisch depressiv zu werden. Ärzte und Therapeuten machen den Unterschied zwischen Trauer und einer Major Depression an dem Typus und der Intensität der Symptome fest. Beginnt eine Person an Suizid zu denken, fühlt sie sich wertlos, wird physisch und mental gehemmt, beginnt Stimmen zu hören oder Visionen zu haben und kann zu Hause oder bei der Arbeit nicht mehr normal funktionieren, wird dies nicht mehr als Trauer, sondern als Major Depression klassifiziert.

Was ist der nächste Schritt?

Die in diesem Kapitel präsentierten diagnostischen Kriterien vermitteln einen Eindruck davon, wie Ärzte und Psychologen eine bipolare Störung diagnostizieren. Neben den Symptomen, die in den DSM-Richtlinien zur Diagnosestellung erwähnt sind, gibt es noch viele andere, subtilere Symptome der Depression und Manie. Wenn Sie mehr über die Anzeichen für eine mögliche Wiederkehr Ihrer Symptome lernen, eröffnet Ihnen dies die Chance einzugreifen, bevor es zu einer Verschlechterung kommt.

Der nächste Schritt besteht darin, mithilfe der Informationen dieses Kapitels eine »Lebensskizze« der Geschichte ihrer bipolaren Störung zu erstellen. Sobald Sie ein umfassenderes Bild der Störung vor Augen haben, werden Sie vielleicht Muster erkennen, die Ihnen helfen, die nächste depressive oder manische Episode schon im Vorfeld kommen zu sehen. Wenn Sie dann rasch handeln, können Sie verhindern, dass die Symptome unkontrollierbar werden.

3 Die persönliche Geschichte skizzieren

In diesem Kapitel werden Sie lernen,

- *Ihre Lebensskizze zu erstellen;*
- *wichtige Muster im Verlauf Ihrer bipolaren Störung zu erkennen;*
- *Vorhersagen zu künftigen depressiven und manischen Episoden zu treffen;*
- *ein Tagebuch Ihrer Behandlungsgeschichte zu führen.*

Ob Sie erst kürzlich die Diagnose erfahren oder schon länger mit der Krankheit zu tun haben – es ist ein natürlicher Impuls, die Ereignisse in Ihrem Leben, die Höhen und Tiefen sowie die Wendepunkte und Probleme verstehen zu wollen. Wenn Sie schon seit einiger Zeit eine bipolare Störung haben, können die depressiven und manischen Episoden nach einer Weile scheinbar zusammenlaufen und sich mit Lebensereignissen, Behandlungen und anderen Bemühungen, Ihre Stimmung zu ändern, so vermischen, dass es schwierig wird, zu entscheiden, was wozu gehört. Zum Beispiel: Wurden Sie depressiv, weil Sie tranken, oder haben Sie getrunken, weil Sie depressiv waren und nicht schlafen konnten? Hat der Stress einer zu Ende gehenden Beziehung Sie in eine manische Phase katapultiert, oder verhielten Sie sich in einer manischen Phase so, dass die Beziehung zu Ende ging? Führte die Medikation dazu, dass Sie zur Manie überwechselten, als Sie sich depressiv fühlten, oder war es einfach der natürliche Verlauf der Krankheit? Diese Fragen sind schwer zu beantworten, aber darüber nachzudenken ist wichtig.

Mehr über Ihre persönliche Geschichte der bipolaren Störung zu wissen, bedeutet für Sie, ein Werkzeug in die Hand zu bekommen, das mithelfen kann, künftige Episoden zu vermeiden und den Verlauf der Krankheit zu kontrollieren. Hatten Sie bereits eine Anzahl von Episoden, können Sie aus diesen Erfahrungen lernen, welche Faktoren Sie anfälliger dafür machen, depressiv oder manisch zu werden. Mit diesen Informationen versorgt, können Sie Vorsichtsmaßnahmen ergreifen, diese Auslöser zu vermeiden oder wenigstens bei ihrem Auftauchen besser darauf vorbereitet zu sein. Wenn Sie wissen, welches bei Ihnen die milden Symptome von Depression und Manie sind, können Sie das Weitere kommen sehen und die Symptome stoppen, bevor sie schlimmer werden. Und wenn Sie Bescheid wissen, wie die Medikation sich auf Sie auswirkt, wird es Ihnen leichter fallen, Ihre Bedürfnisse dem Arzt mitzuteilen, wenn Symptome auftauchen, oder einen Präventivplan für die frühen Stadien der Wiederkehr von Depression oder Manie auszuarbeiten. Je mehr Sie über sich selbst wissen, umso besser sind Sie gerüstet, die Kontrolle über Ihre Erkrankung zu erlangen.

Eine Lebensskizze anfertigen

Eine Methode, die Ereignisse in Ihrem Leben im Zusammenhang mit Ihrer bipolaren Störung zu verstehen, besteht darin, eine Lebensskizze (engl.: »Life-Chart«) anzufertigen. Die Methode wurde von Dr. Robert Post am National Institute of Mental Health entwickelt und ist ein wichtiges Werkzeug bei der Erforschung der Wirkungen, die auftreten, wenn die Medikation der bipolaren Störung begonnen oder beendet wird. Lebensskizzen werden auch von Ärzten und Therapeuten benutzt, um die Diagnose abzusichern. Auf einer Zeitachse werden die Ereignisse im Leben eingetragen, die sich auf die bipolare Störung beziehen, so zum Beispiel die Perioden von Krankheit und Erholung, Behandlungen, Krankenhausaufenthalte, wichtige Lebensereignisse, medizinisch wichtige Umstände und Störungen sowie Perioden exzessiven Alkoholkonsums oder Substanzmissbrauchs. Das Nachzeichnen des Verlaufs der Ereignisse hilft Ärzten und Therapeuten, die Ursachen und Wirkungen von Depression und Manie herauszufinden, Auslöser für Rückfälle zu erkennen und zu verstehen, welche Behandlung effektiv oder ineffektiv war, um die Symptome zu kontrollieren und Rückfälle zu vermeiden.

Der Hauptwert der Kenntnis Ihrer gewöhnlich auftretenden Muster besteht darin, dass Sie besser imstande sind vorherzusagen, wann sich vermutlich die nächste Episode ereignen wird, sodass Sie Vorsichtsmaßnahmen ergreifen können, um dies zu verhindern. Dies kann schwierig sein, wenn Sie bisher nur wenige Episoden hatten und nicht genug Erfahrung mit der Krankheit gesammelt haben, um die Muster zu identifizieren. Ein frisch diagnostizierter Patient mit einer bipolaren Störung ist jedoch in der besten Position, eine Lebensskizze zu erstellen, die mit der Zeit fortgeführt werden kann. Denn ein aktueller Bericht über depressive und manische Phasen wird zutreffender sein als ein aus der Erinnerung rekonstruierter Bericht.

Ein weiterer Vorteil der Erstellung einer Lebensskizze ist, dass Sie zu einem besseren Umgang mit der Störung in ihrer Gesamtheit beitragen kann. Wenn Sie ähnlich wie viele andere Menschen mit einer bipolaren Störung sind, haben Sie mit so vielen täglichen Höhen und Tiefen zu kämpfen, dass es Ihnen schwerfällt, die depressiven und manischen Episoden deutlich auseinanderzuhalten. Verwischen sich aber Höhen und Tiefen Ihres Lebens zu einem verschwommenen Bild, kann leicht das Gefühl entstehen, dass Sie keinerlei Kontrolle über das Geschehen haben. Sich die Muster näher anzusehen, kann Ihnen dagegen Ideen vermitteln, wie Sie die Kontrolle über diese Krankheit übernehmen können, statt sich hilflos zu fühlen.

Die Vorbereitung der Lebensskizze

Bevor Sie beginnen, Ihre Lebensskizze zu erstellen, hier einige Fakten, die dazu hilfreich sein könnten:

- Lebensskizzen zur bipolaren Störung zeigen Phasen der Depression, Manie, Hypomanie und gemischter Zustände. Diese Phasen der Krankheit werden »Episoden« genannt.
- Eine Episode ist eine einzelne Phase der Depression, Manie oder Hypomanie sowie des gemischten Zustandes von Anfang bis Ende, das heißt, vor dem Beginn der Episode haben Sie keine Symptome und Sie fühlen sich gut, nachdem die Symptome verschwunden sind.
- Episoden können beliebig lang sein: von mehreren Wochen bis zu Monaten. In manchen Fällen können die Symptome sogar Jahre andauern, wenn sie nicht richtig behandelt werden.
- Die meisten Menschen mit bipolarer Störung erleben mehrere Episoden der Depression, Manie, von gemischten Zuständen und Hypomanie in ihrem Leben, manchmal mit Jahren bester Gesundheit zwischen den Episoden.
- Episoden können nach großem Stress oder einer Veränderung Ihres Lebens beginnen. Aber sie können sich auch ohne jeden erkennbaren Grund ereignen.

Die Lebensskizze unterscheidet nicht nur zwischen depressiven und manischen Perioden, sondern auch zwischen symptomfreien Perioden, in denen man normal fühlt, und Perioden mit Symptomen. Sind Sie Sabine ähnlich und erleben lange Perioden ohne jedes Symptom, haben Sie unter Umständen ein klares Bild, wie die Normalität aussieht. Ähneln Sie jedoch eher Paul, der zwischen vollständigen Episoden der Depression und Manie eine Menge kleinerer Höhen und Tiefen durchläuft, so haben Sie vielleicht vergessen, wie Sie im Normalzustand sind. Oder vielleicht geht es Ihnen ja wie Monika, die manchmal glaubt, dass sich schlecht zu fühlen normal für sie ist.

Bevor Sie mit der Arbeit an Ihrer Lebensskizze beginnen, nehmen Sie sich einen Augenblick Zeit, um darüber nachzudenken, wie es sich anfühlt, ohne Symptome zu leben, und notieren Sie Ihre Eindrücke auf Arbeitsblatt 3.1.

ARBEITSBLATT 3.1 Was »normal sein« für Sie heißt

Was »normal sein« für Sie heißt

Stimmung:

Energieniveau:

Haltung:

Verhalten:

Sabines Lebensskizze, Teil 1

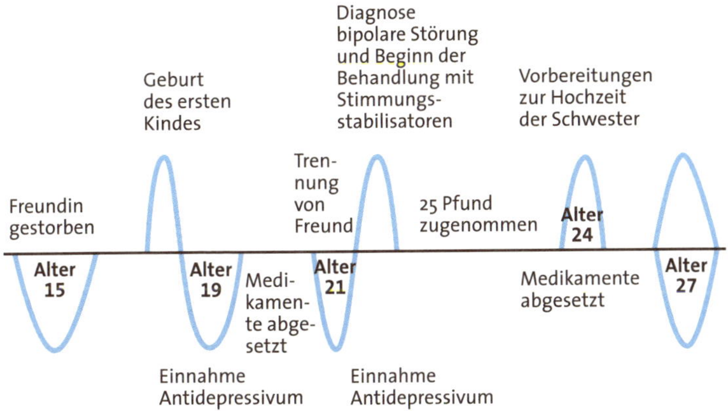

Wie die Lebensskizze einer bipolaren Störung konkret aussieht, das zeigt das Beispiel der 45-jährigen Sabine, verheiratet, Mutter von zwei Kindern. Der Übersichtlichkeit halber ist die Skizze zweigeteilt, Teil 1 (siehe oben) lässt sich folgendermaßen beschreiben:

SABINE erlebte ihre erste depressive Episode mit 15, als ihre Freundin bei einem Autounfall ums Leben kam. Diese Phase dauerte fast ein Jahr, es gelang Sabine jedoch, wieder auf die Beine zu kommen und die Schule abzuschließen. Mit 19 Jahren hatte sie ihre erste manische Episode, nach der Geburt ihrer Tochter. Ihr Arzt dachte, ihre psychomotorische Unruhe und Unfähigkeit zu schlafen hänge mit der hormonalen Umstellung zusammen, und glaubte nicht, dass sie eine Behandlung brauche – ein Irrtum: Nach ein paar Wochen manischer Symptomatik hatte sie eine schwere Depression. Die wiederkehrenden Suizidgedanken ängstigten sie, deshalb ging sie zu ihrem Arzt, der ihr ein Antidepressivum verschrieb. Das Medikament schien anzuschlagen, nach etwa sechs Monaten verschwand die Depression. Als sie wieder im normalen Zustand war, nahm sie das Medikament nicht weiter. Zwei Jahre später, mit 21, hatte Sabine ihre dritte depressive Episode. Sie und ihr Freund machten Schluss, als sie herausfand, dass er mit einer anderen zusammen gewesen war. Die Depression begann. Sie dachte, sie werde sich besser fühlen, nachdem er ausgezogen sei, aber leider setzten sich die Symptome der Depression auch nach seinem Auszug fort. Sie ging wieder zum Arzt, und er verschrieb ihr dasselbe Antidepressivum, doch dieses Mal unterschied sich das Ergebnis. Wenige Tage nach Einnahmebeginn fühlte sie sich weit besser. Zuerst erschien es ihr wie ein Wunder, doch als ihre Stimmung immer weiter in die Höhe kletterte, wurde sie hyperaktiv, empfand keinerlei Schlafbedürfnis und konnte nicht aufhören zu reden. Ihre Mutter rief den Arzt an, und nach einigen Tagen wurde sie wegen einer Manie in ein Krankenhaus eingewiesen. Nach der Untersuchung ihres Falls und nachdem man Sabines Reaktion auf das Antidepressivum erfahren hatte, diagnostizierte der Psychiater eine bipolare Störung. Er verschrieb Medikamente, um ihre Stimmung zu stabilisieren und ihr das Einschlafen zu erleichtern. Nach fünf Tagen im Krankenhaus ging sie nach Hause und nahm dann die Medikamente fünf Jahre lang – allerdings mit Unterbrechungen; es gelang ihr jedoch, nicht wieder eingewiesen zu werden und schwere Rückfälle von Depression und Manie zu vermeiden, bis sie die Medikamente ganz absetzte, weil ihre Gewichtszunahme sie störte.

Es begann eines Tages, als Sabine sich für die Hochzeit ihrer Schwester ein neues Kleid besorgen wollte. Sie schaute in den Spiegel, wie die 25 Pfund sich bemerkbar machten, die sie durch die Medikamente zugenommen hatte, und beschloss, sie abzusetzen. Ein paar Wochen später begann sie abzunehmen und fühlte sich besser als in Monaten zuvor. Das Hochgefühl steigerte sich so allmählich, dass es ihr und anderen zuerst kaum auffiel. Da sie sich energiegeladener fühlte, konnte sie mehr mit ihrer Tochter unternehmen, ihre Wohnung sauber halten und bei den Hochzeitsvorbereitungen helfen. Sie kaufte einen neuen Computer und lernte im Selbststudium den Umgang mit einer Reihe von Office-Work-Programmen. Um Mails an ihre Freunde zu schreiben und sich an Spielen zu vergnügen, wartete sie jeden Abend, bis ihre Tochter den Computer freigab. Sie freute sich, wieder den Kontakt zu Freunden herzustellen, die nach der gemeinsamen Hochschulzeit weggezogen waren. Da sie tagsüber wenig Zeit für sich hatte, blieb sie bis in die Morgenstunden an ihrem Computer, obwohl sie früh aufstehen musste, um sich um ihre Tochter zu kümmern.

Im Laufe der Zeit bekam Sabine immer weniger Schlaf. Der Schlafmangel verwandelte ihre Munterkeit in Hyperaktivität. Sie wurde chaotisch und sprach so schnell, dass ihre Angehörigen sie nicht mehr verstanden. Als ihre Mutter sie mit diesen Symptomen konfrontierte, gab Sabine zu, dass sie manisch werde. Mithilfe ihres Arztes wurde Sabine erneut ins Krankenhaus eingewiesen. Obgleich sie sich erholte, hasste sie den Aufenthalt im Krankenhaus und versprach sich und ihrer Familie, dass sie weiter ihre Medikamente nehmen würde, um nie mehr eingewiesen zu werden. Mehrere Jahre später setzte sie gegen den Rat ihres Psychiaters erneut das Lithium ab, und das Muster wiederholte sich. Dieses Mal, sie war 27, gingen ihre Symptome in eine gemischte Episode über.

Die Lebensskizze half Sabine zu verstehen, wie ihre Episoden begannen und endeten und wie die Medikamente helfen konnten. Sie fasste den Entschluss, die Medikamente so lange zu nehmen, wie es nötig war, um eine weitere manische Episode zu vermeiden. Der weitere Verlauf ihrer Lebensskizze ist in der folgenden Abbildung zu sehen.

Sabines Lebensskizze, Teil 2

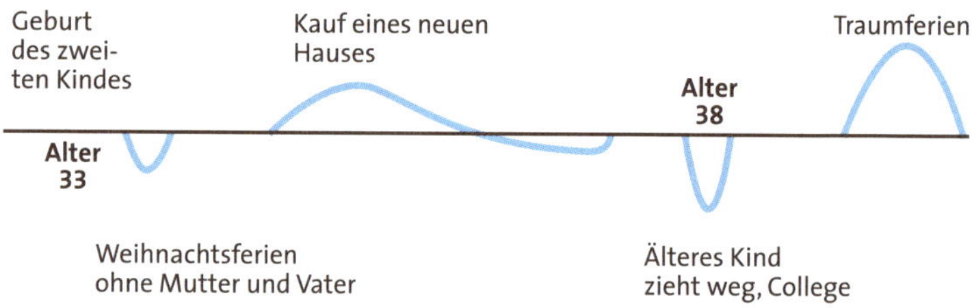

Sabine heiratete und bekam ein zweites Kind, ohne eine postnatale Depression oder Manie zu entwickeln. Sie und ihr Arzt hatten vor der Schwangerschaft einen Plan zum Absetzen der Medikamente ausgearbeitet, den sie vor und in den ersten drei Monaten der Schwangerschaft befolgte. Sie nahm die Medikamente wieder, als der Arzt glaubte, es werde nicht zu Auswirkungen auf das Baby kommen. Während der Weihnachtsfeiertage hatte sie ein kurzes Stimmungstief, weil sie ihre Mutter und ihren Vater vermisste, die im Jahr zuvor weit fortgezogen waren. Aufregung und Stress beim Kauf ihres ersten Hauses standen hinter ihrem nächsten Stimmungswechsel, aber komplett manisch oder depressiv wurde sie nicht. Als die ältere Tochter fortzog, um ebenfalls die Hochschule zu besuchen, fühlte sie sich mehrere Wochen sehr depressiv, aber mit einer zusätzlichen Psychotherapie gelang es ihr, wieder schnell auf die Beine zu kommen. Vor Kurzem hat Sabine die Reise ihres Lebens gemacht: eine

Woche New York mit ihrem Mann. Sie war in dieser Zeit und noch Wochen danach in Hochstimmung, aber nicht hypomanisch. Sie hielt sich an ihr Versprechen, weiter ihre Medikamente zu nehmen, und lernte, die Anzeichen für eine Wiederkehr der Symptome zu identifizieren. Sie arbeitete bei Bedarf mit ihrem Arzt und ihrem Therapeuten zusammen und vermied so einen vollständigen Rückfall in Depression und Manie.

Wie man seine eigene Lebensskizze entwirft

Nutzen Sie die Blanko-Lebensskizze auf Arbeitsblatt 3.2 um ihre Version in das Arbeitsbuch einzutragen. Dazu kann sich empfehlen, vor dem endgültigen Eintrag zunächst einen ersten Entwurf auf Konzeptpapier zu machen: Ziehen Sie eine Linie in der Mitte der Seite. Dies ist Ihre Zeitachse. Die Linie selbst steht für Punkte oder Phasen, in denen Sie sich gut fühlten. Alles, was unter der Linie dargestellt ist, steht für Depression. Alles über der Linie bedeutet Manie. Die Abbildung auf S. 83 bietet Beispiele dafür, wie man depressive und manische Episoden in die Lebensskizze einzeichnet.

ARBEITSBLATT 3.2 Ihre Lebensskizze

Die Linie steht für die Zeit von Beginn Ihrer Krankheit bis zur Gegenwart. Nutzen Sie die Muster der folgenden Abbildung, um Ihr Muster von Depression und Manie im Laufe der Zeit darzustellen.

Episodenmuster für Ihre Lebensskizze

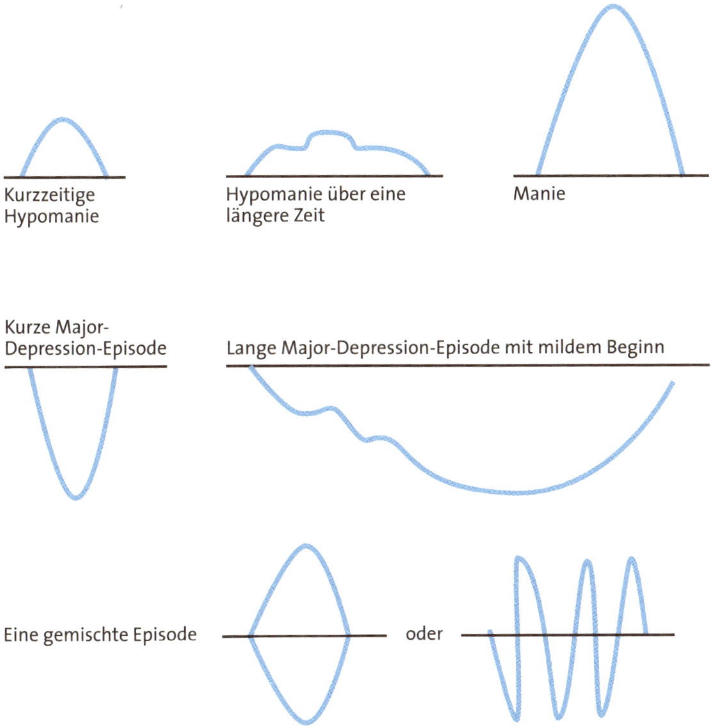

Schritt 1 ▶ Zeichnen Sie depressive und manische Episoden ein.

Gewöhnlich ist es am einfachsten, mit der Gegenwart zu beginnen und sich auf der Zeitachse rückwärts zu bewegen. Sind Sie zum Beispiel aktuell in einer depressiven Episode, die im vorigen Dezember begonnen hat, zeichnen Sie eine depressive Episode wie in der Abbildung der Muster, ohne dass die Linie wieder ganz nach oben zum Normalpegel geht. Markieren Sie den Dezember als den Beginn der Episode und das heutige Datum mit dem Zustand, in dem Sie sich jetzt befinden. Hatten Sie zuvor schon eine Major Depression oder manische Episode, zeichnen Sie diese ein und notieren Sie annähernd die Zeitdaten. Können Sie sich nicht erinnern, überlegen Sie, wie alt Sie damals gewesen sein müssen. Leiden Sie schon sehr lange an bipolarer Störung, können Sie sich vielleicht nicht mehr an alle Krankheitsphasen erinnern. In diesem Fall ist es am einfachsten, eine Lebensskizze nur für die letzten Jahre zu zeichnen.

Schritt 2 ▶ Fügen Sie Phasen des Drogen- oder exzessiven Alkoholkonsums hinzu.

Diese können Sie so wie Sie möchten auf die Zeitachse eintragen. Am einfachsten ist es vielleicht, die Phasen unter den depressiven, manischen, hypomanischen oder gemischten Episoden einzutragen, wie die Abbildung auf S. 83 zeigt.

Schritt 3 ▶ Markieren Sie auf der Achse größere Lebensereignisse.

Größere Lebensereignisse sind beispielsweise Beginn oder Beendigung der Schule, Trauerfall, Berufswechsel, Heirat, Geburt der Kinder, Wohnungswechsel und Unfälle. Denken Sie auch an größere medizinische Probleme wie Diabetes oder Bluthochdruck, ebenso wie Verletzungen, Operationen und jedes physische Problem, das Sie für belastend oder wichtig halten.

Schritt 4 ▶ Notieren Sie die Behandlungszeiten.

Bei jeder Einweisung in ein Krankenhaus empfiehlt es sich, den Zeitpunkt mit einem »K« in der Lebensskizze zu markieren. Wurden Sie in der Notaufnahme behandelt, schreiben Sie »NA« auf die Zeitachse. Fügen Sie auch die Zeiten hinzu, in denen Sie Medikamente einnahmen oder wann Sie diese absetzten. Wenn Sie sich noch daran erinnern, tragen Sie auch die Namen der Medikamente ein.

Falls Sie Hilfe bei der Vervollständigung der Lebensskizze brauchen, können Sie den Entwurf Ihrem Arzt zeigen und ihn bitten, Ihnen bei den Informationen zur Behandlung und den

Daten der Episoden zu helfen. Vielleicht haben Sie ja auch einen Angehörigen oder Freund, der sich an die Daten erinnert und Ihnen beim Ausfüllen der Einzelheiten helfen kann.

Schritt 5 ▶ Notieren Sie auch andere psychische Probleme.

Es kommt recht häufig vor, dass neben einer bipolaren Störung auch andere psychische Störungen auftreten. Die Mehrheit der Menschen mit bipolarer Störung hat mindestens eine weitere Störung. Die häufigsten sind Alkohol- und Substanzmissbrauch, aber verbreitet sind auch Angst- und Essstörungen. Zu den Angststörungen, die Sie eventuell erfahren haben, gehören Panikattacken, Sozialphobie, Zwangsstörungen und einfache Phobien wie Höhenangst. Zu den Essstörungen gehören Magersucht (Anorexie), Ess-Brechsucht (Bulimie) oder Fressattacken. Wenn Sie unsicher sind, ob Sie eine dieser Störungen hatten, fragen Sie Ihren Arzt oder Therapeuten.

Phasen des Alkohol- und Substanzmissbrauchs in einer Lebensskizze

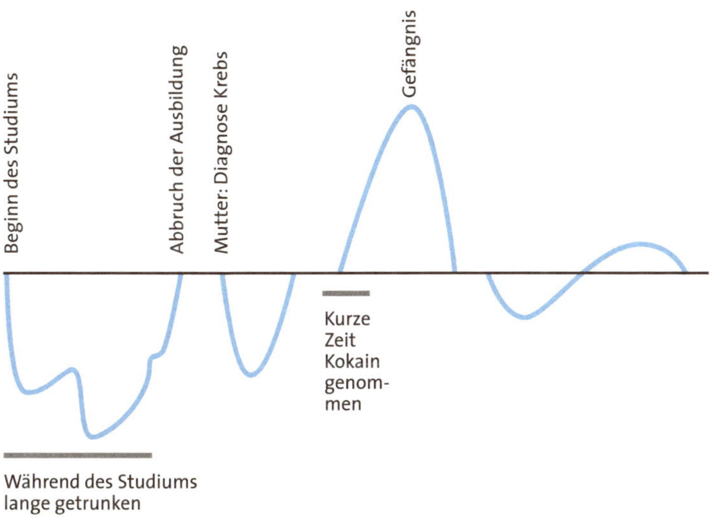

Jetzt, da Sie Ihre Lebensskizze vervollständigt haben, kommen wir zur Analyse des Schaubilds. Dazu dienen folgende Fragen:

FRAGE 1 Gibt es irgendwelche auffälligen Muster depressiver oder manischer Episoden?

Sieht es z.B. so aus, als würden sie immer zur gleichen Jahreszeit auftreten? Dies wird als »saisonales Muster« bezeichnet. Episoden, die etwa zur gleichen Jahreszeit beginnen und zur gleichen Jahreszeit aufhören, sind ein Hinweis, dass Sie empfindlich auf den Wechsel der Jahreszeiten reagieren. Das häufigste saisonale Muster ist, im Herbst und den Wintermonaten depressiv zu werden, wenn die Tage kurz sind und die Nächte lang. Im Frühling dagegen tauchen oft Hypomanie und Manie auf. Wenn Sie ein saisonales Muster erkennen, können Sie voraussagen, wann die nächste Episode eintreten wird. So können Sie Vorbereitungen treffen, um eine Wiederkehr der Symptome zu verhindern, oder sie wenigstens sehr früh zu erkennen. Schauen Sie Ihre Lebensskizze daraufhin an und markieren Sie Ihre Beobachtungen auf Arbeitsblatt 3.3.

FRAGE 2 Besteht ein Zusammenhang zwischen stressgeladenen Ereignissen und dem Beginn einer Depression oder Manie?

Es ist nicht ungewöhnlich, dass die ersten depressiven, manischen, hypomanischen oder gemischten Episoden nach einem stressgeladenen oder lebensverändernden Ereignis auftreten. Dazu gehören externe Ereignisse, wie zum Beispiel der Tod eines Angehörigen, oder interne Ereignisse, wie eine Verletzung oder eine medizinische Störung. Nach einigen solcher Episoden ist es allerdings weniger wahrscheinlich, dass sie mit belastenden Ereignissen verbunden sind. Dies bedeutet nicht, dass mit

Stress verbundene Ereignisse nicht mehr belastend sind. Es heißt nur, dass es viele andere Gründe für die Wiederkehr der Symptome gibt. Eines der Ziele der verbleibenden Kapitel dieses Buches ist, die speziellen Auslöser für die Wiederkehr Ihrer Depression oder Manie herauszufinden. Notieren Sie Ihre spontanen Eindrücke auf Arbeitsblatt 3.4 und 3.5.

FRAGE 3 Besteht ein Zusammenhang zwischen Behandlung und manischen oder depressiven Episoden?

Ihrer Lebensskizze entnehmen Sie vielleicht, dass mit der medikamentösen Behandlung nach dem Einsetzen einer Episode begonnen wurde und dass diese half, Ihre Symptome zu kontrollieren. Die Behandlung begann im Krankenhaus, in der Notaufnahme oder während eines regulären Besuchs bei Ihrem Arzt. Vielleicht waren manche Medikamente wirksamer als andere. Zu wissen, welche Medikamente bei Ihnen wirken, ist ebenso wichtig wie zu wissen, welche nicht wirken und welche unangenehme Nebenwirkungen erzeugen. Ihre pharmakologische Behandlungsgeschichte (siehe Arbeitsblatt 3.8, S. 96) dient dazu, Ihre Reaktionen auf Medikamente im Auge zu behalten.

ARBEITSBLATT 3.3 Saisonale Muster bei Depression und Manie

Welche Muster sehen Sie in ihren depressiven und manischen Episoden?

Saisonale Muster?

Sind sie mit dem Wetter verbunden?

Besteht ein Zusammenhang zwischen Symptomen und Ereignissen?

Monikas ARBEITSBLATT 3.3

Welche Muster sehen Sie in ihren depressiven und manischen Episoden?

Saisonale Muster?
Um Allerheiligen herum scheine ich immer depressiver zu werden und um Ostern manischer. Das habe ich nie als jahreszeitlich bedingt betrachtet, aber mag ja sein, dass es das ist.

Sind sie mit dem Wetter verbunden?
Im November regnet es oft sehr viel. Ich dachte, es wäre der Druck der Feiertage und mein Eingesperrtsein im Haus, was mich depressiv macht.

Besteht ein Zusammenhang zwischen Symptomen und Ereignissen?
Es sind die Feiertage.

ARBEITSBLATT 3.4 Situationen, die Depressionen auslösen:

Situationen, die anscheinend meine Depressionen auslösen

Beziehungsereignisse?

Verluste?

Änderungen in meinem Leben?

Krankheit oder Geburt?

Sonstiges?

Sabines ARBEITSBLATT 3.4

Situationen, die anscheinend meine Depressionen auslösen

Beziehungsereignisse?
Streit mit meinem Mann macht mich depressiv.

Verluste?
Der Tod meiner besten Freundin. Ich hatte danach meine erste ernste Depression.

Änderungen in meinem Leben?
Nur die bereits aufgelisteten.

Krankheit oder Geburt?
Nach der Geburt meiner ersten Tochter hatte ich depressive und manische Episoden. Da ich keine Kinder mehr kriegen werde, ist dies kein Problem.

Sonstiges?
Regentage.

ARBEITSBLATT 3.5 Situationen, die Manie auslösen:

Situationen, die anscheinend eine Manie auslösen

Ferien?

Änderungen des Tagesablaufs?

In eine neue Umgebung ziehen?

Partys?

Sonstiges?

 ARBEITSBLATT 3.5

Situationen, die anscheinend eine Manie auslösen

Ferien?
Nein.

Änderungen des Tagesablaufs?
Eigentlich nicht.

In eine neue Umgebung ziehen?
Nein.

Partys?
Mag sein.

Sonstiges?
Ein paar Tage nicht schlafen.

Eine andere Frage, die Sie sich bezüglich der Medikation und Ihrer Lebensskizze stellen sollten, ist, ob Sie vor dem Beginn der Episoden regelmäßig Medikamente nahmen. Der häufigste Grund für Rückfälle bei bipolarer Störung ist eine schlechte Befolgung der vorgesehenen medikamentösen Behandlung. Dies bedeutet, dass die Medikamente nicht der Verschreibung gemäß eingenommen werden, einzelne Dosen ausgelassen, die Dosen reduziert oder ganz abgesetzt werden. Wenn Sie auch sehr gute Gründe dafür haben mögen, Ihre Medikation auf eigene Faust zu ändern, wird dadurch die Gefahr eines Rückfalls größer. Kapitel 6 und 7 werden Ihnen helfen, Ihre Medikation bestmöglich zu nutzen und herauszufinden, wie Sie mit den unangenehmen Begleiterscheinungen der Medikation fertig werden können. Machen Sie sich auf Arbeitsblatt 3.6 Notizen zum möglichen Zusammenhang zwischen dem Einnehmen, Reduzieren oder Absetzen der Medikamente und der Wiederkehr der Symptome.

ARBEITSBLATT 3.6 Mögliche Zusammenhänge zwischen Behandlung und Symptomen

Versuchen Sie in Ihrer Lebensskizze mögliche Zusammenhänge zwischen Behandlung und Symptomen zu finden.

Sind Sie funktionsfähiger, wenn Sie Ihre Medikamente einnehmen?

Geht es Ihnen besser, wenn Sie eine Therapie machen?

Sind Sie nicht in Behandlung, wenn die Symptome beginnen?

Erzeugen Antidepressiva Manie?

Beginnen die Symptome, wenn die Behandlung abgebrochen wird?

Stefan, Paul, Monika und Sabine haben alle in ihrem Leben phasenweise die verschriebenen Medikamente nicht eingenommen.

STEFAN glaubte nicht, dass er an der bipolaren Störung litt, als er die Diagnose erfuhr. Während er im Krankenhaus war, nahm er die ihm verschriebenen Medikamente, aber sobald er wieder allein in seinem Apartment war, hörte er damit auf. Seine Eltern fragten ihn nach seinen Medikamenten, weil sie merkten, dass er sich noch immer nicht verhielt wie früher. Stefan log ihnen vor, dass er sie einnahm, und seine Eltern glaubten ihm. In wenigen Wochen wurde Stefan wieder manisch und musste erneut ins Krankenhaus eingeliefert werden. Stefan wurde in sieben Monaten viermal eingeliefert und jeder Aufenthalt wurde länger. Seine Lebensskizze zeigt, dass er wenige Wochen nach Absetzen der Medikamente manisch wurde. Er ist noch jung und hat seit seinem letzten Krankenhausaufenthalt seine Medikamente nicht abgesetzt. Aber vor ihm können noch große Herausforderungen liegen, etwa wenn er erneut die Medikamente absetzt, um zu sehen, was passiert.

PAUL begann bereits Medikamente gegen seine bipolare Störung zu nehmen, als er noch ein Kind war. Die Akzeptanz der Diagnose stand nie infrage. Seine Eltern sagten ihm, an welcher Krankheit er leide, und gaben ihm seine Medizin. Er nahm die Medikamente konsequent ein, bis er in die Pubertät kam. Vom achten bis zum elften Schuljahr diskutierte Paul mit seinen Eltern laufend über seine Medikamente. Paul akzeptierte jetzt viele ihre Vorgaben nicht mehr, darunter die Einnahme der Medikamente. Er rebellierte und verweigerte monatelang die Einnahme. Was ihn zur Behandlung zurückkehren ließ, war eine Phase schwerer Depression. Er brauchte Medikamente, um aus dieser Phase wieder herauszukommen. Im elften Schuljahr betrank er sich und versuchte sich umzubringen. Er fuhr mit dem Auto gegen einen Baum und erlitt starke Verletzungen. Operation, Physiotherapie und Medikamente brachten ihn wieder zurück in einen »normalen« Zustand. Paul wollte nie wieder solch eine Depression erleben. Er hatte gelernt, dass das Absetzen der Medikamente hieß, dass die Depressionen wiederkehren kann. Seine Lebensskizze zeigt, dass er vor seinen schlimmsten depressiven Phasen die Medikamente abgesetzt hat.

MONIKA fällt es am schwersten, sich an ihre Medikation zu halten. Obgleich sie es nicht immer zugab, »spielte« sie mit ihren Medikamenten »herum«. Sie experimentierte auf eigene Faust, erhöhte Dosen oder reduzierte sie, nahm hin und wieder Naturheilmittel ein und setzte manche Medikamente ganz ab. Ihr fiel es auch am schwersten, ihre depressiven und manischen Symptome zu kontrollieren. Besonders seit sie Krankenschwester wurde und sich mit Medikamenten auskannte, dachte sie oft, sie wisse mehr als ihr Arzt über die Kontrolle ihrer Krankheit und könne die Medikation so ändern, wie sie es für richtig hielt. Manchmal nahm sie Änderungen vor, die zu helfen schienen, und manchmal machte sie es nur noch schlimmer.

Monika hasst den Gedanken, Medikamente zu nehmen, weil es sie daran erinnert, dass sie eine bipolare Störung hat und »nicht normal« ist. Da sie weiß, dass sie sich ein Leben lang auf diese Krankheit einstellen muss, macht sie Phasen großer Wut durch, besonders wenn die bipolare Störung anscheinend für Brüche in ihrem Leben sorgt oder sie davon abhält, ihre Ziele zu erreichen. In solchen Zeiten verändert sie die Medikation, um sie verträglicher zu machen. Werden die Symptome dann schwerer, als sie allein bewältigen kann, ruft sie ihren Arzt zu Hilfe. Im Laufe der Jahre redeten die Ärzte ihr oft ins Gewissen, weil sie die Medikamente nicht konsequent einnahm, bis zur letzten Minute wartete, ehe sie Hilfe holte, und sich nicht damit abfand, an bipolarer Störung zu leiden. Monika reagierte gewöhnlich, indem sie den Arzt wechselte und das Verhaltensmuster wiederholte.

Es fiel Monika nicht leicht, eine Lebensskizze zu erstellen, weil es bei ihr zwischen den großen depressiven und manischen Episoden zahlreiche kleinere Höhen und Tiefen gab. Als sie versuchte, im Nachhinein den Zusammenhang zwischen Medikation und Symptomen herzustellen, konnte sie sich nicht daran erinnern, was sie tatsächlich eingenommen hatte oder was ihr verschrieben worden war. Da sie inzwischen eine neue Seite aufgeschlagen hat und ihre Krankheit anzunehmen versucht, beschloss Monika, eine Lebensskizze zu erstellen, die in der Gegenwart beginnt und künftige Fortschritte zeigen soll. Sie fand einen Arzt, der ihr gefiel, und gelobte sich, mindestens zwei Jahre bei der Stange zu bleiben und wenn sie anderer Meinung sein würde als er, mit ihm darüber reden.

FRAGE 4 Fallen Phasen von Substanz- oder Alkoholmissbrauch mit depressiven oder manischen Episoden zusammen?

Kompliziert ist die Frage, was zuerst da war, die affektiven Symptome der bipolaren Störung oder der Alkohol- bzw. Drogenkonsum? In Kapitel 2 (siehe S. 57 u. 70) werden Suchtstoffe genannt, die Symptome der Depression oder Manie erzeugen können. Aus der Forschung zu diesem Thema wissen wir, dass bei vielen die Symptome von Depression oder Manie zuerst da waren: Wenn man nicht weiß, dass man an einer bipolaren Störung leidet, hält man nach anderen Mitteln als einer Behandlung Ausschau, um sich besser zu fühlen. Dazu gehören unter anderem Alkohol oder Drogen. Notieren Sie Ihre Erfahrungen auf Arbeitsblatt 3.7.

Manche Betroffene sagen, sie hätten mit dem Trinken angefangen, weil sie nicht schlafen konnten; erst wenn sie genug getrunken hätten, wären sie ins Bett gefallen. Andere fanden heraus, dass Marihuana es leichter machte, die eigene Unruhe und Reizbarkeit zu ertragen und ihre rasenden Gedanken zu verlangsamen. Stefan schwört, dass er besser lernen könne, wenn er Hasch raucht. Wenn er regelmäßig high ist, vergisst er aber leider auch, seine Medikamente zu nehmen, und seine manischen Symptome kehren zurück. Dann geht er zu seinem Arzt, nimmt wieder regelmäßig seine Medikamente und seine Stimmung stabilisiert sich, bis er wieder anfängt, Hasch zu rauchen.

ARBEITSBLATT 3.7 Mögliche Zusammenhänge zwischen Alkohol- oder Drogenkonsum und Symptomen

Versuchen Sie, sich daran zu erinnern, wann Sie begannen zu trinken oder Drogen zu konsumieren und wie lange solche Phasen dauerten.

Ist es möglich, dass Sie damals an Depressionen litten?

Erinnern Sie sich, ob Sie sich weniger depressiv oder reizbar fühlten, wenn Sie tranken oder high waren?

Könnten Sie versucht haben, sich selbst zu behandeln?

Wie sind die Phasen des Alkohol- und Drogenkonsums insgesamt mit depressiven oder manischen Episoden zusammengefallen? Gibt es ein erkennbares Muster?

Ihre pharmakologische Behandlung

Sie haben vermutlich bemerkt, dass, wenn Sie zu einem neuen Arzt oder Therapeuten gehen oder den alten schon seit längerem nicht mehr aufgesucht haben, diese wissen wollen, welche Medikamente Sie gerade nehmen, warum die Medikation verändert wurde und wie Sie sich fühlen. Der typische Patient mit einer bipolaren Störung nimmt verschiedene Medikamente ein und hat gewöhnlich schon einige ausprobiert. Die Dosierungen werden verändert; Medikamente werden abgesetzt und dann wieder eingenommen. In der Erinnerung ist das nicht immer ganz einfach nachzuvollziehen. Arbeitsblatt 3.8 kann helfen, einen Überblick über Ihre Medikationen und deren Wirkungen zu behalten. Sie können eintragen, was Sie genommen haben, die Wirkungen des Mittels, Nebenwirkungen, warum die Medikation verändert wurde, und den Arzt, der es verschrieben hat. Sie können jetzt damit beginnen, dieses Logbuch Ihrer laufend eingenommenen Medikamente anzulegen und es ergänzen, wenn sich Änderungen ergeben, oder Sie können in die Vergangenheit zurückgehen und die früheren Erfahrungen mit Medikamenten eintragen. Es ist sinnvoll, auch nichtpsychiatrische Medikamente auf dem Arbeitsblatt einzutragen, denn die meisten Ärzte wollen über alle Medikamente Bescheid wissen, die Sie nehmen. Kopieren Sie sich bei Bedarf die Seiten und nehmen Sie die Liste mit, wenn Sie zu Ihrem Arzt oder Therapeuten gehen. Das zeigt ihnen, welche Erfahrungen Sie gemacht haben und wie sie Ihnen helfen können; auf diese Liste zurückgreifen zu können ist weniger umständlich als sich auf Ihr Gedächtnis zu verlassen. In der ersten Rubrik des Arbeitsblatts steht ein Beispiel.

ARBEITSBLATT 3.8 Ihre pharmakologische Behandlung

Datum	Name des Medikaments	Dosis und Zeitpunkt	Neben-wirkungen?	Hat es geholfen	Grund des Wechsels	Verschreibender Arzt
1.1.2005	*Lithium*	*300 mg, je 3 Tabletten morgens und abends*	*Durchfall, Gewichtszunahme*	*Ja*	*Depression ist schlimmer geworden, starke Gewichtszunahme*	*Dr. Schmitt*

Jetzt, nachdem Sie Ihre Lebensskizze komplettiert haben und beginnen, einige Muster zu erkennen, sind Sie auf dem besten Wege, ein persönliches Warnsystem zu etablieren. Denken Sie daran, dass eines der wichtigsten Ziele der Behandlung einer bipolaren Störung darin besteht, Symptome zu erkennen, wenn diese gerade wiederkehren, um Maßnahmen zu ergreifen, die eine Verschlechterung Ihres Befinden vermeiden können. Je mehr Sie über Ihre Symptomgeschichte wissen, umso besser sind Sie vorbereitet, wenn sich die Symptome das nächste Mal ankündigen.

Im folgenden Kapitel verfeinern Sie Ihr Frühwarnsystem, indem Sie lernen, tägliche Änderungen in Ihrer Stimmung, Ihrem Denken, des physischen Befindens und im Verhalten festzustellen. Selbst wenn Sie sehr viel Erfahrung im Umgang mit bipolarer Störung haben und Ihre Symptomatik gut kennen, ist es ratsam, die Übungen im nächsten Kapitel durchzuarbeiten.

4 Ein Frühwarnsystem entwickeln

In diesem Kapitel lernen Sie

- *ein persönliches Frühwarnsystem zu entwickeln;*
- *ein Arbeitsblatt zur Zusammenfassung der Symptome zu erstellen;*
- *Ihre Symptomatik mithilfe von Stimmungsgrafiken zu überwachen;*
- *Frühwarnzeichen zu erkennen.*

Wie Sie vielleicht wissen, können die Symptome einer bipolaren Störung Ihr Leben lang kommen und gehen. Es gibt jedoch einiges, das man tun kann, um die Symptome in den Griff zu bekommen und sogar ihr Auftreten ganz zu verhindern. Dazu müssen Sie erkennen, wann die Symptome sich zurückmelden. Ein Frühwarnsystem kann Sie dafür sensibilisieren, wann Sie, zusammen mit den Medikamenten, die Methoden der kognitiven Verhaltenstherapie nutzen sollten, um die Symptome aufzuhalten, bevor sie sich verschlimmern.

Ob Sie Ihre Diagnose erst vor kurzem erfahren haben oder schon einige Zeit an der Krankheit leiden, Sie können von dem Frühwarnsystem profitieren, auch wenn Ihre depressiven und manischen Episoden selten und in großen Abständen auftauchen.

Die Symptomatik von Depression und Manie ist deutlich und leicht zu erkennen, wenn die Symptome schwer sind. Aber gewöhnlich gibt es nur subtile Anzeichen einer Stimmungsänderung, lange bevor andere etwas davon bemerken. Das Ziel ist zu lernen, subtile Änderungen so früh wie möglich zu erkennen.

So können Sie zum Beispiel lange vor einer manischen Episode schwache Anzeichen feststellen. Sie werden womöglich gereizt und angespannt sein, täglich weniger Geduld im Umgang mit anderen Menschen haben, und Lärm geht Ihnen mehr und mehr auf die Nerven. Außerdem können sich Ihre leichten Schlafstörungen allmählich in Schlaflosigkeit verwandeln.

Symptome der Manie

Es folgt eine Liste häufiger Symptome der Manie in ihrer leichten, gemäßigten und schweren Form. Markieren Sie die Erfahrungen, die Sie gemacht haben.

Häufige Symptome der Manie

Milde manische Symptome	Gemäßigte manische Symptome	Schwere manische Symptome
Alles erscheint einem wie eine Last; Ungeduld oder Angst	Man ist schneller wütend	Hohe Reizbarkeit und Nervosität
Froher gestimmt als sonst; positive Einstellung	Man bricht öfter in Lachen aus und macht Witze	Euphorische Stimmung; man fühlt sich, als gehörte einem die Welt
Gesprächiger; größerer Sinn für Humor	In der Stimmung, sich mit anderen zu treffen und zu reden	Schnelles oder gepresstes Reden; man fühlt sich unter Druck
Gedankenreicher; mental wach, schnelle Auffassung; ziellos	Unsystematisches Denken, Konzentrationsschwäche	Rasende Gedanken

Milde manische Symptome	Gemäßigte manische Symptome	Schwere manische Symptome
Selbstbewusster als sonst; weniger pessimistisch	Man kommt sich schlau vor; keine Angst vor Experimenten; übertrieben optimistisch	Großartigkeitsgefühle, Größenwahn
Kreative Ideen; neue Interessen; positive Einschätzung von Veränderungen	Man plant Veränderungen; unsystematisches Handeln; man trinkt und raucht mehr	Planlose Aktivität; man fängt mehr an, als man beenden kann
Unruhig; nervöses Verhalten wie Nägelkauen	Rastlos, man zieht Bewegung sitzenden Tätigkeiten vor	Psychomotorische Unruhe; man kann nicht still sitzen
Bei der Arbeit weniger effektiv; Probleme, mit den Gedanken bei den Aufgaben zu bleiben	Aufgaben werden nicht erledigt, man kommt spät zur Arbeit, man nervt andere	Man kann die gewohnte Arbeit sowie häusliche Aktivitäten nicht zu Ende bringen
Unbehagen im Zusammensein mit anderen Menschen	Misstrauen	Paranoia
Größeres sexuelles Interesse	Sexuelle Träume, man sucht oder bemerkt sexuelle Reize stärker	Gesteigerter Sexualtrieb, man sucht sexuelle Abenteuer, Promiskuität
Man nimmt merkwürdige Geräusche wahr; man vergisst, was man sagen wollte und nervt damit andere	Alles scheint lauter, die Farben sind bunter, die Gedanken schweifen ab; man braucht eine ruhige Umgebung, um sich zu konzentrieren	Ablenkbarkeit – man hat große Mühe, sich zu konzentrieren, oder schafft es gar nicht mehr

Symptome der Depression

Vermutlich wird es Ihnen leichter fallen, das Einsetzen einer Depression zu erkennen als den Beginn einer Manie. Lange bevor es Ihnen äußerlich anzumerken ist, spüren Sie, wie Ihre Stimmung abstürzt, Ihre Einstellung negativer wird und Ihr Bedarf oder Interesse an Aktivitäten nachlässt.

Bevor die Depression so ernst wird, dass Sie etwa das Bett nicht mehr verlassen wollen, können Ihre Symptome noch schwach sein – sie sind aber ein Hinweis darauf, dass Ihnen eine weitere Episode bevorsteht. Eventuell schlagen Sie Gelegenheiten aus, unter die Leute zu gehen, und betrachten gewohnte Aktivitäten als unangenehm oder zu mühselig. Unter Umständen interessieren Sie sich mehr für Aktivitäten, die einzelgängerisch sind, wie Fernsehen oder Lesen. Sie vernachlässigen die Hausarbeit, wenden weniger Zeit auf, Ihre äußere Erscheinung zu pflegen, und werden allgemein langsamer.

Es folgt eine Liste häufiger Symptome der Depression in ihrer milden, gemäßigten und schweren Ausprägung. Markieren Sie, welche Sie in der Vergangenheit erfahren haben.

Häufige Symptome der Depression

Milde depressive Symptome	Gemäßigte depressive Symptome	Schwere depressive Symptome
Melancholische, niedergeschlagene oder gleichgültige Stimmung	Man fängt leichter als sonst an zu weinen	Tiefe Traurigkeit
Keine Lust, andere Menschen zu treffen	Weniger Umgang mit anderen	Kein Interesse an gewohnten Aktivitäten
Gewohnte Aktivitäten machen nicht so viel Spaß wie erwartet	Man hat nur Spaß, bis die Aktivität vorüber ist	Weniger Freude oder gar keine
Wenn etwas falsch läuft, wachsende Bereitschaft, sich die Schuld zu geben, man sieht vor allem die eigenen Fehler	Selbstkritik	Exzessive, unangemessene Schuldgefühle
Weniger hungrig als gewöhnlich; man kann Mahlzeiten auslassen, ohne Hunger zu haben	Essen macht weniger Freude	Appetitmangel bis Appetitverlust
Kleider sitzen etwas lockerer; aber kein großer Gewichtsverlust (1–3 Pfund)	Merklicher Gewichtsverlust	Deutlicher Gewichtsverlust
Schlaf scheint weniger erholsam; Grübeln zur Schlafenszeit; Einschlafen dauert etwas länger	Es dauert viel länger einzu-einschlafen; während der Nacht kurzes Aufwachen	Schlafstörungen: man kann nicht leicht einschlafen, wacht während der Nacht auf und liegt wach
Tätigkeiten wie Lesen werden uninteressant; aufwendige Arbeiten frustrieren	Man muss Texte noch einmal lesen und kann sich nicht gut konzentrieren	Beeinträchtigung der Konzentrationsfähigkeit
Gefühl, als bewege man sich langsam; keine rasche Auffassungsgabe	Langsame Bewegungen fallen anderen auf; lange Pausen, bevor man Fragen beantwortet	Psychomotorische Verzögerungen oder Hemmungen

Milde depressive Symptome	Gemäßigte depressive Symptome	Schwere depressive Symptome
Wunsch, der Schmerz ließe nach; Gedanken an Weglaufen; pessimistisch	Gedanken, das Leben lohne sich nicht, sei hoffnungslos; eine Besserung ist nicht vorstellbar	Suizidale Gedanken oder Suizidversuche; Gleichgültigkeit gegenüber dem eigenen Tod
Selbstzweifel; etwas Selbstkritik	Niedriges Selbstwertgefühl; Unzufriedenheit mit äußerer Erscheinung; man kommt sich wie ein Versager vor	Gefühle der eigenen Wertlosigkeit

Ihre affektiven Symptome

Die Menschen, die schon mehrere depressive und manische Episoden erlebt haben, finden es meist schwierig, Symptome einer Depression von denen einer Manie zu unterscheiden. Dies rührt daher, dass gewisse Symptome bei beiden Zuständen üblich sind, etwa Schlafprobleme oder Reizbarkeit. Außerdem fühlen sich Betroffene, wenn die Symptome wiederkehren, allgemein einfach schlecht und fürchten sich vor dem Bevorstehenden. Es ist jedoch wichtig, die Unterschiede zwischen einer beginnenden Manie und einer beginnenden Depression zu kennen, da die jeweilige Behandlung sich unterscheidet.

ARBEITSBLATT 4.1 Affektive Symptome

Kategorie	Bei Manie	Bei Depression	Wenn man sich wohlfühlt
Stimmung			
Einstellung gegenüber sich selbst			
Selbstvertrauen			
Gewohnte Aktivitäten			
Soziale Aktivitäten			
Schlafgewohnheiten			
Appetit/Essverhalten			
Konzentration			
Denkgeschwindigkeit			
Kreativität			
Interesse an Vergnügungen			
Rastlosigkeit			
Sinn für Humor			

Kategorie	Bei Manie	Bei Depression	Wenn man sich wohlfühlt
Energieniveau			
Lärmauswirkungen			
Zukunftsbild			
Redemuster			
Entscheidungsfähigkeit			
Sorge um andere			
Gedanken an den Tod			
Funktionsfähigkeit			
Andere Bereiche			

Das Ziel von Arbeitsblatt 4.1 ist es, Ihnen zu helfen, die Symptome einer Depression von denen einer Manie zu unterscheiden. Das Arbeitsblatt besteht aus drei Spalten. Beschreiben Sie in der ersten Spalte, wie Sie in der Depression sind, die zweite Spalte ist für die Symptome der Manie vorgesehen, und in der dritten Spalte beschreiben Sie, wie Sie sind, wenn Sie keine Symptome haben. Denken Sie über jede Symptomkategorie nach und beschreiben Sie, welche Unterschiede zu erkennen sind, wenn Sie depressiv oder manisch sind und wenn Sie sich wohlfühlen. Wie ist zum Beispiel Ihre Stimmung, wenn Sie depressiv sind? Sind Sie traurig oder melancholisch? Welcher Unterschied ergibt sich, wenn Sie manisch sind? Sind Sie glücklich oder reizbar? Wie ist Ihre gewohnte Stimmung, wenn Sie nur wenige Symptome haben? Sind Sie gewöhnlich in ziemlich guter Stimmung? Sind Sie eher griesgrämig? Fühlen Sie sich meistens gelangweilt?

Selbst bei Symptomen wie Schlafstörungen, die bei Depression und Manie auftreten, können Sie vermutlich den Unterschied der beiden Typen benennen. Bei einer Depression haben Sie Mühe einzuschlafen, auch wenn Sie erschöpft sind. Wenn Sie morgens aufwachen, sind Sie immer noch müde. In der Manie-Phase haben Sie zu viel Energie, um sich so weit zu entspannen, dass Sie einschlafen können, und wenn Sie morgens aufwachen, fühlen Sie sich ausgeruht und sind zu allem bereit.

Versuchen Sie, das Arbeitsblatt 4.1 mit eigenen Beispielen auszufüllen. Sie können sich dabei auf die Einträge beziehen, die Sie in den Tabellen zu den Symptomen von Manie und Depression markiert haben (siehe S. 99 ff.). Versuchen Sie, nicht nur »gut« oder »schlecht« zu jeder Kategorie einzutragen. Versuchen Sie stattdessen, das Symptom genau zu beschreiben. Unter »Stimmung« zum Beispiel beschreiben Sie die Stimmungslage, die Sie haben, wenn Sie sich depressiv fühlen (das heißt: melancholisch, traurig, hoffnungslos, wütend, gelangweilt oder elend). In der Kategorie »Schlaf« schreiben Sie auf, wie viel Stunden Schlaf Sie bekommen oder welche Schlafprobleme Sie haben (das heißt z.B.: kann nicht einschlafen, wache mehrmals auf, wache zu früh auf und kann nicht wieder einschlafen).

Wenn Sie mit Ihrem Arbeitsblatt fertig sind, fragen Sie Angehörige oder Freunde nach ihren Beobachtungen, wie Sie sich ihrer Meinung nach verändern, wenn Sie depressiv oder manisch werden. Fügen Sie diese Symptome dem Arbeitsblatt 4.1 hinzu.

Vielleicht schaffen Sie es nicht, heute jedes Kästchen im Arbeitsblatt auszufüllen, aber wenn Sie mehr über sich lernen, können Sie später die weiteren Symptome hinzufügen, die Sie ebenfalls bemerkt haben.

Paul kennt sich sehr gut mit seinen Symptomen aus. Er hat viel zum Thema gelesen und hat den Vorteil, eine Therapie zu machen und einen guten Psychiater zu haben, der sich nach der ersten Diagnose viel Zeit für Paul und seine Eltern genommen hat. Paul nimmt an den Treffen einer Selbsthilfegruppe für Teenager und junge Erwachsene teil und hält sich für einen Experten zu dem Thema. Sein ausgefülltes Arbeitsblatt wird hier als Beispiel präsentiert.

Pauls ARBEITSBLATT 4.1

Kategorie	Bei Manie	Bei Depression	Wenn man sich wohlfühlt
Stimmung	*Reizbar*	*Traurig*	*Zufrieden*
Selbstbild	*Ich bin der Einzige mit Köpfchen*	*Ich hasse mich*	*Ich bin okay*
Selbstvertrauen	*Sehr selbstbewusst*	*Kein Selbstvertrauen*	*Ich glaube, ich kann viel schaffen*
Gewohnte Aktivitäten	*Fange viel an, bringe aber nichts zu Ende*	*Liege im Bett, sehe fern*	*Ich arbeite, putze, trainiere*
Soziale Aktivitäten	*Ich kann andere nicht ertragen*	*Ich will nicht, dass jemand mich so sieht*	*Ich besuche Freunde und Angehörige*
Schlafgewohnheiten	*4 Std. pro Nacht*	*Ich schlafe immerzu*	*7–8 Std. Schlaf*
Appetit/Essverhalten	*Ich vergesse zu essen*	*Bin nicht hungrig*	*Ich esse gerne*
Konzentration	*Kann Gedanken nicht festhalten*	*Starre auf einen Text, kann aber nichts lesen*	*Ziemlich gut; ich kann Zeitung lesen*
Denkgeschwindigkeit	*Schnell und unsystematisch*	*Ich denke langsam und wirr*	*Ich bin normalerweise ein Schnelldenker*

Kreativität	*Sehr kreativ, bis ich meinen Gipfel erreiche*	*Keine kreativen Gedanken*	*Kann zu Hause kreativ sein*
Interesse an Vergnügungen	*Sehr interessiert*	*Kein Interesse, nichts macht mir Vergnügen*	*Ziemlich interessiert*
Rastlosigkeit	*Kann nur sehr schwer still sitzen*	*Will die Couch nicht verlassen*	*Bin gerne beschäftigt und in Bewegung*
Humor	*Sarkastischer als sonst*	*Nichts ist lustig*	*Erzähle gern Witze*
Energieniveau	*Hoch, nervöse Energie*	*Keine Energie*	*Reicht aus, um zu erledigen, was ich erledigen muss*
Lärmauswirkungen	*Lärm nervt mich*	*Ich höre nicht, was ringsum vor sich geht*	*Stört mich nicht*
Zukunftsbild	*Alles ist möglich*	*Es gibt keine Zukunft*	*Bin nicht sicher, was der morgige Tag bringt*
Redemuster	*Rede schnell, pausenlos*	*Es fällt mir schwer, Worte zu formen*	*Bin gesprächig, unterbreche andere aber nicht*
Entscheidungsfähigkeit	*Impulsiv*	*Ich kann keine Entscheidungen treffen*	*Ich kann gut Entscheidungen treffen*
Sorge um andere	*Keine*	*Besorgt, was andere über mich denken*	*Rücksicht auf andere*
Gedanken an den Tod	*Ich denke mehr an Gott als sonst*	*Anderen ginge es besser ohne mich*	*Ich denke nicht darüber nach*
Funktionsfähigkeit	*Eine Zeit lang die beste*	*Mit viel Mühe kann ich funktionieren*	*Normal*
Andere Bereiche *Sex*	*Ich kann nicht aufhören, an Sex zu denken*	*Kein Interesse*	*Selten interessiert*

Wie man das Arbeitsblatt nutzen kann

Vorschlag 1 ▶ Die von Ihnen aufgelisteten Symptome sind mögliche Warnzeichen für die Wiederkehr von Depression und Manie. Nach diesen Symptomen sollten Sie regelmäßig Ausschau halten. Bemerken Sie eines der Warnzeichen an sich, rufen Sie Ihren

Arzt bzw. Therapeuten zu Hilfe und ergreifen Sie die Vorsichtsmaßnahmen, die Sie erlernt haben, um Ihre Symptome unter Kontrolle zu halten.

Vorschlag 2 ▶ Geben Sie Ihrem Arzt bzw. Therapeuten eine Kopie des Arbeitsblattes. Dies wird den Profis helfen, Sie besser zu verstehen und Änderungen an Ihnen zu beobachten, die Sie unter Umständen nicht wahrnehmen.

Vorschlag 3 ▶ Geben Sie Angehörigen, die mit Ihnen zusammenleben und Ihnen helfen dabei können, Ihre Symptome zu beobachten, eine Kopie.

Vorschlag 4 ▶ Falls Sie glauben, dass die Symptome wiederkehren, sich aber nicht sicher sind, lesen Sie die Liste durch, um festzustellen, wie viele Symptome Sie haben. Haben Sie nur wenige Symptome, die nur schwach ausgeprägt sind, tun Sie, was Sie können, um eine Verschlechterung zu vermeiden.

Vorschlag 5 ▶ Hier ein paar Fragen, die Sie sich selbst stellen können. Wenn darauf irgendwo die Antwort »ja« lautet, werden Sie aktiv, um das Problem zu lösen und eine Verschlimmerung des Symptoms zu vermeiden.

- Habe ich meine Medikamente regelmäßig und in der richtigen Dosis genommen? Wenn nicht, wie kann ich wieder zu einer geregelten Einnahme kommen?
- Habe ich nachts genug Schlaf bekommen? Welche Anpassungen muss ich vornehmen, um einen besseren Schlafrhythmus zu finden?
- Mache ich irgendetwas, was alles verschlimmern könnte? Wenn ja, was muss ich ändern?
- Werden meine Symptome mit jedem Tag schlimmer? Was kann ich dagegen tun?
- Brauche ich Hilfe? Wen sollte ich anrufen?

- Was könnte ich schon heute tun, damit es mir besser geht? Könnte ich meine negativen Gedanken ändern, langsamer werden, mich etwas erholen oder etwas Positives zur Lösung eines Problems unternehmen?
- Sollte ich anfangen, meine Stimmung täglich zu prüfen?

Wenn Sie unsicher sind, wie Sie Ihre Symptomkontrolle verbessern können, beachten Sie die Vorschläge in den weiteren Kapiteln. Sie können auch die Liste in Kapitel 1 »Wo fange ich an?« (siehe S. 16 f.) nachschlagen. Diese Übersicht kann Ihnen den Weg zu Kapiteln weisen, die hilfreich sein können.

Wer bin ich eigentlich?

Wenn Sie seit vielen Jahren mit Stimmungsschwankungen zu kämpfen haben, fällt es Ihnen unter Umständen schwer, zu sagen, was eigentlich zu Ihnen und was zu der Krankheit gehört. Denken Sie darüber nach, wie Sie sind, wenn Sie sich wohlfühlen – das heißt, wenn Sie nicht manisch oder depressiv sind. Es gibt Fertigkeiten, Talente, Interessen, Einstellungen und Gewohnheiten, die Sie besitzen und die nichts mit bipolarer Störung zu tun haben. Die Fragen des folgenden Arbeitsblatts 4.2 helfen Ihnen, Ihr wahres Ich zu identifizieren.

Manchmal ist Ihnen unter Umständen nicht klar, dass Sie Symptome einer Depression oder Manie haben, bemerken jedoch, dass Sie Ihren Lebensstil geändert haben oder mit dem Leben nicht mehr so gut klarkommen wie früher. Überlegen Sie zu jeder Frage auf Arbeitsblatt 4.2, wie Sie sich verändert haben, wenn Sie manisch oder depressiv wurden. Machen Sie sich Notizen auf dem Arbeitsblatt 4.3.

ARBEITSBLATT 4.2 Ihr wahres Ich

Wie sieht Ihr gewohntes Schlafmuster aus?

Womit verbringen Sie gewöhnlich Ihre Zeit?

Wie gut gehen Sie gewöhnlich mit Stress um?

Werden Ihre Gefühle leicht verletzt?

Wie gut kommen Sie mit anderen Menschen aus?

Gehen Ihnen andere gewöhnlich auf die Nerven?

MONIKA kämpft noch, um ihre Symptome besser in den Griff zu bekommen. Sie stellt so oft Symptome an sich fest, dass sie sich nicht sicher ist, wie ihr normalerweise zumute wäre. Sie hat sich alle Mühe gegeben, Arbeitsblatt 4.3 auszufüllen, glaubt aber nicht, dass es einen deutlichen Unterschied zwischen ihrer Leistungsfähigkeit in depressiven oder manischen Zeiten gibt, weil sie dazu tendiert, eine Mischung aus beiden Zuständen zu haben. Sie weiß allerdings, dass sie nicht so leistungsfähig ist wie ihr früheres Selbst, wenn sie Stimmungsschwankungen hat.

Arbeitsblatt 4.3 kann man genau so nutzen wie das Arbeitsblatt 4.1 zu den affektiven Symptomen. Nehmen Sie es regelmäßig zur Hand, um zu prüfen, ob Sie sich wie Ihr früheres Ich verhalten oder so wie zu den Zeiten, wenn Sie krank werden. Ändern Sie etwas, indem Sie wie Ihr altes Ich handeln. Kontrollieren Sie Ihre Symptome, indem Sie die Übungen nutzen, die Sie in diesem Arbeitsbuch erlernen können, und befolgen Sie die Ratschläge Ihres Arztes, um mit Medikamenten Symptomdurchbrüche unter Kontrolle zu bekommen.

ARBEITSBLATT 4.3 Veränderungen, die Sie erleben, wenn die Symptome wiederkehren

	Wenn Sie manisch werden	Wenn Sie depressiv werden
Wie sieht Ihr gewohntes Schlafmuster aus?		
Womit verbringen Sie gewöhnlich Ihre Zeit?		
Wie gut gehen Sie gewöhnlich mit Stress um?		
Werden Ihre Gefühle leicht verletzt?		
Wie gut kommen Sie mit anderen Menschen aus?		
Gehen Ihnen andere gewöhnlich auf die Nerven?		

Mehrere Gründe sprechen dafür, regelmäßig Ihre Stimmung oder andere Symptome zu überprüfen. Wenn Sie diese Übung das erste Mal machen, besteht der Zweck darin, sich besser auf Ihre täglichen Stimmungsschwankungen einzustellen und herauszufinden, ob es irgendwelche speziellen Faktoren gibt, die Ihre Stimmung beeinflussen. Werden Sie zum Beispiel an Regentagen depressiv oder wenn Sie nichts zu tun haben? Werden Sie aufgeregt oder manisch, wenn zu viel Lärm oder Unordnung herrscht oder wenn Sie nicht genug Schlaf bekommen?

Manie, Hypomanie oder Depression können Sie erkennen, wenn Sie Ihre Stimmung regelmäßig prüfen und nach Anzeichen Ausschau halten, die den Beginn einer Episode ankündigen. Manche Menschen nehmen als Erstes Änderungen Ihrer Schlafgewohnheiten wahr. Manchen fällt es schwer, sich zu konzentrieren. Andere ärgern sich schneller über andere Menschen.

Wenn Paul depressiv wird, verbringt er mehr Zeit im Bett. Monika fängt an, sich viel mehr Sorgen zu machen. Sabine wird sentimental und weint sogar, wenn sie TV-Werbung schaut. Wird Stefan manisch, weiß er nicht genau, was passiert, weil er erst seit kurzer Zeit an bipolarer Störung leidet. Aber seine Freunde haben ihm erzählt, dass er dann die ganze Nacht durchfeiern wollte, und seine Mutter sagt, dass er Streit mit ihr anfange. Monika weiß, dass sie manisch wird, wenn ihr Haus fleckenlos sauber ist.

Monikas ARBEITSBLATT 4.3

	Wenn Sie manisch werden	Wenn Sie depressiv werden
Wie sieht Ihr gewohntes Schlafmuster aus?	*Ich bleibe lange auf.*	*Ich gehe gleich nach dem Abendessen ins Bett, kann aber nicht einschlafen.*
Womit verbringen Sie gewöhnlich Ihre Zeit?	*Ich mache das Haus sauber, mache die Wäsche, gehe zur Arbeit und abends aus.*	*Ich sehe im Bett fern, wenn ich nicht arbeite.*
Wie gut gehen Sie gewöhnlich mit Stress um?	*Wenn ich ein Hoch erlebe, wird mir Stress nicht bewusst.*	*Schlecht. Ich vermeide es, mich mit stressigen Dingen abzugeben.*
Werden Ihre Gefühle leicht verletzt?	*Nein.*	*Beim geringsten Anlass breche ich in Tränen aus und denke, dass die Leute mich nicht mögen.*
Wie gut kommen Sie mit anderen Menschen aus?	*Ich bin der Mittelpunkt jeder Party; ich bringe die Leute zum Lachen.*	*Meine Familie reizt mich, ich neige dazu, sie anzuschnauzen. Angehörige gehen mir aus dem Weg.*
Gehen Ihnen andere gewöhnlich auf die Nerven?	*Dumme Menschen reizen mich.*	*Mir geht jeder auf die Nerven.*

ARBEITSBLATT 4.4 Frühwarnzeichen einer Depression oder Manie

Schauen Sie sich Ihre Antworten zu Arbeitsblatt 4.1 (Affektive Symptome) an und listen Sie die depressiven und manischen Symptome auf, die Ihnen zuerst auffallen.

Welche Veränderungen fallen Ihnen zuerst auf, wenn Sie depressiv werden?

Welche Veränderungen fallen Ihnen zuerst auf, wenn Sie manisch werden?

Auf Arbeitsblatt 4.5 finden Sie eine Stimmungsübersicht. Hier können Sie Ihre Stimmung an jedem Tag der Woche bewerten. Die Skala in der ersten Spalte reicht von +5 an der Spitze, die für eine schwere Manie steht, bis zu -5 ganz unten für eine schwere Depression. Die Einstufung 0 in der Mitte steht für eine neutrale Stimmung, die weder gut noch schlecht ist.

ARBEITSBLATT 4.5 Ihre Stimmungsgrafik

Woche, Datum:

	Plan	So	Mo	Di	Mi	Do	Fr	Sa
Manisch								
+5 Kein Schlaf, psychotisch	Krankenhaus	❍	❍	❍	❍	❍	❍	❍
+4 Manisch, schlechtes Urteilsvermögen		❍	❍	❍	❍	❍	❍	❍
+3 Hypomanisch	Arzt anrufen	❍	❍	❍	❍	❍	❍	❍
+2 Überdreht	Aktiv werden	❍	❍	❍	❍	❍	❍	❍
+1 Glücklich, Hoch	Aufmerksam beobachten	❍	❍	❍	❍	❍	❍	❍
0 Normal		❍	❍	❍	❍	❍	❍	❍
-1 Schlechte Stimmung, niedergeschlagen	Aufmerksam beobachten	❍	❍	❍	❍	❍	❍	❍
-2 Traurig	Aktiv werden	❍	❍	❍	❍	❍	❍	❍
-3 Depressiv	Arzt anrufen	❍	❍	❍	❍	❍	❍	❍
-4 Wie gelähmt		❍	❍	❍	❍	❍	❍	❍
-5 Suizidal	Krankenhaus	❍	❍	❍	❍	❍	❍	❍
Depressiv								

Was hat die Änderung verursacht?

Kennzeichnen Sie für jeden Tag den Punkt, der Ihre Stimmung am besten beschreibt. Am Ende der Woche verbinden Sie die Punkte, um zu sehen, wie Ihre Stimmung geschwankt hat.

Notieren Sie unten in der Grafik etwaige Begleitumstände, die mit einer Stimmungsänderung verbunden gewesen sein könnten: Möglicherweise haben Sie z.B. ein paar Tage vergessen, Ihre Medikamente zu nehmen, konnten nicht schlafen oder standen unter enormem Stress. Diese Anhaltspunkte sind hilfreich, um zu verstehen, was ursächlich hinter Ihrer Stimmungsschwankung und der Wiederkehr Ihrer Symptome steckt.

Bei Bedarf können Sie zusätzliche Kopien der Stimmungsgrafik machen und in Ihrem Arbeitsbuch aufbewahren.

Symptomgrafik

Manchen Menschen fällt es leichter, die physischen Symptome, Schlafgewohnheiten oder Änderungen des Denkens zu beobachten, als die Stimmungen zu überprüfen. Wählen Sie ein Symptom aus, dessen Veränderung Ihnen auffällt, wenn Sie am Beginn einer depressiven oder manischen Episode stehen, und tragen Sie es in die Symptomgrafik ein (siehe Arbeitsblatt 4.6). Hier ein paar typische Beispiele:

Veränderungen des Energieniveaus:

+5 bedeutet gewaltige Energie, kann nicht stillsitzen
0 steht für einen normalen Energiepegel
-5 bedeutet keine Energie, kann mich nicht bewegen

Veränderungen der Konzentration:

+5 steht für so viele Gedanken, dass ich nicht sprechen kann
0 steht für normale Konzentrationsfähigkeit
-5 bedeutet extrem langsames Denken

Veränderungen des Selbstwertgefühls:

+5 bedeutet: »Ich glaube, ich bin Gott!« oder: »Mir gehört die Welt!«

0 bedeutet, Selbstwertgefühl ist okay.

-5 steht für: »Ich hasse mich, ich bin wertlos.«

Nach der Auswahl eines Symptoms notieren Sie ein Wort, das beschreibt, wie Ihr Symptom auf jeder der Ebenen von -5 bis +5 aussieht. Wenn Sie zum Beispiel das Energieniveau messen, können Sie »müde« neben -2 schreiben und »aufgedreht« neben +2. Überprüfen Sie täglich die Änderungen und tragen Sie diese in die Grafik ein.

ARBEITSBLATT 4.6 Ihre Symptomgrafik

Woche, Datum:

	Plan	Tag 1	Tag 2	Tag 3	Tag 4	Tag 5	Tag 6	Tag 7
Manisch								
+5	Krankenhaus	❍	❍	❍	❍	❍	❍	❍
+4		❍	❍	❍	❍	❍	❍	❍
+3	Arzt anrufen	❍	❍	❍	❍	❍	❍	❍
+2	Aktiv werden	❍	❍	❍	❍	❍	❍	❍
+1	Aufmerksam beobachten	❍	❍	❍	❍	❍	❍	❍
0		❍	❍	❍	❍	❍	❍	❍
-1	Aufmerksam beobachten	❍	❍	❍	❍	❍	❍	❍
-2	Aktiv werden	❍	❍	❍	❍	❍	❍	❍
-3	Arzt anrufen	❍	❍	❍	❍	❍	❍	❍
-4		❍	❍	❍	❍	❍	❍	❍
-5	Krankenhaus	❍	❍	❍	❍	❍	❍	❍
Depressiv								

Was hat die Änderung verursacht?

Das vorrangige Ziel der Stimmungsgrafik ist es, die Wiederkehr von Symptomen frühzeitig zu erkennen. Dies kann dadurch erreicht werden, dass man auf leichte Stimmungsschwankungen achtet. Wenn Sie es sich zur Gewohnheit machen, täglich Ihre Stimmung zu bewerten, werden Sie erkennen, wann es zu Änderungen kommt und ob es Reaktionen auf einzelne Ereignisse sind oder allmähliche Änderungen, die eine Wiederkehr der Symptomatik ankündigen.

Nachdem Sie mehr Erfahrung mit der Beobachtung Ihrer Symptome gesammelt haben, brauchen Sie die Grafiken nur bei der Vermutung zu nutzen, dass Ihre Symptome wiederkehren. Prüfen Sie Ihre Stimmung oder andere auffällige Symptome täglich, bis sie sich stabilisiert haben.

Die Wirksamkeit veränderter Medikation kann ebenfalls mithilfe einer Stimmungsgrafik beobachtet werden. Prüfen Sie Ihre Stimmung, wenn sich bei der Medikation etwas ändert (z.B. ein neues Medikament oder eine Änderung der Dosis). Notieren Sie diese Änderungen auf der Grafik. Das ist für Sie und Ihren Arzt hilfreich, um die Effekte der Medikation zu überprüfen.

Stimmungsgrafiken sind auch hilfreich, um Ihrem Arzt oder Therapeuten genau mitteilen zu können, wie es Ihnen seit dem letzten Besuch ergangen ist, besonders wenn dies mehrere Wochen her ist. Prüfen Sie täglich Ihre Stimmung und machen Sie sich Notizen in der Grafik über die Umstände, die Sie mit Verbesserungen oder Verschlechterungen verbinden. Dies wird Ihnen und Ihren Betreuern helfen, Ihre Symptomschwankungen besser zu verstehen und zu sehen, was unternommen werden kann, um die Symptome zu minimieren, die plötzlich auftreten oder beständig vorhanden sind.

Falls Sie den Arzt oder Therapeuten wechseln, sind die Grafiken ebenso hilfreich, um das Muster Ihrer Symptome kennenzulernen. Das macht es auch leichter für Sie, die Betreuer wissen zu lassen, was seit dem letzten Termin geschehen ist, anstatt sich ausschließlich auf Ihr Gedächtnis zu verlassen.

Was ist der nächste Schritt?

Wenn Sie sämtliche Übungen in diesem Kapitel durchgearbeitet haben, ist Ihr Frühwarnsystem komplett. Der nächste Schritt ist es, Ihr Frühwarnsystem umzusetzen. Üben Sie, was Sie gelernt haben, indem Sie die Stimmungsgrafik und das Arbeitsblatt 4.1 zu den affektiven Symptomen regelmäßig nutzen. Es passiert leicht, dass man zu beschäftigt ist und vergisst, die Symptome im Auge zu behalten. Deshalb legen manche einen Zettel als Gedächtnisstütze auf ihren Schreibtisch, kleben ihn an den Kühlschrank oder an den Spiegel im Bad. Legen Sie das Arbeitsblatt am besten an einen Platz, wo Sie es jeden Tag sehen können.

Wir können jetzt zu Schritt 2 übergehen und lernen, wie man Vorsichtsmaßnahmen ergreift, um Rückfälle zu vermeiden. Im nächsten Kapitel lernen Sie etwas über die verschiedenen Faktoren, die vermeiden, dass Manie und Depression sich verschlimmern. Sogar Betroffene mit großer Erfahrung können die folgenden Hinweise hilfreich finden.

5 Sich weniger verletzlich machen

In diesem Kapitel lernen Sie,

- *welches Verhalten Manie und Depression verschlimmern kann;*
- *wie Sie den Kontakt mit anderen stärken und Hilfe von ihnen bekommen können;*
- *Ihre Ess- und Schlafgewohnheiten zu verbessern;*
- *Sichsorgen und Grübeln zu kontrollieren;*
- *eine Überstimulierung zu reduzieren;*
- *die Unschlüssigkeit zu beenden;*
- *mit scheinbar überwältigenden Aufgaben klarzukommen.*

Dieses Kapitel ist in drei Abschnitte unterteilt:

- wie man es verhindert, dass es schlimmer wird, wenn erste Symptome auftreten;
- wie Sie die positiven Dinge in Ihrem Leben verstärken;
- wie Sie die negativen Dinge vermindern oder kontrollieren können.

Zum Zeitpunkt der Diagnose Ihrer bipolaren Störung werden Sie vermutlich zu wenig Erfahrung mit der Krankheit haben, um zu wissen, was zur Verschlimmerung oder Besserung von Depression und Manie beitragen kann. Dieses Kapitels kann Ihnen bewusst machen, welchen Problemen Sie begegnen und welche Schutzmaßnahmen Sie ergreifen können, um Ihre Lebenssituation zu verbessern. Von Zeit zu Zeit werden Sie dieses Kapitel erneut lesen wollen, wenn Sie Symptomen begegnen, über deren Bewältigung Sie nicht genau Bescheid wissen.

Betroffene, die sehr erfahren mit der Krankheit sind, aber immer noch kämpfen müssen, um die Kontrolle über ihre Symptome zu gewinnen und zu behalten, sollten jede der Übungen dieses Kapitels sorgfältig durcharbeiten. Die Übungen sind besonders auf diese Betroffenen zugeschnitten.

Wenn Sie das Gefühl haben, der Zustand Ihrer Krankheit sei recht stabil, werden Sie vermutlich feststellen, dass Sie viele der hier empfohlenen Strategien bereits anwenden. Ist dies der Fall, nutzen Sie die hier vorgestellten Übungen, wenn Ihre Symptome wiederkehren, um sich zu erinnern, wie man diese in den Griff bekommen kann.

Der Kreislauf einer bipolaren Störung

Im ersten Kapitel dieses Arbeitsbuches wird das kognitiv-verhaltenstherapeutische Modell einer bipolaren Störung erklärt. Jetzt kommen wir zur Anwendung dieses Modells.

Wenn Sie unter Depression, Manie, Hypomanie oder gemischten Zuständen leiden, verändern sich Ihre Stimmung und Denkmuster, Ihr Verhalten und Ihre physische Funktionsfähigkeit. Diese Änderungen bauen anscheinend aufeinander auf und verschaffen Ihnen immer mehr Verdruss und Pein. Zur Auffrischung Ihrer Erinnerung zeigt das Diagramm des Verlaufs einer bipolaren Störung, wie eine depressive oder manische Episode zu Änderungen Ihres Denkens und Ihrer Stimmung führen kann.

Kognitiv-verhaltenstherapeutisches Modell einer bipolaren Störung

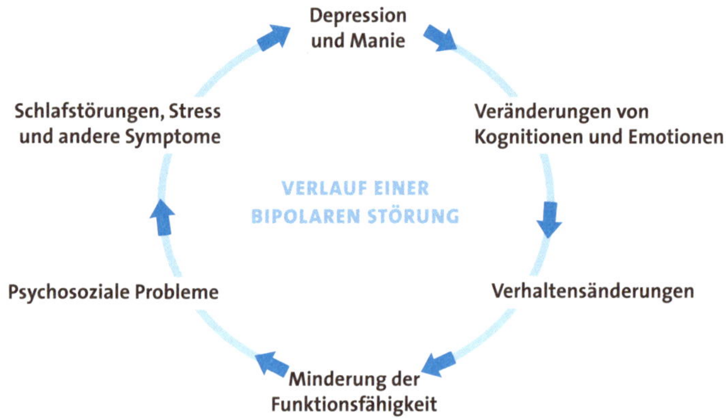

Traurige Stimmungen sind gewöhnlich begleitet von negativen Gedanken über sich, die Welt und die Zukunft. Euphorische Stimmungen bringen optimistische Gedanken mit sich, ein positives Selbstbild und Ideen für neue Aktivitäten oder Abenteuer. Gereiztheit kann zu negativen Gedanken über andere Menschen und Argwohn führen. Änderungen Ihrer Gedanken und Gefühle wirken sich auf Ihr Verhalten aus.

Sind Sie depressiv und denken schlecht von sich, werden Sie langsamer oder weniger aktiv. Je schlechter Ihre Stimmung und negativer Ihre Einstellung sind, umso weniger aktiv sind Sie zu Hause, bei der Arbeit und im Umgang mit anderen Menschen. Sie werden das natürliche Bedürfnis verspüren, sich zurückzuhalten oder sich von anderen zurückzuziehen und nicht belästigt werden zu wollen. Notieren Sie sich auf Arbeitsblatt 5.1, wie Ihr Verhalten sich ändert, wenn Sie depressiv sind.

Zu Beginn einer manischen Episode sind Ihre Verhaltensänderungen Ihnen vielleicht nicht bewusst, aber anderen können sie durchaus auffallen, besonders den Menschen, die Sie gut kennen. Ob Ihre Stimmung nun euphorischer oder reizbarer als normal ist, sie ist dann häufig von gesteigerter Aktivität begleitet. Dazu kann etwa gehören: Rastlosigkeit, gesteigerter Bewegungsdrang, häufiger Wechsel zwischen Aktivitäten oder das Eingehen von mehr Risiken. Ist die Manie mild, empfinden viele den Wunsch, aktiver zu werden oder ihre gewohnte Routine zu ändern, aber sie können diesen Drang unterdrücken und zwingen sich, eine begonnene Aufgabe zu beenden. Notieren Sie auf Arbeitsblatt 5.2, welche Verhaltensänderungen Sie an sich beobachten, wenn Sie manisch sind.

ARBEITSBLATT 5.1 Ihre Verhaltensänderungen während der Depression

Wenn ich depressiv werde, kann ich folgende Änderungen an meinem Verhalten feststellen:

ARBEITSBLATT 5.2 Verhaltensänderungen während der Manie

Wenn ich manisch werde, kann ich folgende Änderungen an meinem Verhalten feststellen:

Die Veränderungen Ihres Denkens, Fühlens und Verhaltens in depressiven und manischen Episoden können beginnen, Ihr Leben zu beeinträchtigen, wenn sie Sie davon abhalten, Ihrer gewohnten Routine nachzugehen oder Ihren Pflichten gerecht zu werden. Geht es mit Ihrer alltäglichen Funktionsfähigkeit abwärts, dauert es nicht lange, bis größere Probleme auftauchen. Diese Probleme wiederum können Sie nachts wach halten und großen Stress verursachen, was dann zur Zuspitzung Ihrer depressiven oder manischen Symptome beiträgt.

Ziel dieses Arbeitsbuches ist es, Ihnen angemessene Fertigkeiten zu vermitteln, diesen Kreislauf zu durchbrechen, sodass Ihr Denken, Fühlen und Verhalten wieder zum normalen Zustand zurückkehren kann, bevor die Veränderungen Ihre Funktionsfähigkeit beeinträchtigen, große Probleme schaffen und Ihren Stress erhöhen.

Eine Verschlimmerung verhindern

Genauso wie es vieles gibt, das Sie tun können, um sich besser zu fühlen, gibt es auch immer etwas, das Ihre Symptomatik verstärken kann. Neben dem Erlernen neuer Strategien, Ihre depressiven oder manischen Symptome zu mildern, sollten Sie versuchen, die Faktoren zu kontrollieren, die vermutlich zu einer Verschlechterung führen. Der Plan dazu unterscheidet sich vermutlich je nachdem, ob man es mit Depression oder Manie zu tun hat.

Die Antwort auf diese Frage fällt für jede Person mit bipolarer Störung verschieden aus. Viele Betroffene stellen jedoch fest, dass Stress, Inaktivität, Rückzug von anderen und die Wut über sich selbst immer wieder ihr Elend vergrößern.

Sich überfordert fühlen ▶ Probleme mit der Arbeit, mit Familienangehörigen oder der physischen Gesundheit können unangekündigt auftreten. Sind Sie bereits depressiv, passiert es leicht, dass Sie überfordert sind, wenn ein neues Problem auftaucht. Selbst wenn das Problem lösbar ist, kann es Sie derart überfordern, auch nur daran zu denken, dass Ihre Bewältigungsstrategien Sie im Stich lassen. In diesem Fall geht es nicht nur darum, dass ein Problem Ihre Depression verschlimmert. Stattdessen erscheint es in Ihrer Vorstellung unüberwindlich, nicht zu managen, und wird als ein weiterer Beweis dafür wahrgenommen, dass Ihr Leben grundsätzlich schlecht ist. Um alles nicht noch schlimmer werden zu lassen, sollten Sie darauf achten, nicht all Ihre Probleme zu einer einzigen großen Katastrophe zusammenzuballen. Sie sollten versuchen, jedes Problem einzeln zu betrachten und für sich zu lösen oder Unterstützung zu bekommen, um dies tun zu können. In diesem Kapitel (S. 154 ff.) folgen Ratschläge dazu.

Isolierung von anderen ▶ Obgleich Ihr Instinkt Ihnen bei einer Depression nahelegt, sich von anderen zurückzuziehen beziehungsweise sich zu isolieren, ist dies vermutlich einer der größten Fehler, die Sie machen können. Sie brauchen die Wohltaten der Interaktion mit anderen! Ist man allein, ist es ein Leichtes, sich in Grübeleien zu verstricken oder sich zu erlauben, in der persönlichen Hygiene nachlässig zu werden; zudem verzichten Sie auch auf die positiven Aspekte des Umgangs mit anderen: Es gibt niemanden, mit dem Sie über Ihre Probleme reden können, niemanden, der Sie zum Lachen bringt oder Sie von Ihren Sorgen ablenkt, und niemanden, der Sie ermutigt und Hoffnung vermittelt. Die offensichtliche Lösung besteht darin, aktiv Kontakt mit Angehörigen, Freunden, Kollegen oder anderen Menschen in Ihrem Umkreis zu halten. Rufen Sie andere an, schlagen Sie Angebote, sich mit anderen Menschen zu treffen, nicht aus, essen Sie zusammen mit der Familie und gehen Sie arbeiten, um mit positiv gestimmten Personen zusammenzukommen. Natürlich ist es nicht einfach, sich dazu zu zwingen, wenn Sie depressiv sind, deshalb werden in diesem Kapitel praktische Vorschläge gemacht, wie Sie wieder in Kontakt mit anderen Menschen treten können. Kapitel 8 und 9 enthalten Übungen zur Kontrolle der negativen Gedanken, die Sie von der Interaktion mit anderen Menschen abhalten könnten.

Wut ▶ Haben Sie in der Vergangenheit bereits depressive Phasen durchlebt, werden Sie leicht wütend, wenn die Symptome zurückkehren. Aber Wut über Ihre Depression zu empfinden führt nur dazu, dass Sie sich noch schlechter fühlen. Depressiv zu sein, weil Sie eine weitere depressive Episode durchmachen, vergrößert Ihr Elend und macht es Ihnen noch schwerer, einen Ausweg aus der Episode zu finden. Es ist in Ordnung, Wut zu empfinden, weil Sie an bipolarer Störung leiden und gezwungen sind, wieder eine Depression durchzumachen. Sie haben das Recht, wütend, frustriert oder enttäuscht zu sein. Am besten ist es jedoch, Ihren Ärger zuerst anzuerkennen und ihn dann lang genug loszulassen, um die Episode durchzustehen. Bleibende Wut gießt nur Öl ins Feuer. Die Übungen in diesem Kapitel helfen Ihnen, Ihre Wut zu verarbeiten. In Kapitel 7 wird die Wut darüber, eine bipolare Störung zu haben, ausführlich besprochen.

Negativer Input ▶ Filme mit tragischem Thema oder Inhalt, traurige Songs, die Probleme anderer, Nachdenken über die Vergangenheit, Fernsehnachrichten und Leute mit negativer Einstellung, negativen Äußerungen, negativem Mienenspiel und Verhalten können Depressionen verschlimmern.

Viele andere Dinge können das ebenfalls bewirken. Notieren Sie nach kurzem Nachdenken auf Arbeitsblatt 5.3 die Dinge, die nach Ihrem Wissen Ihre Depression verschlimmern können, bzw. die möglichen Gegenmittel. Überlegen Sie, wie bestimmte Menschen dazu beitragen können, dass Sie sich noch schlechter fühlen. Ebenso können Änderungen der Alltagroutine dazu beitragen, selbstzerstörerisches Verhalten oder das Fehlen positiven Handelns. Diese Dinge sollten Sie meiden, wenn Sie das Gefühl haben, Ihre depressiven Symptome kehren zurück.

ARBEITSBLATT 5.3 Was meine Depression verstärkt

Was meine depressiven Symptome verstärkt:	Was ich dagegen tun kann:

 ARBEITSBLATT 5.3

Was meine depressiven Symptome verstärkt:	Was ich dagegen tun kann:
An die Vergangenheit denken	*Essen kochen, um mich abzulenken*
Meine Fehler und Misserfolge auflisten	*An meine Kinder denken*
Traurige Filme im Fernsehen ansehen	*Aus dem Bett steigen, den Fernseher ausschalten und sich in einem anderen Zimmer zu schaffen machen*
»Ratschläge« meiner Mutter	*Meine Anrufe überwachen; meine Mutter erst anrufen, wenn ich mich besser fühle*
Wein trinken	*Zu einer Selbsthilfegruppe gehen, wenn ich es brauche*

Was verstärkt die Manie?

Zu den häufigsten Faktoren, die eine Manie verschlimmern können, gehören: Schlafmangel; Überstimulation; die Einnahme der Medikamente zu vergessen; der Konsum stimulierender Drogen oder von Alkohol; der Versuch, ein Hoch in die Länge zu ziehen.

Verlängerung eines Hochs ▶ Das Genussvolle eines Hochs, bevor es außer Kontrolle gerät, ist der Grund, warum manche Betroffene sich anstrengen, es zu verlängern. Sie hoffen darauf, hypomanisch bleiben zu können, ohne eine volle manische Episode daraus werden zu lassen. Leider funktioniert das selten. Die Hypomanie entwickelt sich üblicherweise zur Manie und auf die Manie folgt oft ein ernster Absturz in die Depression. Obgleich die meisten sagen würden, dass sich das Risiko auf Dauer nicht lohnt, ist der Versuch, das Hoch auszunutzen, einer der häufigsten Fehler, die Betroffene begehen – ein Fehler, der unvermeidlich zur Verschlechterung führt. In Kapitel 10 werden Strategien vorgestellt, die eine gute Entscheidung zwischen der Alternative

Highbleiben oder Symptomkontrolle ermöglichen. Kapitel 7 gibt Ihnen die Gelegenheit, Ihre Gefühle bezüglich Ihrer Krankheit zu erkunden. Die in diesen Kapiteln bereitgestellten Übungen sollen Ihnen helfen zu vermeiden, dass Sie sich schlechter fühlen, wenn Sie eine Manie kommen sehen.

Schlafmangel ▶ Schlafmangel ist ein Symptom der Hypomanie und Manie, darüber hinaus verschlimmert es das Problem. Studien zu Schlafmustern von Menschen mit affektiven Störungen haben gezeigt, dass der Schlafmangel Menschen mit bipolarer Störung in eine Manie treiben kann. Schlafmangel kann das Ergebnis von Reisen sein oder davon, zur Schlafenszeit über Probleme nachzudenken, Überstunden zu machen, nachts beunruhigende Geräusche zu hören oder zur Schlafenszeit zu sehr in Spaßaktivitäten verwickelt zu sein. Schlafmangel aus diesen Gründen kann schnell in Schlafstörungen umschlagen, wenn Sie nur mit Schwierigkeiten einschlafen können. Die meisten Schlafforscher schlagen vor, jeden Tag zur gleichen Zeit ins Bett zu gehen und aufzustehen. Um Ihre Symptome nicht zu verschlimmern, sollten Sie diese einfachen Regeln befolgen: Vermeiden Sie es, die Nacht durchzumachen, planen Sie Reisen so, dass Sie nachts ausreichend Schlaf bekommen, und beschäftigen Sie sich mit Ihren Sorgen, bevor Sie zu Bett gehen. In diesem Kapitel lernen Sie, wie Sie das machen können.

Absetzen der Medikamente ▶ Seine Medikamente nicht zu nehmen, kann definitiv zu einer Verschlechterung führen. Fragen zur Einnahme von Medikamenten werden im folgenden Kapitel behandelt. Wenn Sie nicht überzeugt sind, dass Sie Ihre Medikamente weiter nehmen müssen, oder denken, ihre Dosierung sollte sich ändern, sprechen Sie mit Ihrem Arzt darüber, bevor Sie auf eigene Faust etwas unternehmen. Denken Sie daran, dass die Symptome der bipolaren Störung Ihr Denken beeinflussen und Sie entmutigen können, die Medikamente einzunehmen. Kapitel 6 gibt Ihnen Anregungen, wie Sie Ihre Medikamente bestmöglich nutzen können.

Überstimulation ▶ Zu viel Lärm, Verwirrung, Licht, Aktivität und Veränderung können zur Überstimulierung beitragen. Der Umgang mit den Quellen einer Überstimulierung wird ab Seite 146 behandelt.

Tragen Sie Ihre Gedanken dazu, was Ihre Manie verschlimmern bzw. abmildern kann, in Arbeitsblatt 5.4 ein.

Es ist lange her, dass Sabine eine richtige manische Episode hatte, aber milde manische oder hypomanische Zustände hat sie hin und wieder durchaus. Nach Arbeitsblatt 5.4 folgen ihre Ideen dazu, wie sie vermeiden kann, ihre manischen Symptome zu verschlimmern.

ARBEITSBLATT 5.4 Was die Manie verstärkt

Was meine manischen Symptome verstärkt:	Was ich dagegen tun kann:

Was meine manischen Symptome verstärkt:	Was ich dagegen tun kann:
Ins Einkaufszentrum gehen, besonders wenn es Räumungsverkäufe gibt	*Es meiden, wenn ich manisch bin, oder nur Lebensmittel einkaufen*
Spät nachts im Internet surfen	*Morgens meine E-Mails überprüfen oder gleich nach dem Abendessen online gehen*
Familientreffen; zu viele Menschen und zu viel Lärm	*Wenn es mir zu viel wird, eine Zeit lang in ein ruhiges Zimmer gehen oder früh aufbrechen*

Positives verstärken

Wenn Sie versuchen, etwas in Ihrem Leben zu verändern und Ihre Stimmungsschwankungen zu kontrollieren, wird es Ihnen viel leichterfallen, Positives hinzuzufügen als Negatives wegzunehmen. Wenn Sie beispielsweise eine neue gesundheitsfördernde Aktivität in Ihre Routine einbauen wollen, ist dies immer leichter zu bewerkstelligen als eine schlechte Angewohnheit abzulegen. Zur positiven Verstärkung in Ihrem Leben gehören beispielsweise auf Sie positiv wirkende Menschen, positive Erfahrungen, ein verbesserter Schlaf und die Entwicklung gesunder Gewohnheiten.

Geselligkeit suchen

Wenn Sie depressiv sind, werden Sie sich vielleicht nicht danach fühlen, mit anderen Menschen zusammenzukommen. Es mag als zu belastend erscheinen, andere fallen Ihnen vielleicht auf die Nerven oder erscheinen Ihnen lieblos; vielleicht sollen Sie ja auch nicht wissen, was mit Ihnen los ist. Unter Umständen haben Sie Angst davor, wie Ihr Verhalten aufgenommen wird oder wie andere Sie behandeln. Obgleich es für Depressive ein natürlicher Impuls ist, mit sich allein sein zu wollen, ist es für sie vermutlich eine der schädlichsten Reaktionen. Isolation führt zu Einsamkeit. Einsamkeit nährt die Depression. Die Depression führt dazu, dass Sie sich noch stärker isolieren: Ein Teufelskreis kann entstehen.

Wenn Sie allein sind, haben Sie zu viel Zeit, sich mit Ihrem Elend zu beschäftigen, Sie haben niemanden, der Ihnen die negativen Gedanken ausredet, und Sie verpassen die Gelegenheit, hin und wieder mal zu lachen. Obwohl Angehörige oder Freunde nicht immer das Richtige zu sagen wissen, brauchen Sie ihre Unterstützung oder die Ablenkung von Ihrem Kummer, die der Kontakt mit sich bringen kann.

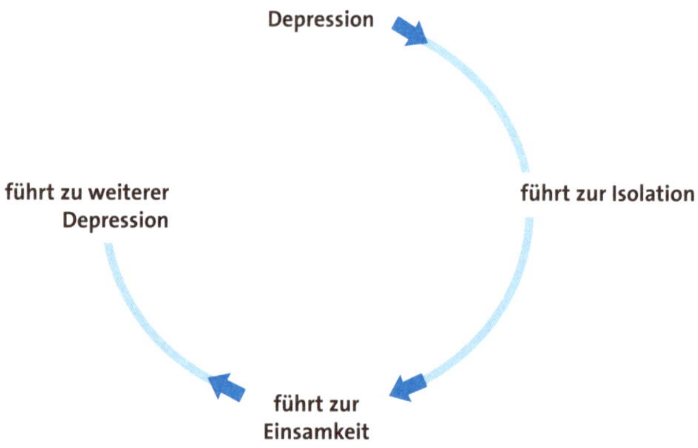

Die Lösung besteht darin, das Gegenteil dessen zu tun, was Ihnen Ihr Gefühl sagt. Statt sich von den Menschen fernzuhalten, nähern Sie sich ihnen! Lassen Sie sie wissen, dass Sie bedrückt sind. Rufen Sie einen Freund an, einen Angehörigen, jemanden aus der Kirchengemeinde, das Mitglied einer Selbsthilfegruppe, einen Kollegen, Ihren Therapeuten oder Arzt oder einen Nachbarn. Verstecken Sie sich nicht. Lassen Sie es zu, dass andere Ihnen ihre Hilfe anbieten. Vielleicht sind sie nicht in der Lage, Ihre Probleme zu lösen, aber sie können Ihnen zur Seite stehen, um Ihnen die zusätzliche Kraft zu geben, die Sie brauchen, um Ihre Probleme selbst zu lösen.

Wollen Sie sich dazu bringen, Sozialkontakte zu pflegen, obwohl Ihre Instinkte Ihnen sagen, Sie sollten sich möglichst von anderen fernhalten, brauchen Sie gute Gründe, um mit anderen in Kontakt zu bleiben. Denken Sie an frühere Erfahrungen, als das Zusammensein mit anderen Ihnen ein gutes Gefühl gab oder Ihnen irgendwie nützlich war. Vielleicht motiviert Sie die Wiederholung dieser Art von Kontakt dazu, mehr zu unternehmen. Zeichnen Sie in Arbeitsblatt 5.5 die positiven Impulse auf, die Sie in der Vergangenheit aus Unternehmungen mit anderen bezogen haben und die auch gute Gründe für gegenwärtige Kontakte sind.

ARBEITSBLATT 5.5 Gute Gründe für den Kontakt mit anderen

Der Kontakt zu anderen Menschen hat für mich folgende positiven Effekte:

Pauls ARBEITSBLATT 5.5

Der Kontakt zu anderen Menschen hat für mich folgende positiven Effekte:
Ich vergesse eine Zeit lang meine Probleme.
Sie können mich zum Lachen bringen.
Ich kann mir eine Zeit lang entfliehen.
Hinterher bin ich immer froh, dass ich es getan habe.

Monikas ARBEITSBLATT 5.5

Der Kontakt zu anderen Menschen hat für mich folgende positiven Effekte:
Sie erinnern mich daran, dass ich Unterstützung habe, wenn ich sie brauche.
Ich kann mein übertrieben negatives Denken an der Realität überprüfen. Meine Familie sagt mir, dass ich nicht so wertlos bin, wie ich denke, und ich bin nicht allein in meinem Elend.
Mit anderen in die Kirche zu gehen, gibt mir Hoffnung.

Gesunde Gewohnheiten entwickeln

Notieren Sie auf Arbeitsblatt 5.6 die gesunden Gewohnheiten, die Sie bereits jetzt haben, und jene, die Sie gern hätten oder weiterentwickeln wollen. Schreiben Sie auch auf, wie Sie noch besser mit Ihren Symptomen umgehen, Ihr Leben organisieren und mehr Freude in Ihrem Leben bekommen könnten.

ARBEITSBLATT 5.6 Ihre gesunden Gewohnheiten

Gesunde Gewohnheiten, die ich regelmäßig pflege:

Gesunde Gewohnheiten, die ich verstärken muss:

Neue gesunde Gewohnheiten, die ich gern entwickeln würde:

Gesunde Gewohnheiten, die ich früher hatte und an die ich gern wieder anknüpfen würde:

Gesunde Gewohnheiten, die ich regelmäßig pflege:
Ich trainiere ziemlich oft.
Ich vermeide es, Pommes frites oder Chips zu essen.

Gesunde Gewohnheiten, die ich verstärken muss:
Rechtzeitig aufstehen, wenn ich zur Uni muss.
Früher ins Bett gehen.

Neue gesunde Gewohnheiten, die ich gern entwickeln würde:
Mehr lesen.
Weniger trinken.
Keine Strafzettel für zu schnelles Fahren mehr bekommen.

Gesunde Gewohnheiten, die ich früher hatte und an die ich gern wieder anknüpfen würde:
Gesund essen.
Meine Hausaufgaben machen.
Zu jeder meiner Veranstaltungen gehen.

Gewichtskontrolle

Betroffene, die Medikamente gegen bipolare Störung einnehmen, klagen sehr häufig über Gewichtszunahme. Die Medikamente sind aber nicht allein schuld daran. Man entwickelt schnell schlechte Essgewohnheiten und hört auf, regelmäßig Sport zu treiben. Die Medikamente könnten dazu führen, dass Sie sich nach ungesunder Nahrung sehnen, und Depressionen könnten Sie veranlassen, Ihre Freude nur aus dem Essen zu beziehen. Aber hat man erst angefangen, Lebensmittel mit hohem Fettgehalt oder Zuckeranteil zu essen und gesündere Alternativen zu vernachlässigen, entsteht leicht eine Art Sucht danach. Manche Betroffene versuchen, ihre schlechten Essgewohnheiten zu rechtfertigen, indem sie sagen, da sie schon mit bipolarer Störung geschlagen seien, hätten sie wenigstens das Recht, das zu essen, was sie am liebsten mögen. Andere meinen, Essen sei das einzige Vergnügen in ihrem Leben. Es wäre auch kaum etwas gegen die Süßigkeiten und Knabbereien zu sagen, wenn sie nicht zur Gewichtszunahme führen würden.

Eine bessere Idee wäre es, Diät zu halten und Sport zu treiben, aber viele Betroffene wollen davon nichts wissen. Regt ihr Arzt an, mit einer Diät zu beginnen oder sich sportlich zu betätigen, sträuben sie sich dagegen und führen Einwände wie jene an, die auf Arbeitsblatt 5.7 aufgeführt sind. Markieren Sie die, welche auf Sie zutreffen.

Es ist wahr, dass eine Änderung Ihrer Essgewohnheiten eine große Herausforderung sein kann. Und Sport zu treiben, kann mühsam sein. Aber die meisten Menschen wollen fit sein und mehr für sich tun, um sich wohler zu fühlen. Wenn Sie dem Wahlspruch folgen, dass es leichter sei, einen positiven Gedanken hinzuzufügen als eine negative Haltung aufzugeben, können Sie auch Ihre Essgewohnheiten und körperliche Aktivität positiv verändern und auf diese Weise Ihr Gewicht kontrollieren. Fangen Sie mit einer positiven Veränderung an, bis sie eine Gewohnheit geworden ist, und wenden Sie sich dann der nächsten zu. Sobald Sie mehr Selbstvertrauen gewonnen haben, dass Sie positive Veränderungen meistern können, beginnen Sie, Ihre negativen Einstellungen zu bekämpfen. Die dem Arbeitsblatt 5.7 folgende Aufzählung führt einige Beispiele positiver Aktivitäten auf, die Ihnen helfen könnten, gesündere Ernährungs- und Bewegungsgewohnheiten zu entwickeln. Lesen Sie die Liste durch und überlegen Sie, was Sie selbst tun können.

ARBEITSBLATT 5.7 Beispiele für Hindernisse bei der Gewichtskontrolle

Ich weiß nicht, wie man eine Diät macht.	Ich habe nicht das Geld für eine Diätkost.
Ich hasse Sport.	Ich kann mir eine Mitgliedschaft im Sportverein nicht leisten.
Im Moment komme ich nicht mit einer Diät zurecht.	Es sollte doch egal sein, ob ich fett bin.
Ich will keine Diät machen.	Ich habe es versucht und halte nicht durch.
Das ist zu viel Stress für mich.	Ich mag Süßigkeiten.

Mögliche positive Vorsätze zur Gewichtskontrolle und Fitness:

- ein Buch über Diäten lesen;
- jeden Tag einen Spaziergang machen;
- in einer Gruppe das Problem gemeinsam bearbeiten;
- bei den Weight Watchers eintreten;
- Fußböden schrubben, Rasen mähen, Blätter harken;
- die Infos zu den Nahrungsmitteln auf den Packungen lesen;
- eine Gymnastiksendung im Fernsehen anschauen und mitmachen;
- Lebensmittel auswählen, die gesund sind;
- einen Schrittzähler tragen;
- eine Gemüsesorte suchen, die Ihnen schmeckt;
- mit einem Kind spielen;
- öfter selbst kochen.

Wenn Sie denken, dass eine Verbesserung Ihrer Ess- und Bewegungsgewohnheiten mehr ist, als Sie sich zutrauen, lesen Sie erst den Abschnitt »Überforderndes auseinandernehmen« (siehe S. 154) und machen dann die Übungen zum Auseinandernehmen von Überwältigendem und zum Anpacken einer Aufgabe (siehe S. 158 f.). Sie werden auf diese Weise herausfinden, womit Sie am besten anfangen.

Sobald Sie mehrere neue gesunde Gewohnheiten übernommen haben, sind Sie unter Umständen so weit, ungesunde Gewohnheiten aufzugeben. Arbeitsblatt 5.8 enthält eine Liste negativer Angewohnheiten, die Sie vielleicht aufgeben möchten. Versuchen Sie eine Gewohnheit erfolgreich zu ändern und diese Änderung zu meistern, bevor Sie zur nächsten übergehen.

ARBEITSBLATT 5.8 Negative Einstellungen zu Gewichtskontrolle und Fitness überwinden

Kreuzen Sie die Vorschläge an, die passend für Sie sein können.

- ○ Bewahren Sie kein ungesundes Essen zu Hause auf. Wenn Sie sich etwas gönnen wollen, kaufen Sie nur eine Portion davon. Haben Sie das Essen immer griffbereit bei sich zu Hause, ist es schwerer zu widerstehen.
- ○ Schauen Sie vor dem Bezahlen den Inhalt Ihres Einkaufswagens noch einmal durch. Zählen Sie, wie viel Artikel Sie kaufen werden, die als ungesund gelten. Wenn es mehrere sind, sortieren Sie welche aus. Das Personal wird sie gern für Sie zurückstellen.
- ○ Versuchen Sie ein paar Tage ohne Süßigkeiten auszukommen, bis Ihr Heißhunger darauf nachlässt.
- ○ Ersetzen Sie zuckerhaltige Limonaden durch Diätlimonade oder Wasser.
- ○ Ersetzen Sie Weißbrot durch Vollkornbrot.
- ○ Essen Sie gegrilltes statt gebratenes Fleisch.
- ○ Zählen Sie, wie viele Süßigkeiten Sie am Tag essen, und setzen Sie sich das Ziel, nur noch die Hälfte davon zu sich nehmen.

An Diätprogramme denkt man leicht im Alles-oder-nichts-Stil: Entweder Sie müssen alles sofort machen – alle positiven Änderungen durchziehen, sich jedes »schlechte« Essen versagen, nach einem festen Plan essen, das Programm komplett abspulen – oder überhaupt nichts tun. Die bipolare Störung zu bewältigen ist schwer genug. Zu 100 Prozent ein Diätprogramm zu befolgen, bringt zwar die besten Resultate, aber wenn es zu schwierig ist, werden Sie sich nicht daran halten. Arbeitsblatt 5.9 enthält einige allgemeine Überlegungen, die Ihnen helfen können, Ihre Essgewohnheiten zu verbessern. Markieren Sie alle, die Sie bereits beherzigen und versehen Sie die Vorschläge, die Sie ausprobieren wollen, mit einer doppelten Markierung.

ARBEITSBLATT 5.9 Wege, Ihre Essgewohnheiten zu verbessern

- ○ Denken Sie nach, bevor Sie essen. Treffen Sie eine Wahl, die gut für Sie ist.
- ○ Beziehen Sie Ihr Umfeld ein. Sie müssen kein Einzelkämpfer sein. Bitten Sie um Hilfe.
- ○ Treten Sie einer Gruppe mit diesem Ziel bei.
- ○ Tun Sie so oft Sie können Ihr Bestes, statt im Alles-oder-nichts-Stil loszulegen.
- ○ Setzen Sie sich eine Reihe kleiner persönlicher Ziele, statt einen großen Gewichtsverlust auf einmal anzustreben.
- ○ Denken Sie daran, dass eine Mahlzeit oder ein Tag mit ungesundem Essen nicht Ihren ganzen Plan über den Haufen wirft. Nehmen Sie sich nur vor, es am nächsten Tag besser zu machen.
- ○ Abnehmen braucht Zeit. Erwarten Sie keine Änderungen über Nacht und seien Sie nicht enttäuscht, wenn Erfolgserlebnisse nicht sofort eintreten.
- ○ Bevor Sie Lebensmittel kaufen, auf denen Diät steht, vergleichen Sie die angegebenen Kalorien und Kohlehydrate mit denen der regulären Lebensmittel.
- ○ Fragen Sie sich, wie hungrig Sie wirklich sind, bevor Sie essen. Langweilen Sie sich nur und sind eigentlich gar nicht hungrig, beschäftigen Sie sich mit etwas anderem. Sind Sie nervös und überhaupt nicht hungrig, nutzen Sie eine der anderen in diesem Buch vorgestellten Methoden, um sich besser zu fühlen. Wenn Sie nur Durst haben, trinken Sie etwas und überprüfen Sie hinterher noch einmal Ihren Hunger. Haben Sie doch Hunger, essen Sie so viel, wie es dem Hunger, den Sie spüren, entspricht. Manchmal reicht eine kleine Portion völlig aus. Denken Sie daran: Den Rest können Sie sich für später aufheben.

Nachts gut schlafen

Ein weiteres positives Element, das Sie in Ihr Leben einbauen können, ist, für genug Schlaf zu sorgen. Im Folgenden sind Strategien aufgelistet, wie Sie zu einem guten Nachtschlaf beitragen können. Tun Sie alles, um gut zu schlafen, und leiden Sie dennoch an Schlafstörungen, sprechen Sie mit Ihrem Arzt über ein Schlafmittel.

So wie es Dinge gibt, die Sie tun können, um nachts gut zu

schlafen, gibt es auch eine Reihe von Dingen, die Sie nicht tun sollten. Was den Nachtschlaf stören kann, ist im Anschluss an die Tipps für einen guten Nachtschlaf aufgeführt.

Was Sie tun können, um nachts gut einzuschlafen ▶

- Seien Sie beständig: Versuchen Sie jeden Tag etwa zur gleichen Zeit ins Bett zu gehen und aufzustehen.
- Es geht um den Nachtschlaf: Vermeiden Sie es, tagsüber zu schlafen und bis spät abends aufzubleiben. Ist Ihr Schlafzyklus bereits auf den Kopf gestellt, erarbeiten Sie mit Ihrem Arzt einen Plan, um wieder zu normalen Zeiten zu schlafen.
- Achten Sie darauf, im Bett nur zu schlafen: Machen Sie es sich zur Gewohnheit, in einem anderen Raum fernzusehen, zu essen, zu lesen oder Überweisungen auszufüllen, an einem Tisch oder auf dem Sofa sitzend. Bringen Sie Ihrem Körper bei, ins Bett zu gehen mit dem Einschlafen zu verbinden.
- Machen Sie es sich bequem: Machen Sie es sich auf Ihrem Bett mit Kissen, Decken und angemessenen Kleidern gemütlich, in denen Sie sich wohlfühlen.
- Stellen Sie sich auf die Nacht ein: Bereiten Sie sich wenigstens eine Stunde vorher auf das Schlafen vor, indem Sie für eine ruhige Umgebung sorgen und Ihren Verstand herunterschalten.
- Vermeiden Sie anregende Stoffe, die Sie wachhalten könnten: Eine heiße Schokolade oder Kaffee, ein paar Zigaretten oder ein Dessert können abends gut schmecken, aber bei Menschen, die empfindlich auf Koffein, Nikotin oder Zucker reagieren, erschweren sie das Einschlafen. Haben Sie irgendwelche Verdauungsbeschwerden, können ein spätes Essen oder stark gewürzte Speisen den Magen reizen und Sie wachhalten.

- Koffein zu sich nehmen: Wenn Sie abends, z.B. wenn es kalt ist, gern einen heißen Kaffee trinken, sollten Sie sich dafür koffeinfreien Kaffee kaufen.
- Im Internet surfen: Vermeiden Sie es aufzustehen, um im Internet zu surfen. Statt schläfrig zu machen, wird dies wahrscheinlich Ihr Gehirn stimulieren und Sie wachhalten.
- Fernsehen oder ein Buch lesen: Wollen Sie noch fernsehen oder in einem Buch lesen, wählen Sie etwas aus, was Sie nicht wachhalten wird. Ein ordentlich langweiliges Buch oder eine Wiederholung im Fernsehen sind geeignet. Meiden Sie realistische Dokudramen, Sendungen, in denen Menschen streiten, es »Cliffhanger« oder Gewalt gibt.
- Hausarbeit: Stehen Sie nicht auf, um das Haus zu putzen. Auch wenn Ihnen unerledigte Hausarbeit im Kopf herumspukt, mitten in der Nacht körperlich zu arbeiten, wird Ihre Muskeln eher an- als entspannen und Sie mental auf Trapp bringen. Dies durchkreuzt den Plan, für einen guten Nachtschlaf zu sorgen.
- Sport treiben: Es ist keine so gute Idee, aus dem Bett zu steigen, um Sport zu treiben, auch wenn Sport müde machen kann, wie man weiß. Physische Aktivität kann Ihren Verstand und Körper überstimulieren. Zwar ist es eine gute Idee, sich sportlich zu betätigen, aber setzen Sie das Training an, bevor Sie ins Bett gehen.

Nur keine Panik ▶ Angst und Schlaf sind keine gute Mischung. Sich Sorgen zu machen oder gar in Panik zu geraten, weil man nicht schlafen kann, wird das Einschlafen nur erschweren. Der Schlaf kommt automatisch. Man kann den Körper nicht durch Willenskraft dazu bringen; deshalb kann es umso länger dauern, je mehr Mühe man sich gibt, den Körper dazu zu bringen, einzuschlafen. Nicht einschlafen zu können, kann einen auch frustrieren und sogar belasten. Starke Emotionen wie diese sind nicht förderlich, wenn man einschlafen will.

Was man tun kann, um den Körper zu beruhigen ▶ Körper und Geist arbeiten zusammen, um einem zum Einschlafen zu verhelfen. Ist Ihr Verstand zu beschäftigt, um sich auszuruhen, kann man den Prozess unterstützen, indem man versucht, sich körperlich zu entspannen. Fangen Sie mit den Zehen an und arbeiten Sie sich bis zum Kopf vor. Konzentrieren Sie sich darauf, die Anspannung in jedem Muskel loszulassen und den Körper in eine bequeme Lage zu bringen. Beginnen Sie mit dem einen Fuß, dann nehmen Sie den anderen, dann jeweils ein Bein und so weiter. Achten Sie darauf, die Gesichtsmuskeln zu entspannen, besonders die Stirn, Kiefer und Augen. Nachdem Sie sich vom Kopf bis zu den Zehen entspannt haben, zählen Sie langsam bis zehn und versuchen Sie, mit jeder Zahl noch mehr loszulassen. Suchen Sie nach etwaiger verbliebener Anspannung und lassen Sie sie völlig entweichen. Sagt Ihnen diese Strategie zu, möchten Sie vielleicht auch die ausführlicher beschriebene Entspannungsübung in Kapitel 10 (siehe S. 290) versuchen.

Sind Sie zu wach, um einzuschlafen, ist es besser, das Bett zu verlassen und etwas Entspannendes zu tun, zum Beispiel fernsehen, ein Buch lesen oder jede andere Aktivität, die Sie normalerweise beruhigt oder müde macht.

Negatives abbauen

Jetzt, da Sie wissen, wie Sie alles nicht noch schlimmer machen, wenn Ihre Symptome einsetzen, und einen Plan haben, wie Sie das Positive in Ihrem Leben verstärken, ist es Zeit, sich auf den Abbau des Negativen zu konzentrieren. Im folgenden Abschnitt sind Anweisungen und Vorschläge zur Reduzierung von Sichsorgen und Grübeln zu finden, zur Bewältigung von Überstimulierung, Überwindung von Lethargie und zur Kontrolle des manischen Dranges zu Änderungen und Aktivitäten.

Nächtliches Sichsorgen und Grübeln

Wenn Sie Ihren Körper entspannen, um einzuschlafen, kreist der Verstand manchmal noch um die Tagesereignisse, Gespräche mit anderen Menschen oder Probleme, denen Sie sich gegenübersehen. Das geschieht unwillkürlich. Die Gedanken tauchen einfach in Ihrem Kopf auf und eine Vorstellung führt zur anderen. Auf diese Weise sind Sie schon bald geistig wacher als vor dem Zubettgehen.

Wenn Sie dies zur Schlafenszeit häufig erleben, ist es Zeit, etwas Neues auszuprobieren. Es folgen einzelne Schritte, die Ihnen helfen können, nächtliches Sichsorgen und Grübeln zu kontrollieren.

Schritt 1 ▶ Nehmen Sie sich Zeit, Ihren Tag, Ihre Sorgen und Probleme durchzugehen, und zwar bevor Sie zu Bett gehen, vorzugsweise mehr als eine Stunde vor der Schlafenszeit.

SABINE nahm sich immer etwas Zeit vor den Abendnachrichten dafür. Es fiel ihr leichter, ihren Tag loszulassen und sich für die Nachtruhe vorzubereiten, während sie sich die Nachrichten anschaute.

Schritt 2 ▶ Schreiben Sie auf, was Sie belastet. Wenn Sie es aufgeschrieben haben, müssen Sie es nicht mehr im Kopf behalten. Hier folgt eine von Sabines Listen:

SABINES Prüfliste

- Ich bin zu spät aufgestanden.
- Mein Chef hatte schlechte Laune.
- Der Hund hat heute sein Futter nicht gefressen.
- Mein Rock war zu eng, ich nehme wieder zu.
- Die Kleider meines Mannes von der Reinigung holen.
- Mama am Wochenende anrufen, um sie aufzumuntern.
- Nicht vergessen, die DVDs zur Videothek zurückzubringen.

Schritt 3 ▶ Setzen Sie Prioritäten. Versuchen Sie, die Einträge auf Ihrer Liste nach ihrer Bedeutung zu ordnen. Kleinigkeiten scheinen einem manchmal nur deshalb sehr wichtig zu sein, weil sie gerade erst passiert sind oder weil sie wirklich nervig waren. Überlegen Sie, was Ihnen wichtig und des Nachdenkens wert ist und nummerieren Sie Ihre Sorgen nach der Bedeutung für Ihr Leben.

SABINE hat ihre Liste nummeriert:

1 Ich bin zu spät aufgestanden.
9 Mein Chef hatte schlechte Laune.
6 Der Hund hat heute sein Futter nicht gefressen.
5 Mein Rock war zu eng, ich nehme wieder zu.
8 Die Kleider meines Mannes von der Reinigung holen.
7 Mama am Wochenende anrufen, um sie aufzumuntern.
10 Nicht vergessen, die DVDs zur Videothek zurückzubringen.

Die Nummern 2–4 hat Sabine ausgelassen und vor den zweiten Punkt in ihrer Bewertung eine »5« gesetzt, um zum Ausdruck zu bringen, dass der nächste Punkt auf ihrer Liste doch nicht so wichtig war. Rechtzeitig aufzustehen war dagegen wichtig, weil so der Rest des Tages glatter über die Bühne ging. Die Einträge 5–10 waren Sabine nicht so wichtig und rechtfertigten es nicht, deswegen nicht schlafen zu können.

Schritt 4 ▶ Machen Sie einen Plan, wie Sie Lösungen zu den Problemen finden können, die Sie am stärksten belasten. Überlegen Sie, was Sie am folgenden Tag unternehmen können, um einer Lösung näher zu kommen, auch wenn dies nur bedeutet, sich etwas Zeit zu nehmen, um weiter darüber nachzudenken, mit jemandem darüber zu sprechen oder sich mehr Informationen zu besorgen. Sie brauchen sich nicht damit zu belasten, die großen Themen auf einmal zu lösen. Überlegen Sie, was der logische erste Schritt wäre, indem Sie die Ihnen zur Verfügung stehenden Alternativen betrachten, und wählen Sie dann eine aus, die helfen könnte, Ihr Ziel zu erreichen. Schreiben Sie Ihren Plan auf, um ihn nicht im Kopf behalten zu müssen.

SABINE notierte sich ein paar Ideen zu den Dingen, die sie für machbar hielt:

1 Ich bin zu spät aufgestanden: Habe den Wecker eine Viertelstunde vorgestellt.

9 Mein Chef hatte schlechte Laune: Da kann ich nichts tun.

6 Der Hund hat heute sein Futter nicht aufgefressen: Den Kindern sagen, dass sie ihm nichts zwischendurch geben sollen.

5 Mein Rock war zu eng: Ich muss eine Zeit lang auf Weißbrot verzichten.

8 Die Kleider meines Mannes von der Reinigung holen: Ihm sagen, dass er es selbst machen soll.

7 Mama am Wochenende anrufen, um sie aufzumuntern: Vielleicht kann ich nichts dazu tun, dass sie sich besser fühlt.

10 Nicht vergessen, die DVDs zur Videothek zurückzubringen: DVDs im Auto bereitlegen.

Schritt 5 ▶ Stoppen Sie Gedanken, die nicht wichtig sind oder Probleme berühren, wo Ihnen die Hände gebunden sind. Wenn ein Gedanke trotzdem immer wieder in Ihrem Kopf auftaucht, sagen Sie: »Stopp!« Sagen Sie es in entschlossenem Ton, wenn auch nur in Gedanken. Rufen Sie sich in Erinnerung, dass Grübeln Zeitverschwendung ist. Richten Sie Ihr Denken und Ihre Energie auf etwas, womit zu beschäftigen sich lohnt oder worüber Sie die Kontrolle haben. Wenn das nicht klappt, versuchen Sie an etwas Angenehmeres zu denken, wie zum Beispiel an einen Spaziergang im Park oder als Sie das letzte Mal einen herrlichen Sonnenuntergang gesehen haben.

Überstimulierung

Es gibt zwei Quellen der Stimulation, die Manie und Hypomanie verschlimmern können. Die erste Gruppe umfasst die Stimulierung durch Ihre Umgebung, wie zum Beispiel Lärm, die zweite Gruppe betrifft die innere Stimulierung, die daher kommt, dass einem zu viele Gedanken oder Ideen im Kopf herumgehen. Zu viel äußere Stimulation kann reizbar oder ängstlich machen. Sie kann das Gedankenrasen verschlimmern und es Ihnen schwerer machen, sich zu konzentrieren. Überstimulierung kann Sie nachts wachhalten. Sogar positive Reize wie lachende, sich amüsierende Menschen können manchmal für eine mentale Überstimulierung sorgen. Reize in Ihrer Umgebung, die Sie überstimulieren könnten, sind im Folgenden aufgeführt:

- Lärm,
- lautes Lachen,
- Unordnung,
- laute Musik,
- Durcheinander,
- Telefonläuten,
- zu viele Menschen,

- spielende Kinder,
- Straßenverkehr,
- Gruppentherapie.

Manchmal können auch Ihre eigenen Gedanken und Aktivitäten für eine Überstimulierung sorgen. Wenn sich zum Beispiel die Symptome von Manie oder Hypomanie bemerkbar machen, haben Sie unter Umständen mehr Ideen als gewöhnlich und sind kreativer. Je mehr Sie über Ihre neuen Ideen nachdenken, umso stimulierter sind Sie. Emotionen wie Freude oder Aufregung scheinen zur Eskalation beizutragen, besonders wenn Sie Ihre Ideen in die Tat umsetzen wollen. Je aufgeregter Sie sind, umso schneller kommen die Ideen. Das kann sich gut anfühlen, bis Sie mehr Gedanken haben, als Sie verkraften können, und unruhig oder erschöpft sind. Leider ist es schwierig, den Prozess zu stoppen, wenn er schon zu lange anhält. Beispiele von Dingen, die zur Überstimulierung führen, sind im Folgenden aufgeführt:

- Gedankenrasen;
- über die Vergangenheit grübeln;
- Pläne für neue Aktivitäten oder Abenteuer schmieden;
- über kreative Gedanken oder Ideen nachdenken;
- Gedanken wiederholen, um sie im Gedächtnis zu behalten, statt sie aufzuschreiben;
- neue Projekte beginnen;
- Erinnerungen an die Vergangenheit, besonders an gefühlsgeladene Ereignisse.

Die Stimulierung durch die Umgebung reduzieren ▶ Der erste Schritt zur Reduzierung von Überstimulierung ist zu erkennen, was geschieht. Sie merken vielleicht, dass Sie sich angespannt fühlen, ängstlich oder unruhig sind, aber vielleicht wissen Sie nicht immer, woher es kommt.

MONIKA fühlt, wie sie anspannt wird, wenn die Kinder durchs Haus laufen und schreien. Der zweite Schritt besteht darin, die Quelle der Stimulierung zu identifizieren. Ist es etwas in Ihrer Umgebung oder etwas in Ihrem Innern? In Monikas Fall sind es ihre Kinder. Der dritte Schritt ist es, aktiv zu werden. Monika kann Einfluss auf die Aktivität der Kinder nehmen, dafür sorgen, dass sie sich mit etwas beschäftigen, das weniger Lärm macht, oder sie kann das Zimmer verlassen, bis sie sich fähig fühlt, damit umzugehen.

Ist die Quelle der Überstimulierung in Ihrer Umgebung zu finden, suchen Sie nach einer Möglichkeit, für Ruhe zu sorgen, oder distanzieren Sie sich von ihr. Das kann zum Beispiel bedeuten, die Lautstärke des Fernsehers oder eines Radios herunterzudrehen, sich von einer Menschenmenge zu entfernen oder die Kinder zu bitten, etwas leiser zu spielen. Suchen Sie sich einen ruhigen Platz, um Ihre Gedanken zu sammeln und sich zu beruhigen. Sie können in ein anderes Zimmer gehen, still spazieren gehen, das Licht ausdrehen und sich hinlegen oder eine Zeit lang in Ihrem Auto sitzen.

Ist Unordnung die Quelle der Überstimulierung, können Sie davor fliehen oder versuchen, Ordnung zu schaffen. Zu Letzterem finden Sie Tipps im Abschnitt »Sich überfordert fühlen« (siehe S. 153 f.). Gehen Sie Schritt für Schritt vor, um Ihre Umgebung zu beeinflussen, indem Sie eins nach dem anderen in Ordnung bringen.

Die innere Stimulierung reduzieren ▶ Es ist in vielerlei Hinsicht leichter, die externe Stimulation zu kontrollieren, als die innere Stimulierung in den Griff zu bekommen. Von einer geschäftigen Umgebung können Sie sich entfernen, aber einem geschäftigen Verstand können Sie sich nicht entziehen. Um die innere Stimulation zu reduzieren, müssen Sie Mittel und Wege finden, Ihren Geist zu beruhigen oder Ihre Gedanken zu ordnen. Ziel ist es, die mentalen Prozesse zur Ruhe zu bringen, um nicht mehr überstimuliert zu werden. Hier ein paar Ideen dazu:

- Beruhigen Sie die Umgebung: Aktiv zu werden, um Ihre Umgebung zu beruhigen, ist ein guter erster Schritt. Herrscht draußen weniger Lärm, herrscht auch weniger Verwirrung in Ihrem Kopf. Befolgen Sie die oben genannten Hinweise zur Reduzierung der Überstimulierung in Ihrer Umgebung.
- Beruhigen Sie sich: Psychische Überstimulation scheint von starken Emotionen wie Angst oder Erregung genährt zu werden. Machen Sie eine Entspannungsübung, um die Anspannung in Ihrem Körper zu reduzieren, lenken Sie sich eine Zeit lang durch Musik ab oder legen Sie die Füße hoch und ruhen Sie kurz aus. Alles, was Sie in der Vergangenheit als entspannend empfunden haben oder was Ihnen geholfen hat, sich »herunterzuschrauben«, wenn Sie gestresst waren, kann dazu beitragen, die psychische Überstimulierung zu reduzieren.
- Ordnen Sie Ihre Gedanken: Eines der Symptome von Hypomanie und Manie besteht darin, eine Vielfalt von Ideen für neue Aktivitäten oder Abenteuer zu haben. Manchmal spürt man einen Schub von Motivation, der den Wunsch einflößt, vernachlässigte Arbeiten im Haus anzupacken, eine kreative Aufgabe zu bewältigen oder irgendeinen Aspekt Ihres Lebens zu ändern. Es kann so scheinen, als führte eine neue Idee zur nächsten. Das kann ein gutes Gefühl sein, besonders wenn Sie vor Kurzem noch an Depressionen gelitten haben und Ihr Denken sich verlangsamt hatte oder Ihre Motivation schwach ausgeprägt war. Aber wenn Sie der internen Stimulierung keine Grenze setzen, kann sie einen Punkt erreichen,

an dem Sie zu viele Ideen haben und Ihre Gedanken wirr und deshalb belastend werden. Um den Drang zu kontrollieren, jede neue Idee befolgen zu wollen, probieren Sie die folgende Übung zum Setzen von Zielen aus, um wieder Ordnung in Ihrem Kopf zu schaffen.

Haben Sie das Gefühl, dass Sie überstimuliert sind, überwältigt von zu vielen Ideen oder zu vielen Dingen, die Sie erledigen sollen, nutzen Sie Arbeitsblatt 5.10, um Ordnung in Ihre Gedanken zu bringen. Machen sich die Symptome von Manie und Hypomanie bemerkbar, kann es einem vorkommen, als hätten alle neuen Ideen höchste Priorität. Man geht von einem Projekt zum nächsten, fängt vieles an, aber bringt nur weniges zu Ende. Jede Aktivität scheint, als wäre es völlig vernünftig, das zu tun, aber wenn Sie sich zu viel vornehmen, überstimulieren Sie sich.

Nutzen Sie das Arbeitsblatt, um alle Ideen zu Aktivitäten aufzuschreiben, die Ihnen durch den Kopf gehen. Dazu gehören Dinge, die Sie tun müssen, die Sie tun wollen, und Dinge, die Sie schon eine Weile vor sich herschieben. Haben Sie alles notiert, versuchen Sie zu entscheiden, ob die einzelnen Einträge höchste (**H**), mittlere (**M**) oder niedrige (**N**) Priorität haben und markieren dies. Höchste Priorität bedeutet, dass es sich um eine sehr wichtige Aufgabe handelt oder Sie diese in einer festgesetzten Frist erledigen müssen. Dazu kann z.B. das Überweisen der Miete oder das Besorgen von Medikamenten gehören. Aufgaben niedriger Priorität sind Aufgaben, die warten können. Es entstehen keine Folgen, wenn Sie sie nicht gleich erledigen, wie sich z.B. einen speziellen Film anzusehen oder Ihren Kleiderschrank aufzuräumen. Es gehören auch Dinge dazu, deren Nichterfüllung nur geringe Konsequenzen nach sich zieht, zum Beispiel zum Geschäft zu gehen, um Milch zu besorgen. In diesem Fall würden Sie die Aufgabe erfüllen, wenn Sie Zeit hätten, aber eine Notsituation liegt nicht vor. Aufgaben mittlerer Priorität liegen irgendwo in der Mitte zwischen Aufgaben niedriger und höchster Priorität.

ARBEITSBLATT 5.10 Ziele und Prioritäten setzen

Derzeitige Aktivitäten, Pflichten und Interessen	Priorität			Rangfolge
	Hoch	Mittel	Niedrig	
	H	M	N	
	H	M	N	
	H	M	N	
	H	M	N	
	H	M	N	
	H	M	N	
	H	M	N	
	H	M	N	
	H	M	N	
	H	M	N	
	H	M	N	
	H	M	N	
	H	M	N	
	H	M	N	
	H	M	N	
	H	M	N	
	H	M	N	
	H	M	N	
	H	M	N	
	H	M	N	
	H	M	N	
	H	M	N	

Wenn Sie Ihre Liste erstellt und die Bewertung nach Prioritäten vorgenommen haben, gehen Sie die Liste noch einmal durch. Enthält sie zu viele Einträge, denen Sie eine hohe Priorität zugemessen haben, überlegen Sie noch einmal, ob diese Dinge wirklich jetzt sofort getan werden müssen oder warten können, bis Sie mehr Zeit haben. Beim ersten Durchgang denkt man leicht, dass vieles wichtig ist, auch wenn dies nicht zutrifft.

Pauls ARBEITSBLATT 5.10

Derzeitige Aktivitäten, Pflichten und Interessen	Priorität Hoch	Priorität Mittel	Priorität Niedrig	Rangfolge
Das neue Buch auslesen	H	M	(N)	
Miete bezahlen	(H)	M	N	*1*
Mamas Anruf erwidern	H	(M)	N	
Ölwechsel	H	(M)	N	
Alice für Freitagabend einladen	(H)	M	N	*3*
Bankkonto eröffnen	H	(M)	N	
Über Codes des PS2-Spiels nachdenken	H	M	(N)	
Für einen Job bewerben	H	(M)	N	
Computer zur Reparatur bringen	(H)	M	N	*7*
Lebensmittel besorgen	H	(M)	N	
Zigarren besorgen	(H)	M	N	*8*
Neues Rezept für Medikamente holen	H	(M)	N	
Waschcenter	(H)	M	N	*4*
Kurs besuchen	H	(M)	N	
Zerbrochenes Autofenster reparieren	(H)	M	N	*5*
Die Telefonnummer von Alice raussuchen	(H)	M	N	*2*
Referat für die Uni fertig schreiben	(H)	M	N	*6*

Die Einträge, die schließlich tatsächlich eine hohe Priorität haben, ordnen Sie danach, in welcher Reihenfolge Sie sie erledigen wollen: mit einer »1« neben dem wichtigsten Eintrag, einer »2«

neben dem zweitwichtigsten Eintrag usw. Schreiben Sie die Ziffern in die Spalte mit der Überschrift »Rangfolge«.

Als Nächstes kommt der schwierigste Punkt. Sie müssen sich nun zwingen, eins nach dem anderen zu tun, angefangen mit dem wichtigsten Eintrag. Auch wenn der Instinkt Sie treibt, von einer Aktivität zur nächsten zu springen, vereinbaren Sie mit sich, erst eine Aufgabe zu lösen, bevor Sie zur nächsten übergehen.

Sich überfordert fühlen

- Wissen Sie genau, was Sie tun müssen, können sich aber nicht überwinden, es anzupacken?
- Wenn Sie mit einer schwierigen Aufgabe konfrontiert sind, denken Sie dann sofort an alle Einzelheiten, die erledigt werden müssen, und sind erschöpft und entmutigt, noch bevor Sie anfangen?
- Kommt es Ihnen etwas so vor, als könnten Sie es im Augenblick nicht bewältigen?
- Veranlasst Sie das, auf Zeit zu spielen und es länger vor sich herzuschieben, als Sie sollten?

Falls Sie solche Fragen bejahen, fühlen Sie sich vermutlich generell schnell überfordert. Aufgaben ganz fallen zu lassen oder zu meiden, führt gewöhnlich dazu, immer mehr in Verzug zu geraten. Zu wissen, dass die Aufgaben sich vor Ihnen auftürmen, kann Ihre Depressionen verschlimmern:

Wenn Sie sich überfordert fühlen, sagen Sie sich oft »Ich kann das nicht« und fühlen sich extrem angespannt. Gehen Sie einer Aufgabe aber aus dem Weg und sagen sich: »Jetzt, wo du ausgewichen bist, ist alles in Ordnung«, dann fühlen Sie sich entspannter. Sie bringen sich damit unbeabsichtigt bei, dass es Stress bedeutet oder schlecht ist, schwierige Aufgaben zu übernehmen, und dass Sie sich besser fühlen, wenn Sie ihnen aus dem Weg gehen. Das heißt, wenn Sie das nächste Mal vor einem schwierigen Problem stehen, werden Sie ihm vermutlich eher aus dem Weg gehen als es anzupacken. In der Folge beginnen Sie, Ihr Selbstvertrauen einzubüßen. Haben Sie aber wenig Selbstvertrauen, werden Sie sich wahrscheinlich mit Stresssituationen immer weniger konfrontieren. In der Zwischenzeit werden Probleme oder Aufgaben größer und schwieriger. All dies führt dazu, dass Ihre Depression sich verstärkt.

Der beste Weg, mit dieser Situation klarzukommen, besteht darin, die Aufgabe oder das Aufgabenbündel auseinanderzunehmen und anzupacken!

Wie man Überforderndes auseinandernimmt

Die Methode zur Bewältigung des Gefühls, überfordert zu sein und Fortschritte zum Erreichen von Zielen zu machen, liegt in einer Änderung, wie man eine Aufgabe oder ein Problem betrachtet. Ob es nun darum geht, das Haus zu putzen, die Unterlagen für die Einkommensteuer vorzubereiten oder sich einen Job zu suchen – man kann eine große, überwältigende Aufgabe in kleinere, lösbare Teile auseinandernehmen. Es hängt alles von der Perspektive ab.

Betrachten Sie z.B. eine chaotische Wohnung als ein Katastrophengebiet, das zu putzen Wochen dauert, dann kann diese Aufgabe zu überwältigend sein, um damit zu beginnen. Wenn Sie sich eine Arbeit suchen wollen, aber erst über all das nachdenken, was getan werden muss, um sich darauf vorzubereiten, zum Beispiel eine freie Stelle zu finden, jemanden zu überzeugen, er solle Sie einstellen usw., kann das schiere Ausmaß der Aufgabe Sie zur Salzsäule erstarren lassen. Wenn Sie depressiv sind und Ihre Motivation niedrig ist, können Sie sich nicht einmal vorstellen, womit Sie beginnen sollen. Ist Ihre Konzentration begrenzt, sind Sie unter Umständen nicht fähig, lang genug an eine Sache zu denken, um Ordnung in Ihre Gedanken zu bringen. Ist Ihre Energie begrenzt, sind Sie vielleicht zu müde, um der ganzen Anstrengung standzuhalten. Das heißt:

Depression + eine große Aufgabe = Gefühl der Überforderung

Wollen Sie eine große Aufgabe lösen, dann probieren Sie die im Folgenden vorgestellten Schritte aus, um sie in kleinere, lösbare Teile auseinanderzunehmen, und achten Sie darauf, immer einen Schritt nach dem anderen zu machen.

Schritt 1 ▶ Reden Sie sich nicht ein, dass alles auf einmal gemacht werden muss.

Ihnen sagt es vielleicht mehr zu, sich an einem Tag um alles zu kümmern, aber das ist unter Umständen nicht vernünftig. Tragen Sie in Arbeitsblatt 5.11 Gedächtnisstützen ein, die Ihnen helfen, sich realistische Ziele zu setzen.

ARBEITSBLATT 5.11 Gedächtnisstützen zum Setzen realistischer Ziele

Wie ich mich daran erinnern kann, eins nach dem andern zu tun:

Beispiel: Etwas zu tun ist besser als gar nichts zu tun.

MONIKA hat etwas von einer Perfektionistin und erwartet stets von sich, obenauf zu sein. Als sie sich sagen wollte, dass es in Ordnung sei, nur einen kleinen Teil der Arbeit zu erledigen, klappte das nicht, weil ein anderer Teil von ihr erwiderte, sie sollte aber in der Lage sein, alles fertig zu bekommen. Sie war früher, das heißt, als sie nicht so depressiv war, durchaus in der Lage, große Aufgaben an einem Tag zu bewältigen. Wenn Sie wie Monika sind, müssen Sie daran arbeiten, nicht so viel von sich zu verlangen. Es ist besser, an einem Tag einen kleinen Teil der Arbeit zu erledigen als gar nichts. Etwas ist besser als nichts. Sagen Sie sich das vor, wenn Ihr Perfektionismus Sie dazu treibt, zu hohe Maßstäbe anzulegen.

Schritt 2 ▶ Schreiben Sie alle Schritte auf, die nötig sind, um Ihr Problem zu lösen oder Ihre Aufgabe zu erfüllen.

Vielleicht schreiben Sie es nicht gern auf, aber es auf Papier zu bannen, hilft Ihnen, sich nicht mehr so überwältigt zu fühlen. Tragen Sie Ihre Ideen in Arbeitsblatt 5.12 ein und schauen Sie, ob es für Sie funktioniert.

ARBEITSBLATT 5.12 Schritte, die Sie tun möchten

Die Schritte, die ich tun möchte:

PAUL empfand es als hilfreich, eine Liste der Schritte anzulegen, die er tun musste, um ein Referat für die Uni zu schreiben. Als er die Aufgabe in ihre Einzelteile zerlegte, schien sie ihm lösbarer zu sein als vorher.

MONIKA fing an, die Schritte zu notieren, die nötig waren, um ihr Haus zu putzen, und wurde überwältigt von den vielen Dingen, die sie machen musste. Sie legte die Liste weg und fing einfach mit der Arbeit an. Sie fand es also besser, gleich zu Schritt 3 weiterzugehen.

Schritt 3 ▶ Wählen Sie einen Punkt aus, an dem Sie beginnen können.

Es kann sich ein erster Schritt aufdrängen, aber in den meisten Fällen ist es besser, überhaupt etwas zu tun – auch wenn die Reihenfolge dadurch gesprengt wird – als nichts zu tun. Wenn Sie den Drang verspüren, mehr als einen Schritt zu tun, bäumen Sie sich dagegen auf: Nehmen Sie sich zu viel vor, werden Sie sich von Neuem überfordert fühlen. Wählen Sie Ihren ersten Schritt aus und schreiben Sie ihn auf Arbeitsblatt 5.13. Ihn geschrieben zu sehen, kann Ihnen helfen, Ihre Vereinbarung mit sich selbst einzuhalten.

ARBEITSBLATT 5.13 Ihr erster Schritt

Hiermit will ich anfangen:

SABINE bezahlte hin und wieder ihre Rechnungen verspätet. Sie hasste diese Aufgabe, weil es sie immer daran erinnerte, dass sie und ihr Mann sehr wenig Geld hatten. Da sie es oft vermied, sich um die Rechnungen zu kümmern, hatte sie kein Ablagesystem, sie wusste nicht, wo ihr Scheckbuch war, und kannte die regulären Termine nicht, bis zu denen bezahlt werden musste. Sie dachte daran, eine Ablage anzulegen, aber das kostete mehr Zeit, als sie für die Aufgabe aufwenden wollte. Stattdessen suchte sie jedes Mal ihr Scheckbuch und bezahlte ihre Rechnungen so, wie sie diese fand. Sabine wusste, dass das nicht die effektivste Art war, damit umzugehen, aber wenigstens wurde es gemacht.

Wie man eine Aufgabe anpackt

Schritt 1 ▶ Wählen Sie einen Tag und eine Uhrzeit, zu der Sie anfangen.

Treffen Sie eine Vereinbarung mit sich, was den Beginn des ersten Schritts zur Erfüllung Ihrer Aufgabe betrifft. Wählen Sie eine realistische Zeit aus, wenn keine Unterbrechungen zu erwarten sind und andere Verpflichtungen nicht stören. Setzen Sie den Termin an, wenn Sie Zeit und Energie haben.

Schritt 2 ▶ Machen Sie den ersten Schritt auch dann, wenn Sie nicht in der Stimmung sind, sich nicht motiviert fühlen oder Ihnen zig andere Dinge einfallen, die Sie lieber tun würden. Sagen Sie sich, dass ein kleiner Fortschritt besser ist, als gar keiner.

Viele Menschen beklagen sich, dass ihnen die Motivation und das Interesse fehlt, um unangenehme Aufgaben anzugehen, besonders wenn allein schon der Gedanke daran sie überfordert. Sie schieben die Dinge vor sich her, bis sie motiviert sind, aber dieses Gefühl stellt sich selten ein. Es gibt keinen Zaubertrick, der Ihre Motivation erhöht oder Sie zwingen kann, aktiv zu werden. Letzten Endes geht es nur darum, dass Sie sich davon überzeugen, dass es in Ihrem ureigenen Interesse ist, aktiv zu werden. Sie tun den ersten Schritt trotz Ihres Widerstands und Ihrer Ausreden, weil Sie glauben, dass es das Richtige ist. In diesem Moment ignorieren Sie die negativen Emotionen, die Sie lähmen, und fangen einfach an. Sobald Sie aktiv werden, wird sich die Motivation von selbst einstellen.

Schritt 3 ▶ Streichen Sie jeden Schritt von der Liste, sobald Sie die Aufgabe erfüllt haben.

Klopfen Sie sich auf die Schulter oder gönnen Sie sich eine Belohnung, machen Sie etwas Angenehmes, weil Sie die Initiative ergriffen haben. Sagen Sie sich nicht, dass es keine Rolle spielt, weil Sie ja noch so viel mehr zu tun haben. Sie müssen sich bewusst machen, dass die Arbeit sich gelohnt hat.

Wenn Sie zu den Menschen gehören, die von der Erleichterung motiviert sind, die sich einstellt, wenn eine Arbeit getan wurde, ist das Wissen um die Erfüllung der Aufgabe unter Umständen die einzige Belohnung, die Sie brauchen. Ist die Aufgabe, die Sie sich vorgenommen haben, schwierig für Sie und macht Ihnen nicht viel Spaß, müssen Sie einen anderen Weg finden, um sich positive Verstärkung zu holen. Dies ist ein wichtiger Schritt, weil er ein Grund ist, auf dem begonnenen Weg weiterzumachen. Überlegen Sie sich eine mögliche Belohnung. Es muss keine große Belohnung sein. Gönnen Sie sich z.B. eine Pause, essen Sie ein Eis, schauen Sie sich eine Lieblingssendung im Fernsehen an oder nehmen Sie ein Schaumbad. Planen Sie Ihre Belohnung und tragen Sie sie in Arbeitsblatt 5.14 ein, um sich daran zu erinnern.

ARBEITSBLATT 5.14 Ihre Belohnungen

Wenn ich es schaffe, aktiv zu werden, werde ich mir die folgende Belohnung gönnen:

Hier einige Beispiele für Belohnungen: Sabine belohnt sich dafür, dass sie Rechnungen bezahlt hat, mit einer gemütlichen Tasse Tee und einer ausgiebigen Nagelpflege. Monika wirft sich nicht länger vor, eine Aufgabe verschleppt zu haben; sie verzichtet ganz bewusst auf Selbstkritik und freut sich, wenn Sie ihr Ziel erreicht hat. Paul wird sich nach dem Abschluss des Referats zum Abendessen sein Lieblingsdessert gönnen.

Schritt 4 ▶ Wählen Sie den nächsten Teil der Aufgabe aus und setzen Sie sich einen Termin. Wiederholen Sie die Schritte 1–4, bis Sie fertig sind.

Sobald Sie die Aufgabe insgesamt erledigt haben, spenden Sie sich Lob und gönnen Sie sich eine Belohnung. Sie können auch jemandem von Ihrem Erfolg erzählen, der verstehen und würdigen kann, was Sie erreicht haben!

Das Erreichte nicht abwerten

SABINE erwartet sehr viel von sich, selbst wenn sie depressiv ist. Sie kann es sich nicht verzeihen, wenn sie kaum Energie aufbringt oder sich nicht konzentrieren kann. Sie benutzt die beschriebene »Schritt für Schritt«-Methode, wenn sie überfordert ist und stecken bleibt, aber wenn sie dann einen Schritt geschafft hat, erkennt sie dies nicht an, sondern kritisiert sich, weil sie es nicht eher oder besser gemacht hat.

Sich zu kasteien, nachdem man eine Aufgabe erledigt hat, ist nicht der richtige Weg, um sich zu motivieren. Als Trainer eines Kindes oder eines Schülers würden Sie diese nicht ausschimpfen, weil sie eine Aufgabe nicht eher oder nicht besser erfüllt hat. Täten Sie das, würde das Kind oder der Schüler sich nicht mehr anstrengen. Ihnen geht es da nicht anders.

Bipolare Menschen, die eine perfektionistische Ader haben, schaden sich selbst, indem sie sich Ermutigung und Lob versagen. Wenn Sie mit Stimmungsschwankungen und all den anderen Symptomen einer bipolaren Störung zu kämpfen haben, ist Perfektion nur schwer zu erreichen. Falls Sie auch einen Hang zum Perfektionismus haben, dann versuchen Sie, sich nicht niederzumachen, indem Sie mehr von sich erwarten, als vernünftig ist. Manchmal sollten Sie sich schon allein deshalb auf die Schulter klopfen, weil Sie morgens aufgestanden sind, denn das kann je nach Umständen eine große Leistung sein.

Der Kreislauf der Lethargie

Wenn man depressiv ist, gerät man schnell in einen Kreislauf der Lethargie. Eine Depression führt dazu, dass Sie wenig Energie haben, schnell ermüden und das Interesse an Ihren gewohnten Aktivitäten verlieren. Wenn Sie weniger tun als sonst, fühlen Sie sich aber noch schlechter. Dies nährt wiederum Ihre Depression.

Um die Lethargie zu überwinden, muss man einen Weg finden, diesen Kreislauf zu durchbrechen, und aktiv werden. Wie

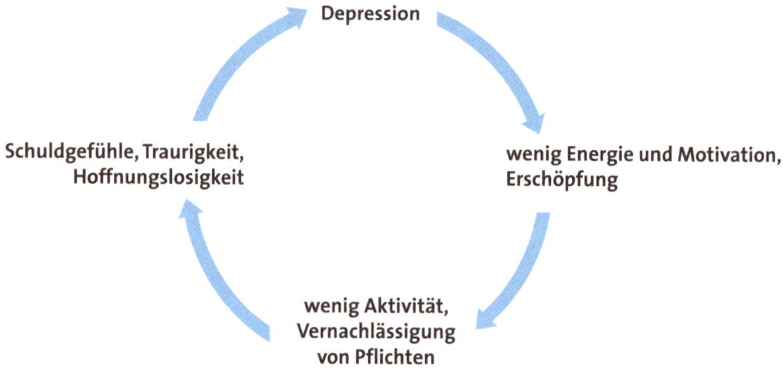

schon in der letzten Übung geht es darum, Aufgaben zu strukturieren, um sie nicht so überwältigend erscheinen zu lassen, und immer einen Schritt nach dem anderen zu tun.

Sind Sie schon seit geraumer Zeit im Teufelskreis der Lethargie gefangen, mögen Sie es für besonders schwierig halten, einen Ausweg für sich zu finden. Vermutlich werden Sie nur dann aktiv, wenn es einen wirklich guten Grund dafür gibt. Bevor Sie die folgenden Übungen durcharbeiten, lassen Sie sich daher etwas Zeit, um nachzudenken und Gründe zu finden, warum es gut für Sie wäre, die Lethargiefalle zu durchbrechen und aktiv zu werden. Schreiben Sie die Gründe auf Arbeitsblatt 5.15.

MONIKAS Gründe sind, dass sie für ihre Kinder sorgen muss; sie ist es leid, Angst zu haben, und ihr geht es besser, wenn sie nicht nur träge auf dem Sofa liegt.

PAULS Grund, die Passivität abzuschütteln, ist, dass er sehr viel zu tun hat. Die Probleme werden immer schlimmer, wenn er sich nicht darum kümmert, und er kann es nicht ausstehen, anders als alle anderen zu sein.

SABINE stürzt nur noch selten ab, da sie gelernt hat, ihre Symptome zu kontrollieren, aber wenn sie früher lethargisch war, wollte sie diesen Zustand abschütteln, denn auch wenn sie nicht aktiv wurde, konnte sie doch nicht aufhören, darüber nachzudenken, dass sie sich eigentlich erheben und etwas tun sollte. Es mag ausgesehen haben, als ruhe sie sich aus, aber ihre Schuldgefühle und ihre Selbstkritik machten diesen Zustand alles andere als geruhsam.

ARBEITSBLATT 5.15 **Ihre Gründe, um aktiv zu werden**

Meine Gründe, um aktiv zu werden:

Aktivitätsplan

Manche Betroffene finden es hilfreich, sich an einem Stundenplan zu orientieren, wenn sie depressiv, passiv oder unsystematisch sind. Ohne einen regelmäßigen Aktivitätsplan, etwa für Arbeit oder Schule, verschwendet man leicht viel Zeit mit Nichtstun. Das Problem mit dem Nichtstun ist, dass Sie es verpassen, Dinge zu tun, die Ihr Selbst aufbauen können oder Ihnen das Gefühl vermitteln, etwas geschafft zu haben. Ebenso können Sie auch Gelegenheiten verpassen, Freude zu empfinden. Sich an angenehmen Aktivitäten zu beteiligen, kann Ihre Stimmung heben. Dann fühlen Sie sich oft auch energiegeladener und motivierter, sich um die anderen Aspekte Ihres Lebens zu kümmern.

Das Arbeitsblatt 5.16 ist ein Aktivitätsplan für Sonntag bis Samstag. Sie können wahlweise auch einen Plan für weniger Tage oder auch nur für einen Tag machen.

Um Ihren Aktivitätsplan bestmöglich zu nutzen, nehmen Sie sich am Abend zuvor etwas Zeit, um den folgenden Tag zu planen. Wenn Sie wissen, was Sie morgen tun wollen, sparen Sie Zeit und verhindern, dass Ihr Motivationsmangel völlig die Kontrolle über Sie gewinnt.

Im Folgenden finden Sie ein paar Tipps zur Erstellung Ihres Aktivitätsplans:

- Tragen Sie ein, wann Sie aufstehen und wann ins Bett gehen wollen.
- Tragen Sie regelmäßige Aktivitäten wie Arbeit oder Verabredungen ein.
- Planen Sie jeden Tag wenigstens eine angenehme Aktivität ein.
- Rechnen Sie für jeden Tag genügend Zeit ein, um wenigstens eine Aufgabe zu erfüllen.
- Seien Sie realistisch bei der Planung. Nehmen Sie sich nicht zu viel vor.

ARBEITSBLATT 5.16 Ihr Aktivitätsplan, Sonntag bis Mittwoch

Tragen Sie ein X in das Kästchen ein, wenn die Sache erledigt ist.

Zeit	Sonntag Datum:	Montag Datum:	Dienstag Datum:	Mittwoch Datum:
9.00				
10.00				
11.00				
12.00				
13.00				
14.00				
15.00				
16.00				
17.00				
18.00				
19.00				
20.00				
21.00				

ARBEITSBLATT 5.16 Ihr Aktivitätsplan, Donnerstag bis Samstag

Tragen Sie ein X in das Kästchen ein, wenn die Sache erledigt ist.

Zeit	Donnerstag Datum:	Freitag Datum:	Samstag Datum:
9.00			
10.00			
11.00			
12.00			
13.00			
14.00			
15.00			
16.00			
17.00			
18.00			
19.00			
20.00			
21.00			

Eine einfachere Methode, als gleich einen kompletten Aktivitätsplan zu erstellen, ist es, für jeden Tag eine kurze Liste dessen zu machen, was Sie unbedingt erledigen müssen und was Sie gern tun würden, falls Sie dazu die Zeit und die Energie haben. Die Dinge, die unbedingt erledigt werden müssen, sind Ihre A-Liste. Sie sollten für jeden Tag nicht mehr als ein paar Dinge in diese Liste schreiben. Es sind Dinge, die nicht warten können, wie Rechnungen bezahlen, Lebensmittel besorgen oder einen wichtigen Termin wahrnehmen.

Zu den Einträgen auf der B-Liste gehören Dinge, die Sie gern machen würden, falls Sie die Zeit dazu haben. Sie müssen nicht unbedingt an diesem Tag erledigt werden, aber wenn Zeit und Energie es zulassen, würden Sie sie tun. Dazu gehört u.a., etwas früh zu erledigen, statt zu warten, bis es ganz dringend ist, oder ein neues Rezept vor der letzten Tablette zu besorgen. Aktivitäten der B-Liste können auch vergnügliche Aktivitäten sein, wie einen Freund zu besuchen, sich mit einem Hobby zu beschäftigen oder zur Entspannung ein Buch zu lesen. Auf der B-Liste für jeden Tag sollten ebenfalls nicht mehr als ein paar Einträge stehen, besonders dann, wenn das Abarbeiten Ihrer A-Liste viel Zeit in Anspruch nehmen wird.

Das Ziel ist, die Aktivitäten auf Ihrer A-Liste zu erledigen, bevor Sie mit der B-Liste beginnen. Wie die Übung »Ziele und Prioritäten setzen« (Arbeitsblatt 5.10, siehe S. 151) erlaubt dieses Vorgehen, die wichtigsten Dinge zuerst zu erledigen, Probleme zu lösen und das Gefühl zu bekommen, etwas geschafft zu haben. Übrig gebliebene Einträge können am folgenden Tag erledigt werden.

Es folgt das Beispiel der A-Liste und B-Liste, die Paul nach der Beschäftigung mit dem Arbeitsblatt 5.10 zum Setzen von Zielen angelegt hat.

PAULS A-Liste

Dinge, die ich heute tun muss:

1. Miete zahlen.
2. Mir Alices Telefonnummer von ihrer Freundin beschaffen.
3. Alice für Freitagabend einladen.

PAULS B-Liste

Dinge, die ich gern tun würde, wenn meine A-Liste erledigt ist:

1. Eine Ladung Wäsche waschen (Unterwäsche).
2. Die Reparaturwerkstatt anrufen, um einen Termin für die Reparatur meines Wagens zu vereinbaren.
3. Am Referat arbeiten, das ich nächste Woche abgeben muss.

Der Wunsch nach Veränderung

Es ist völlig normal, Ihr Leben von Zeit zu Zeit verändern zu wollen. Wir haben alle den Drang, unsere Frisur zu ändern, in ein neues Haus zu ziehen oder das Haus zu streichen, die Möbel umzustellen, ein neues Hobby zu erlernen, den Job zu wechseln oder unser Leben anderweitig interessanter zu machen. Veränderung an sich ist nie falsch. Aber sie kann sich negativ auswirken, wenn zu viele Veränderungen gleichzeitig angepackt werden – zum Beispiel wenn man zu viele Projekte anfängt, aber nur wenige beenden kann. Hypomanie und Manie verstärken den Drang nach Veränderung und können Betroffene dazu veranlassen, aktiv zu werden, ohne vorher richtig darüber nachzudenken. Sind Sie schnell ablenkbar, könnten Sie damit beginnen, etwas an Ihrem Heim zu verändern, wie zum Beispiel die

Möbel umzustellen, plötzlich aber werden Sie auf eine andere Sache aufmerksam, wie etwa an den Fotoalben zu arbeiten oder die Toilette zu säubern. Bevor die zweite Aufgabe angepackt und erledigt werden kann, fällt Ihnen eine dritte ein, besonders wenn Sie sich im Stadium der Hypomanie befinden, die mit vielen kreativen Ideen verbunden ist. Kämen Sie mit all den Veränderungen, die Sie sich vornehmen, zurecht, wäre es kein Problem. Aber wenn Sie sich ablenken lassen und wenn Sie zu viele Ideen haben, bricht schnell das Chaos aus und Sie sind von all dem, was Sie tun wollen, überfordert. Folgt auf eine hypomanische oder manische Phase eine Depression, können die unbeendeten Projekte oder Aufgaben, die Unordnung in Ihrem häuslichen Umfeld oder die Geldausgaben für Materialien, die man braucht, um die gewünschten Änderungen umzusetzen, wiederum dazu beitragen, dass Sie sich schlecht fühlen.

Es gibt Strategien zur Bewältigung des Drangs nach Veränderung. Die erste besteht darin, zwischen der Idee und der Umsetzung etwas Zeit verstreichen zu lassen. Dieser Aufschub verschafft Ihnen Zeit, sich ein paar Fragen zu stellen:

- Will ich diese Veränderung wirklich?
- Ist sie meine Zeit und Energie wert?
- Wie viel Mühe bin ich bereit, dafür aufzuwenden?
- Halten das andere auch für eine gute Idee?
- Habe ich ganz generell den Wunsch nach Veränderung, oder bin ich wirklich unzufrieden damit, wie bestimmte Dinge jetzt sind?

Wenn Sie glauben, dass der Wunsch nach Veränderung von der Hypomanie oder Manie gespeist wird, ist es eine andere Strategie, die erforderlichen Vorsichtsmaßnahmen zur Symptomkontrolle zu ergreifen und sich anschließend zu fragen, ob es eine kleine Veränderung geben kann, die dieses Bedürfnis befriedigt. Beispiele: Statt einen neuen Wagen zu kaufen, können Sie den, den Sie haben, nicht waschen und wachsen lassen? Statt in ein anderes Apartment zu ziehen, gibt es etwas, das Sie in Ihrem alten verändern könnten, um es anziehender oder ordentlicher zu machen? Könnten Sie vielleicht Möbel umstellen, um mehr Platz zu schaffen, statt sich eine größere Wohnung zu suchen? Wenn Sie das Bedürfnis haben, Ihre Haarfarbe zu ändern, sollten Sie eher ein Produkt aus, das sich auswaschen lässt. Statt sich einen extremen Haarschnitt machen zu lassen, probieren Sie ein anderes Styling aus oder bitten Sie eine Freundin oder einen Haarspezialisten darum, es für Sie zu tun. Wollen Sie einen neuen Look, arbeiten Sie mit den Kleidern, die Sie haben, statt sich etwas Neues zu kaufen. Wenn Sie Accessoires brauchen, gehen Sie zu einem Discounter oder zu einem Secondhandladen, bevor Sie Geldausgaben tätigen, die Sie später bereuen könnten. Planen Sie größere Veränderungen, wie mit einem Freund, einer Freundin, dem Liebsten oder Ehepartner Schluss zu machen, lesen Sie erst Kapitel 10. Dort werden Sie lernen, wie man die Dinge entschleunigt, sich konzentriert und gute, tragfähige Entscheidungen treffen kann.

Was ist der nächste Schritt?

Dieses Kapitel zeigt Ihnen, was man tun kann, um zu vermeiden, dass Symptome wiederkehren oder sich verschlimmern, wenn sie bereits da sind. Die vorgestellten Strategien sind am nützlichsten, wenn Sie sie in Ihrem Alltag anwenden können. Man muss sich vieles merken, um sie umzusetzen, deshalb werden Sie dieses Kapitel vielleicht noch einmal lesen müssen, wenn

Sie glauben, dass Ihre Symptome wiederkehren, um die Hinweise zu befolgen, die sich auf Ihre aktuelle Situation anwenden lassen. Um es einfacher zu machen, sollten Sie dazu einen bestimmten Bereich auswählen, an dem Sie arbeiten wollen, zum Beispiel Ihren Schlaf zu regulieren oder zu verhindern, dass Sie überstimuliert werden.

Eine der besten Vorsichtsmaßnahmen, die Sie zur Kontrolle der Symptome von bipolarer Störung ergreifen können, ist die regelmäßige Einnahme Ihrer Medikamente. Für viele Betroffene ist das ein heikles Thema. Deshalb ist das folgende Kapitel ganz der Frage der Einnahme von Medikamenten gewidmet. Ob Sie nun entschieden haben, gar keine Medikamente zu nehmen oder sie konsequent einzunehmen – Kapitel 6 wird Ihnen Stoff zum Nachdenken geben.

6 Medikamente bestmöglich nutzen

In diesem Kapitel

- *prüfen Sie Ihre Vorstellungen zur Einnahme von Medikamenten bei einer bipolaren Störung;*
- *finden Sie heraus, was Sie davon abhält, Ihre Medikamente regelmäßig zu nehmen;*
- *schließen Sie einen Vertrag mit sich selbst, um einen persönlichen Behandlungsplan aufzustellen;*
- *lernen Sie, was Sie tun sollten, wenn Sie eine Pause von den Medikamenten wollen.*

Bei der Diagnose einer bipolaren Störung werden in den meisten Fällen Medikamente zur Symptomkontrolle verschrieben. Diese Medikation ist keineswegs vergleichbar mit der Einnahme von Medikamenten etwa gegen eine Erkältung, Infektion oder zur Schmerzkontrolle. Hier einige grundlegende Fakten zur medikamentösen Behandlung einer bipolaren Störung:

Tatsache 1 ▶ Medikamente sind erforderlich zur umfassenden Kontrolle der Symptome dieser Störung und um zu verhindern, dass die Symptome nach einer Phase der Besserung wiederkehren. Es liegen viele Forschungsarbeiten zur Behandlung von Depression und Manie einer bipolaren Störung vor, und die Ergebnisse zeigen, dass es den Patienten mit Medikamenten besser geht als ohne sie. Tragen Sie in Arbeitsblatt 6.1 ein, wie überzeugt Sie davon sind.

ARBEITSBLATT 6.1 **Wie stark sind Sie von der Notwendigkeit der Medikation überzeugt?**

Wie stark sind Sie von Tatsache 1 überzeugt?

0%	50%	100%
Glaube ich überhaupt nicht	Bin noch nicht sicher	Weiß, dass es stimmt

Wenn Sie Zweifel an der Notwendigkeit der Medikamente haben, was würde Sie denn überzeugen?

Wie können Sie die Informationen bekommen, die Sie benötigen, um sich mit der Frage auseinanderzusetzen?

Tatsache 2 ▶ Die meisten Menschen mit bipolarer Störung nehmen Medikamente nur ungern ein. Und die meisten erleben Phasen, in denen sie die Medikamente ganz absetzen, unregelmäßig einnehmen oder die Dosierungen auf eigene Faust ändern, um sie verträglicher zu machen. Die Forschung zur Befolgung der vorgesehenen Behandlung einer bipolaren Störung zeigt, dass die Mehrheit der Menschen mit bipolarer Störung einen Teil ihrer Medikamente meistens einnehmen, alle Medikamente aber nur manchmal. Eine kleinere Gruppe nimmt stets alle verschriebenen Medikamente ein, besonders jene, die auch in anderen Bereichen ihres Lebens systematisch vorgehen und konsequent sind. Aber es gibt auch solche, die alle ihre Medikamente zugleich absetzen. Es besteht also über Ihre ganze Lebenszeit ab der ersten Medikation die Gefahr, dass es Phasen gibt, in denen Sie die Medikamente seltener einnehmen, als Ihr Arzt es Ihnen rät, oder weniger regelmäßig als verschrieben. Markieren Sie auf Arbeitsblatt 6.2 die Antworten, die auf Sie passen.

ARBEITSBLATT 6.2 Muster Ihrer Medikamenteneinnahme

Kreuzen Sie die Kategorien an, die Ihr derzeitiges Muster der Medikamenteneinnahme beschreiben

- ○ Ich nehme meine Medikamente täglich und zur gleichen Zeit ein.
- ○ Ich nehme einen Teil meiner Medikamente täglich ein.
- ○ Ich nehme meistens alle meine Medikamente ein.
- ○ Ich habe zwar vor, meine Medikamente jeden Tag einzunehmen, vergesse es aber oft.
- ○ Ich habe auf eigene Faust einen Teil meiner Medikamente abgesetzt.
- ○ Zurzeit nehme ich keine Medikamente.

Ich bin damit zufrieden, wie ich gegenwärtig meine Medikamente einnehme.

Ja ○ Nein ○

Wenn nicht, was stellt Sie daran nicht zufrieden?

Ich würde meine Medikamenteneinnahme gern verbessern.

Ja ○ Nein ○

Wenn ja, welche Verbesserungen würden Sie gern erreichen?

Tatsache 3 ▶ Die meisten gegen die Symptome einer bipolaren Störung verschriebenen Medikamente wirken nur dann, wenn sie sehr regelmäßig eingenommen werden und ausreichend hoch dosiert sind, um ein positives Ergebnis zu erzielen. Das klingt vielleicht logisch, aber da die Stimmungsschwankungen kommen und gehen, kann leicht der Gedanke entstehen, dass die Medikamente zwischendurch abgesetzt werden können.

STEFAN beispielsweise widersprach seinem Arzt, als dieser darauf bestand, dass Stefan weiter Depakote und Lithium nahm, nachdem seine Manie sich gelegt hatte: »Ich sehe nicht ein, wieso. Im letzten Jahr hatte ich eine echt schlimme Halsentzündung. Ich musste zwei Antibiotika nehmen, um gesund zu werden. Doch als die Infektion verschwunden war, brauchte ich keine Medikamente mehr zu nehmen, um eine Neuerkrankung zu verhindern. Warum also sollte ich noch Lithium nehmen? Es macht mich müde. An der Uni kann ich mich kaum konzentrieren und ich bin nicht mehr manisch.«

Stefans Einwand ist interessant, oberflächlich betrachtet klingt er durchaus logisch. Aber sein Arzt erklärte ihm, dass eine bipolare Störung nicht wie eine Infektion oder ein Virus sei, die wieder verschwinden würden. Die Medikamente bei einer bipolaren Störung kontrollierten die Symptome und könnten helfen, die Wiederkehr von Manie und Depression zu vermeiden, aber sie lösten nicht das zugrunde liegende biologisch relevante Problem, das die Symptome hervorrufe. Es sei in dieser Hinsicht vergleichbar mit Diabetes: Die Patienten nähmen Medikamente, um die Symptome von Diabetes in den Griff zu bekommen, aber bis heute gebe es kein echtes Heilmittel.

Das wurde Stefan schon öfter gesagt, und er scheint es rein intellektuell zu verstehen, ist aber nicht bereit, den Gedanken zu akzeptieren, dass er an einer chronischen psychischen Störung leidet. Er wirkte an der Behandlung mit, solange er sich schlecht fühlte, aber dabei hatte er sich nicht vorgestellt, wahrscheinlich für den Rest seines Lebens Medikamente nehmen zu müssen.

Würden Sie Stefan beipflichten? Er weist die Idee, dass er

Medikamente für den Rest seines Lebens einnehmen müsse, von sich. Denken Sie darüber nach und beantworten Sie die Fragen auf Arbeitsblatt 6.3.

ARBEITSBLATT 6.3 **Wie stark sind Sie von der Notwendigkeit der regelmäßigen Medikamenteneinnahme überzeugt?**

Wie stark sind Sie von der Tatsache überzeugt, regelmäßig Medikamente nehmen zu müssen?

0%	50%	100%
Glaube ich überhaupt nicht	Bin noch nicht sicher	Weiß, dass es stimmt

Falls Sie nicht davon überzeugt sind, welche Aussage wäre Ihrer Meinung nach zutreffender?

Was könnte Ihre Meinung ändern?

Tatsache 4 ▶ Bei der täglichen Einnahme von Medikamenten gegen bipolare Störung geht es nicht nur um Tabletten; es geht auch um die Akzeptanz eines Schicksals, mit dem man sich unter Umständen nicht abfinden kann.

MONIKA hat mit dieser Vorstellung noch zu kämpfen. Mit dem Intellekt versteht sie zwar, dass sie an einer Krankheit leidet, die behandelt werden muss. Und sie ist es leid, gegen die Krankheit und gegen die Ärzte zu kämpfen. Sie hätte gern mehr Stabilität in ihrem Leben. Emotional findet sie es jedoch inakzeptabel. Sie ist wütend, weil sie diese Krankheit hat und ihre Schwestern nicht. Wütend ist sie auch auf ihre Mutter, weil sie ihre

»schlechten« Gene an sie weitergegeben hat. Es frustriert sie, dass die Psychiater kein Heilmittel gegen die Krankheit finden können. In einer Selbsthilfegruppe sagte Monika Folgendes: »Es ist nicht fair. So sollte es nicht sein. Es ist nicht gerecht. Warum musste ich diejenige sein, die damit umgehen muss? Warum muss ich mehrere Medikamente schlucken, wenn andere nur eines schlucken müssen? Warum können sie kein Heilmittel finden? Ich hasse es, Medikamente zu schlucken. Ich schlucke nicht mal gern Aspirin. Ich bin Krankenschwester. Ich soll anderen helfen, nicht selbst die Patientin sein. So hätte es nicht kommen dürfen!«

SABINE besuchte dasselbe Treffen und tröstete Monika mit folgenden Worten: »Du hast Recht damit, dass es nicht gerecht ist. Es ist nicht gerecht, wenn manche Menschen mehr leiden müssen als andere. Und ja, es ist sehr frustrierend, dass die Wissenschaft der Heilung so vieler anderer Krankheiten näherkommt, nicht aber diese in den Griff kriegen kann. Ich finde auch, dass es nicht so sein sollte. Du hast ein Recht darauf, wütend zu sein. Aber was tust du dann? Ich war viele Jahre wütend, nachdem bei mir bipolare Störung diagnostiziert wurde. Und noch wütender war ich, als auch meine kleine Enkeltochter die Diagnose erhielt. Ich gab den Ärzten die Schuld, Gott und mir selbst. Ich habe geweint, gebetet, dass es weggeht oder es sich um eine Fehldiagnose handelt, und ich habe sogar versucht, so zu tun, als hätte ich die Krankheit nicht. Aber trotz der Klagen, Wut und Tränen kamen die depressiven Schübe immer wieder. Die Wut hat mich nicht sehr weit gebracht. Aber mich auf das Problem einzustellen, so gut ich konnte, indem ich die Instruktionen meines Arztes befolgte, hat mir die Chance zu einem neuen Leben eröffnet. Du musst die Dinge im Zusammenhang sehen,

Monika. Frag dich mal, was du tun willst, wenn du mit dem Weinen und der Wut zu Ende bist. Frag dich, was du für eine bessere Zukunft tun kannst.«

Denken Sie über das nach, was Monika und Sabine gesagt haben, und notieren Sie auf Arbeitsblatt 6.4 Ihre Vorstellungen dazu.

ARBEITSBLATT 6.4 **Wie sehen Sie Ihre bipolare Störung?**

Was denken Sie über Monikas Einstellung?

Was halten Sie von dem Rat, den Sabine ihr gibt?

Tatsache 5 ▶ Die meisten Menschen haben Vorbehalte gegen psychische Krankheiten und akzeptieren erkrankte Personen nicht so leicht.

MONIKA ist zwar Krankenschwester, aber sie sagt ihren Freunden, sie hätte lieber Diabetes als eine bipolare Störung. Sie müsste dann zwar trotzdem für den Rest ihres Lebens Medikamente einnehmen und sich darauf einstellen, aber wenigstens würde sie nicht für »verrückt« gehalten. Die Gesellschaft ändert sich langsam, und man beginnt zu verstehen, dass psychische Störungen Krankheiten sind wie die Erkrankung jedes anderen Organs des Körpers auch. So weit, dass wir Menschen mit psychischen Erkrankungen voll akzeptieren, sind wir jedoch noch nicht. Auch wenn man selbst eine psychische Störung hat, wird man nicht automatisch aufgeschlossener. Selbst Menschen mit bipolarer Störung können Vorurteile gegenüber anderen Menschen mit psychischen Störungen haben. Wenn Sie denken, dass es inakzeptabel ist, eine psychische Krankheit zu haben, dass es eine Charakterschwäche sei, oder dass psychische Störungen keine echte Krankheit sind, wird es Ihnen schwerfallen, die Störung als einen Teil von sich zu akzeptieren. Wenn Sie nicht akzeptieren, dass es diese Störung gibt, wird es eine große Herausforderung für Sie sein, an der Behandlung mitzuwirken. Denken Sie darüber nach, bevor Sie die Fragen auf Arbeitsblatt 6.5 beantworten.

ARBEITSBLATT 6.5 Ihre Meinung zu psychischen Störungen

Wenn Sie Menschen mit psychischen Störungen im Wartezimmer Ihres Arztes oder anderswo sehen, was denken Sie dann über sie?

Bezieht sich diese Meinung auch auf Sie?

Tatsache 6 ▶ Die Medikamente gegen die Symptome bipolarer Störung wirken nicht bei jedem Betroffenen gleich gut. Man kann nicht im Voraus wissen, ob ein Medikament bei einem wirkt oder nicht, und nur wenige Betroffene finden gleich beim ersten Versuch die richtige Kombination von Medikamenten. Es kann sehr hart sein, verschiedene Medikamente auszuprobieren, bis Ihr Arzt das richtige, wirksame Präparat findet, denn in dieser

Zeit leiden Sie ja unter den Auswirkungen der Symptome. Der Wechsel von Medikamenten kann auch teuer sein; falls die Krankenkasse die Kosten für bestimmte Medikamente, die Ihnen der Arzt empfiehlt, nicht trägt. Man braucht enorm viel Geduld, um bei diesem Versuch-und-Irrtum-Verfahren mitzumachen. Auf lange Sicht lohnt es sich zwar meistens; aber Zweifel auf dem Weg zum Ziel zu haben, ist normal. Notieren Sie auf Arbeitsblatt 6.6, wie Sie bisher mit dem Wechsel von Medikamenten klargekommen sind.

ARBEITSBLATT 6.6 Ihre Gründe zur Fortsetzung der Medikation

Wenn Sie zu den Menschen gehören, die zahlreiche Medikamente ausprobiert haben, bevor Sie eines fanden, das wirksam war, wie haben Sie es geschafft, diesen frustrierenden Prozess durchzuhalten?

Wenn Ihre Medikation sich noch mal ändern würde, woran würden Sie sich dann gern erinnern, um nicht aus den Augen zu verlieren, wie wichtig es ist, die Behandlung durchzuhalten?

Befinden Sie sich derzeit noch im Prozess der Suche nach dem richtigen Medikament? Was sind Ihre Gründe, um bei der Stange zu bleiben? Welchen Rat können Sie anderen geben?

Tatsache 7 ▶ Wenn Sie Ihre Medikamente gegen bipolare Störung absetzen, gehen Sie das Risiko eines Rückfalls ein; in der Folge können Sie schwer depressiv oder manisch werden. Der häufigste Grund für Rückfälle bei Betroffenen ist das Absetzen der Medikamente. Manchmal kehren die Symptome sofort wieder, manchmal kann es auch verzögert dazu kommen. Es sind diese Verzögerungen, die ihnen den Eindruck vermitteln, dass sie die Medikamente im Grunde nicht brauchen.

Wenn Sie unsicher sind, ob das auch auf Sie zutrifft, sehen Sie sich noch einmal Ihre Lebensskizze an, die Sie in Kapitel 3 (S. 82) angelegt haben. Schauen Sie nach dem Zusammenhang zwischen dem Absetzen der Medikamente und der Wiederkehr Ihrer Symptome.

Tatsache 8 ▶ Wenn Sie Ihre Medikamente gegen bipolare Störung absetzen und sie später, wenn Ihre Symptome wiederkehren, wieder nehmen wollen, sind sie unter Umständen nicht mehr so wirksam. Die Forschung anhand von Lebensskizzen hat gezeigt: Falls ein stabilisierendes Medikament wie Lithium abgesetzt und zu einem späteren Zeitpunkt wieder eingenommen wird, kann es weniger wirksam sein oder in der Symptomkontrolle sogar ineffektiv. Viele haben das Gleiche bei antidepressiven Medikamenten festgestellt.

Als PAUL ein Teenager war, gebrauchte er seinem Arzt und den Eltern gegenüber das folgende Argument: »Wenn depressive und manische Episoden nur von Zeit zu Zeit auftreten, unterbrochen von Phasen, in denen die Stimmung normal ist, ist es dann nicht denkbar, dass man in diesen Zwischenphasen gar keine Medikamente braucht? Wenn ich fünf Jahre ohne Manie leben würde, wären das fünf Jahre, in denen ich keine Medikamente bräuchte.«

Theoretisch hat Paul nicht Unrecht, aber da die Wiederkehr von Depression und Manie nicht immer vorausgesagt werden kann und gewöhnlich keinem feststehenden Muster folgt, kann man nicht wissen, wann die nächste Episode eintritt. Aber man weiß, dass ohne konsequente medikamentöse Behandlung mit fortschreitendem Alter des Betroffenen die Abstände zwischen depressiven und manischen Episoden kürzer werden und jede Episode für sich tendenziell länger wird. Erst nach mehreren Erfahrungen mit einer schweren Depression war Paul bereit, das einzusehen.

Tatsache 9 ▶ Auch wenn Sie sich damit abgefunden haben, an einer bipolaren Störung erkrankt zu sein, und bereit sind, regelmäßig Medikamente einzunehmen, können Sie eine Vielzahl von Faktoren davon abhalten, die von Ihrem Arzt verschriebene Behandlung zu befolgen. Manchmal sind es praktische Gründe, zum Beispiel:

- Mir sind die Medikamente ausgegangen.
- Ich habe vergessen, sie einzunehmen.
- Ich habe kein Geld, die Medikamente zu kaufen.
- Ich habe keine Mitfahrgelegenheit, um zur Apotheke zu fahren und meine Medikamente zu holen.

Manchmal gibt es auch familiäre Gründe, zum Beispiel:

- Meine Mutter macht sich Sorgen, weil ich Medikamente nehme.
- Mein Bruder hat auf die Medikamente ungünstig reagiert, deshalb habe ich Angst, sie zu nehmen.
- Meine Familie versteht nicht, warum ich Medikamente nehmen muss.

Manchmal ist der Grund für die unregelmäßige Einnahme das Medikament selbst, zum Beispiel:

- Es macht mich den ganzen Tag schläfrig.
- Ich nehme davon zu.
- Es sind einfach zu viele Medikamente.

Manchmal haben Menschen auch persönliche Gründe, die Medikamente nicht nehmen zu wollen, zum Beispiel:

- Ich will nicht abhängig von Medikamenten sein.
- Ich habe Angst, dass ich davon süchtig werde.
- Ich fühle mich prima. Ich brauche sie nicht mehr.
- Die helfen mir nicht.

Manchmal hat der Unwille, die Medikamente wie verschrieben einzunehmen, auch mit dem Arzt, der Schwester oder dem Krankenhaus zu tun, zum Beispiel:

- Der Arzt versteht mich einfach nicht.
- Der Arzt hatte kaum Zeit für mich und hat mir nie richtig zugehört.
- Ich kann den Arzt, die Schwester oder die Klinik nicht ausstehen.
- Ich bin mit den Ansichten des Arztes nicht einverstanden.

ARBEITSBLATT 6.7 Welche Gründe halten Sie von der regelmäßigen Medikamenteneinnahme ab?

Gehen Sie zu den vorhergehenden Aufzählungen zurück und markieren Sie die Gründe, die Sie schon einmal davon abgehalten haben, sich an die verschriebene medikamentöse Behandlung zu halten. Schreiben Sie nun die Schwierigkeiten auf, denen Sie immer noch begegnen, wenn Sie versuchen, Ihre Medikamente so regelmäßig wie möglich zu nehmen.

Im Folgenden werden Strategien vorgestellt, die Ihnen helfen, Ihre Medikamente so regelmäßig einzunehmen wie möglich. Kapitel 7 hilft Ihnen, mit Ihren Bedenken hinsichtlich der Diagnose einer bipolaren Störung klarzukommen und diese zu akzeptieren, damit dieses Hindernis Ihrer medikamentösen Behandlung nicht länger im Weg steht.

Schließen Sie mit sich selbst einen Vertrag

Einen Vertrag mit sich selbst zu schließen hilft sowohl dabei, Behandlungsziele festzulegen, als auch, mögliche Störungen im Voraus zu berücksichtigen. So können Sie auftauchende Hindernisse leichter bewältigen. Sie schreiben also z.B. auf, was Sie tun können, um Ihre Medikamente regelmäßig einzunehmen, um dem Rat Ihres Therapeuten zu folgen oder um die nötige Selbstdisziplin für die Übungen in diesem Buch aufzubringen. Wenn Sie einen solchen Vertrag mit sich abschließen, legen Sie sich auf einen Plan fest, der Ihnen hilft, Ihre Erkrankung besser zu kontrollieren.

Der Vertrag auf Arbeitsblatt 6.8 besteht aus drei Teilen. Im ersten Teil stellen Sie Ihren Behandlungsplan dar. Dazu gehört der Vorsatz, Medikamente zu nehmen, die Methoden in diesem Buch anzuwenden sowie diejenigen Formen der Therapie oder Selbsthilfe zu nutzen, für die Sie sich entschieden haben. Dies können Einzel- oder Gruppenpsychotherapie sein oder der Besuch von Selbsthilfegruppen (für Depressionen oder bipolare Störungen).

Im zweiten Teil des Vertrags machen Sie eine Liste der Faktoren, die Sie davon abhalten könnten, Ihre Behandlungsziele zu erreichen, ähnlich der unter »Tatsache 9« aufgeführten Beispiele (siehe S. 182 f.). Wenn Sie wissen, was Ihre Ziele durchkreuzen könnte, können Sie vorausplanen, um solche Hindernisse zu vermeiden oder besser zu bewältigen. Im dritten Teil des Vertrags entwerfen Sie dann einen Plan, wie Sie mit den zuvor genannten Hindernissen umgehen wollen.

ARBEITSBLATT 6.8 Mein persönlicher Behandlungsplan

Vertrag mit mir selber, wie ich meine Krankheit kontrollieren will

Teil I: Meine Ziele

Ich habe die Absicht, das folgende Medikament so regelmäßig wie möglich einzunehmen:

Typ des Medikaments	Dosis	Wann ich es nehmen will

Meine anderen Behandlungsziele sind:

Therapie:

Selbsthilfe:

Teil II: Hindernisse

Möglicherweise könnten mich die folgenden Faktoren von der regelmäßigen Einnahme der Medikamente abhalten:

Möglicherweise könnten mich die folgenden Faktoren davon abhalten, an der Therapie mitzuwirken oder Methoden der Selbsthilfe zu nutzen:

Teil III: Plan

Hier folgt mein Plan, wie ich die in Teil II aufgelisteten Hindernisse überwinden kann:

Hindernis

Plan

Hindernis

Plan

Hindernis

Plan

Teil I: Ihre Ziele

Tragen Sie in Teil I Ihres persönlichen Behandlungsplans die Medikamente ein, die Sie regelmäßig einnehmen wollen. Geben Sie die genaue Dosis an und die Tageszeit der Einnahme.

Neben der Einnahme der Medikamente haben Sie vermutlich noch persönliche Ziele, die Sie im Rahmen der Therapie oder Selbsthilfe erreichen wollen. Zu Ihren Zielen gehört vielleicht, ein bestimmtes Verhalten abzulegen, Ihr Verhalten zu ändern oder etwas Neues zu lernen. Manchmal kann auch dazugehören, besser mit anderen Menschen umzugehen. Seien Sie so genau wie möglich. Setzen Sie sich zum Beispiel kein Ziel nach dem Muster »ein besserer Mensch werden«. Das ist zu allgemein. Denken Sie lieber darüber nach, wie Sie sich ändern wollen. Vielleicht wollen Sie mit der Verzögerungstaktik aufhören, sich einen Job suchen, Ihre Wut bezähmen oder im Gespräch mit anderen selbstsicherer auftreten. Das wären vernünftige persönliche Ziele.

Denken Sie an vergangene Situationen zurück, in denen Sie die Einnahme der Medikamente bewusst unterbrochen haben, vergessen haben, keine mehr hatten oder beschlossen, ganz darauf zu verzichten, obgleich Ihr Arzt dies für eine schlechte Idee hielt. In Teil II Ihres Behandlungsplans schreiben Sie die Faktoren auf, die Sie davon abhalten könnten, sich an den Plan zu halten. Schlagen Sie dazu auch zur Liste der Hindernisse unter »Tatsache 9« zurück (S. 182 f.) und übernehmen Sie das, was für Sie infrage kommt.

Es folgen einige Fragen, die Ihnen helfen sollen, sich an die Faktoren zu erinnern, die Sie in der Vergangenheit davon abgehalten haben, die Medikamente so zu nehmen, wie Sie es vorhatten oder Ihr Arzt es empfohlen hatte. Fügen Sie die entscheidenden Faktoren zu Teil II hinzu.

- Was könnte Ihre Entscheidung, die Medikamente abzusetzen, beeinflusst haben?
- Hatte Ihre Stimmung oder Ihr psychischer Zustand etwas damit zu tun? Wenn ja, welche Stimmung oder welche Symptome könnten Sie veranlasst haben, einzelne Dosen zu überspringen oder ganz aufzuhören?
- Hat jemand anders Sie ermutigt, mit der Einnahme aufzuhören?
- Haben Sie irgendwelche Eigenschaften oder Schwächen, die Sie in Bezug auf die Behandlung nachlässig gemacht haben könnten? Wie sieht es mit Vergesslichkeit, mangelnder Systematik oder Ungeduld aus?
- Hatten Sie das übersteigerte Zutrauen, dass Sie auch ohne Medikamente auskommen?

- Hatten Sie eine negative Einstellung gegenüber der Einnahme oder waren Sie es einfach leid, Ihre Medikamente zu nehmen?

Teil III: Plan

Jetzt, da Sie die Fallstricke kennen, können Sie einen Plan entwickeln, wie Sie im geeigneten Moment damit umgehen. Wenn Sie jetzt einen Plan machen, sind Sie später besser gerüstet und können Probleme bei der Medikamenteneinnahme beheben, bevor diese Ihre Fortschritte und Ihre Genesung beeinträchtigen.

Im Folgenden sind einige Vorschläge zu häufigen Problemen mit regelmäßiger Medikamenteneinnahme aufgeführt. Wählen Sie diejenigen Lösungen aus, die Ihnen am meisten zusagen, oder passen Sie sie an Ihre Situation an. Schreiben Sie Ihre Ideen zur Bewältigung dieser Situationen in Teil III Ihres Vertrags auf.

PROBLEM »Manchmal vergesse ich, meine Medikamente zu nehmen. Was soll ich tun?«

Vorschlag 1 ▶ Nehmen Sie Ihre Medikamente jeden Tag zur gleichen Zeit ein. Machen Sie es zur Routine, so wie Sie sich jeden Tag die Schuhe anziehen und die Zähne putzen.

Vorschlag 2 ▶ Nutzen Sie eine Pillendose mit abgeteilten Fächern. Überprüfen Sie die Dose mittags, ob Sie Ihre Medikamente genommen haben. Stellen Sie sie an einen Platz, an dem Sie sie jeden Tag sehen. So werden Sie Ihre Medikamente zuverlässiger einnehmen.

Vorschlag 3 ▶ Notieren Sie sich auf einem Zettel, dass Sie Ihre Medikamente einnehmen müssen. Bewahren Sie den Zettel an einem Platz auf, den Sie jeden Tag sehen. Zu den häufigsten Plätzen, an denen solche Gedächtnisstützen untergebracht werden, gehören Ihr Kühlschrank, die Umgebung des Spiegels im Badezimmer oder Ihr Auto.

Vorschlag 4 ▶ Die meisten Menschen haben eine tägliche Routine, das heißt eine Reihe täglicher Gewohnheiten. Beispiele hierfür sind:

- jeden Tag zur gleichen Zeit aufstehen;
- sich morgens die Zähne putzen;
- morgens einen Kaffee trinken;
- sich für den Tag ankleiden;
- sich bestimmte Sendungen im Fernsehen anschauen.

Ein Weg, sich an die regelmäßige Medikamenteneinnahme zu erinnern, ist, die Medikamente immer zu der Zeit einzunehmen, zu der Sie eine der anderen täglichen Gewohnheiten abspulen. So könnten Sie zum Beispiel die Medikamente zum morgendlichen Kaffee einnehmen.

PROBLEM »Ich glaube, ich brauche meine Medikamente nicht mehr. Was soll ich tun?«

Vorschlag 1 ▶ Bevor Sie beschließen, Ihre Medikamente abzusetzen, sprechen Sie mit Ihrem Arzt über Ihre Bedenken. Manche Medikamente sollen auch dann täglich weitergenommen werden, wenn Sie sich besser fühlen. Der Zweck der Einnahme dieser Medikamente besteht darin, die Wiederkehr der Symptome zu verhindern. Wenn es Ihnen jetzt glänzend geht, dann wohl deshalb, weil die Medikamente wirken.

Vorschlag 2 ▶ Der Drang, Ihre Medikamente abzusetzen, und das Gefühl, Sie brauchten sie nicht mehr, könnten ein Zeichen dafür sein, dass die Krankheit schlimmer wird. Um sicherzugehen, sprechen Sie mit Ihrem Arzt darüber, ob dies eine gute Entscheidung ist. Der Wunsch, die Medikamente nicht mehr zu nehmen, ist manchmal ein Signal, dass die Symptome wiederkehren oder sich verschlimmern.

Wenn man depressiv ist, stellt sich manchmal das Gefühl ein, die Medikamente wirkten nicht und nichts könne helfen. Zuweilen sind Menschen völlig hoffnungslos oder überfordert und wissen nicht, was sie tun sollen. Sie könnten denken, dass es besser wäre, ihre Medikamente abzusetzen. Dieser Gedanke ist ein Zeichen dafür, dass die Depressionen schlimmer werden. Es wäre die ungünstigste Zeit, um die Medikamente abzusetzen, aber günstig wäre es, zu Ihrem Arzt zu gehen und ihn um Hilfe zu bitten.

Wird man manisch, fühlt man sich prächtig, besser als sonst, und glaubt, man brauche keine Medikamente mehr. Dieser Zustand wird Hypomanie genannt. Sie ist das Anfangsstadium der Manie. Hypomanie kann schnell in Manie übergehen, besonders wenn Sie Ihre Medikamente nicht mehr nehmen. Bevor Sie diese Entscheidung treffen, fragen Sie eine andere Person, was sie über Ihren Zustand denkt.

PROBLEM »Angehörige von mir finden, ich sollte keine Medikamente nehmen. Was soll ich tun?«

Raten Ihnen Angehörige davon ab, Medikamente zu nehmen, dann liegt das gewöhnlich daran, dass sie sich Sorgen um Sie machen. Sie haben vielleicht Geschichten über Medikamente gehört, die ihnen Angst eingejagt haben. Um Sie vor Schaden zu bewahren, raten sie Ihnen, nichts einzunehmen, oder zweifeln daran, dass Sie Medikamente brauchen.

Am häufigsten liegt das daran, dass Ihre Angehörigen Ihre Krankheit oder den Zweck der Medikamenteneinnahme nicht verstehen. Vielleicht brauchen sie mehr Informationen von Ihrem Arzt oder Therapeuten.

Hier ein paar Wege, wie Ihre Angehörigen an die benötigten Informationen kommen können:

Vorschlag 1 ▶ Bitten Sie einen Ihrer Angehörigen, Sie zum nächsten Termin bei Ihrem Arzt zu begleiten. Wenn nur ein Angehöriger mitkommen darf, wählen Sie einen aus, der mit den anderen Angehörigen reden und ihnen mitteilen kann, was er bei dem Termin erfahren hat.

Sagen Sie Ihrem Arzt, dass die Familie sich Sorgen macht, weil Sie Medikamente einnehmen. Der Arzt wird Ihrer Familie helfen, Ihre Erkrankung besser zu verstehen, und den Zweck der Medikamente erklären. Ihr Angehöriger hat dann auch die Gelegenheit, dem Arzt Fragen zu stellen, was die Sorgen oder Ängste der Familie betrifft.

Vorschlag 2 ▶ Bitten Sie Ihren Arzt um schriftliche Informationen zu Ihrer Krankheit und deren Behandlung. Geben Sie dieses Informationsmaterial an Ihre Angehörigen weiter.

Vorschlag 3 ▶ Laden Sie Ihre Angehörigen ein, mit Ihnen zur Sitzung einer Selbsthilfegruppe zu gehen. Solche Gruppen vermitteln Angehörigen Informationen zu psychischen Krankheiten und deren Behandlung.

Vorschlag 4 ▶ Danken Sie Ihren Angehörigen für ihre Besorgnis. Sagen Sie ihnen, wo sie weitere Informationen über Ihre Behandlung bekommen können. Lassen Sie sie wissen, dass Sie beschlossen haben, Medikamente zur Symptomkontrolle zu nehmen.

PROBLEM »Ich kann die Nebenwirkungen meiner Medikamente nicht ertragen.«

Nebenwirkungen sind einer der häufigsten Gründe, warum Patienten ihre Medikamente absetzen. Bei vielen Medikamenten sind Nebenwirkungen allerdings vorübergehend. Sie treten meist zu Beginn der Einnahme auf oder wenn die Dosierung verändert wird. Verpassen Sie die Einnahme ein paar Tage und fangen dann wieder an, können Ihre Nebenwirkungen wieder auftreten. Manchmal können die Nebenwirkungen auch anhalten, wenn Sie die Medikamente schon eine Zeit lang genommen haben.

Vorschlag 1 ▶ Sprechen Sie mit Ihrem Arzt darüber, wie Sie sich mit den Medikamenten fühlen. Fragen Sie, ob die unangenehmen Begleiterscheinungen ein Ergebnis der Medikamente sind oder ein davon unabhängiges Problem. Leiden Sie unter Nebenwirkungen, fragen Sie Ihren Arzt, wie lange sie anhalten werden und ob man etwas dagegen machen kann. Befolgen Sie den ärztlichen Rat. Haben Sie sich genug Zeit gelassen und fühlen sich trotzdem unwohl, sprechen Sie Ihren Arzt noch einmal darauf an.

Vorschlag 2 ▶ Da Ärzte sich mit Nebenwirkungen von Medikamenten besser auskennen als Sie, sind sie vielleicht nicht so beunruhigt wie Sie. Sie wissen, dass die Symptome verschwinden werden. Haben Sie den Eindruck, dass Ihr Arzt zu optimistisch ist oder dass er Ihre Klagen zu schnell abtut, sagen Sie ruhig, was Sie denken. Fragen Sie, warum er nicht beunruhigt zu sein scheint. Achten Sie darauf, klar zu sagen, wie lästig die Nebenwirkungen sind.

Vorschlag 3 ▶ Wenn die Nebenwirkungen nicht verschwinden, überlegen Sie, welchen Nutzen das Medikament hat, und ob dieser die Nebenwirkungen aufwiegt. Hilft das Medikament Ihnen, nicht depressiv oder manisch zu werden, lohnt es sich unter Umständen, die unangenehmen Nebenwirkungen zu ertragen. Fühlen Sie sich sonst wohl, können Sie sich leicht auf Nebenwirkungen konzentrieren, weil diese momentan den meisten Ärger machen. Als Sie schwere Symptome hatten, ging es Ihnen so schlecht, dass Nebenwirkungen vielleicht keine Rolle spielten. Denken Sie eingehend darüber nach, bevor Sie die Medikamente absetzen.

PROBLEM »Ich habe Angst davor, Medikamente zu nehmen.«

Es ist normal, Angst vor einer neuen Behandlung zu haben. Sie fragen sich vielleicht, ob Sie die richtige Diagnose erhalten haben und ob die verschriebenen Medikamente wirklich die besten sind. Wenn Sie von schlechten Erfahrungen anderer mit Medikamenten gehört haben, machen Sie sich unter Umständen Sorgen.

Vorschlag 1 ▶ Stellen Sie Ihrem Arzt Fragen zu den Medikamenten. Beginnen können Sie mit den folgenden:

- Warum haben Sie diese speziellen Medikamente für mich ausgesucht?
- Könnte es irgendwelche Nebenwirkungen geben? Wenn ja, welche?
- Was soll ich tun, wenn ich Nebenwirkungen spüre?
- An wen soll ich mich wenden? Soll ich die Medikamente sofort absetzen?

Vorschlag 2 ▶ Sprechen Sie mit anderen, die die gleichen Medikamente genommen haben und denen es gut ging. Fragen Sie sie nach den Aspekten, die Ihnen Sorge bereiten.

Trifft eine der oben geschilderten Situationen auf Sie zu, werden Sie vielleicht einige Vorschläge zur Bewältigung in Teil III Ihres Vertrags ergänzen können.

MONIKA hatte viele Jahre Probleme mit der Einnahme ihrer Medikamente. Sie will ein beständigeres Leben und ist bereit, ihren Teil dazu zu tun. Es hat sie Mühe gekostet, die Krankheit zu akzeptieren, sie hat aber das Gefühl, dass sie einen Durchbruch erzielt hat und jetzt bereit ist, sich damit auseinanderzusetzen.

ARBEITSBLATT 6.8

Teil I: Meine Ziele

Ich habe die Absicht, das folgende Medikament so regelmäßig wie möglich einzunehmen:

Typ des Medikaments	Dosis	Wann ich es nehmen will
Lithium	*900 mg*	*abends*

Meine anderen Behandlungsziele sind:

Therapie: *Sechs Monate regelmäßig Termine mit meinem Therapeuten machen, um zusammen das Arbeitsbuch durchzuarbeiten.*

Selbsthilfe: *Mindestens zweimal die Woche zu Treffen gehen, auch wenn ich glaube, dass ich es nicht nötig habe. Jede Woche nehme ich mir die Zeit, mich mit Übungen aus diesem Buch zu beschäftigen.*

Teil II: Hindernisse

Möglicherweise könnten mich die folgenden Faktoren von der regelmäßigen Einnahme der Medikamente abhalten:

Die Dauer der Genesung strapaziert meine Geduld.
Ich ärgere mich über den Arzt.
Ich nehme zu.

Möglicherweise könnten mich die folgenden Faktoren davon abhalten, an der Therapie mitzuwirken oder andere Methoden der Selbsthilfe zu nutzen:

Ich bin zu beschäftigt, um an den Gruppensitzungen teilzunehmen.
Zu Hause habe ich keinen ruhigen Moment, um mit Übungen aus diesem Buch zu arbeiten.

Teil III: Plan

Hier folgt mein Plan, wie ich die in Teil II aufgelisteten Hindernisse überwinden kann:

Hindernis: *Ungeduld*

Plan: *Daran denken, dass Fortschritt Zeit braucht. Den Fortschritt über mehrere Wochen oder Monate messen, statt täglich die Entscheidung über Medikamente zu treffen. An den Plan halten, es mindestens zwei Jahre mit dem jetzigen Psychiater auszuhalten.*

Hindernis: *Gewichtszunahme*

Plan: *Jetzt mit einem Plan zur Gewichtskontrolle anfangen. Spaziergänge im Viertel wie früher machen. Ganz auf Plätzchen verzichten.*

Hindernis: *Ärger über den Arzt*

Plan: *Wenn ich ärgerlich werde, spreche ich mit ihm darüber wie eine Erwachsene, statt die Behandlung abzubrechen. Wenn mir das schwerfällt, kann ich meine Therapeutin um Hilfe bitten.*

Hindernis: *Zu beschäftigt*

Plan: *Mir Zeit nehmen, um mir selbst zu helfen. Mich wichtiger nehmen, als ich es in der Vergangenheit getan habe. Wenn ich Zeit habe, den Staubsauger zu schwingen, dann habe ich auch Zeit für mich.*

Thema: *Keine ruhige Minute*

Plan: *Wenn ich Zeit brauche, kann ich sie mir auch nehmen. Ich kann eine halbe Stunde eher zur Arbeit gehen und mich in die Cafeteria setzen, wo es ruhiger ist. Oder ich kann mir die Zeit am Samstagmorgen nehmen, bevor die Kinder aufstehen.*

Wenn Sie Ihren Vertrag aufgesetzt haben, geben Sie eine Kopie Ihrem Arzt oder Therapeuten. Legen Sie ein Exemplar für sich an einen Platz, wo Sie es hin und wieder sehen. Nehmen Sie sich vor, den Plan regelmäßig anzuschauen.

Treten neue Situationen auf, in denen Sie mit dem Gedanken spielen, Ihre Medikamente ganz abzusetzen oder zumindest eine Zeit lang nicht zu nehmen, tragen Sie dies in Ihren Plan ein, sprechen Sie mit Ihrem Arzt oder Therapeuten darüber und überlegen Sie, wie Sie vermeiden können, dass diese Gedanken Ihre Ziele durchkreuzen.

Nehmen Sie sich regelmäßig Zeit, Ihre Ziele zu überprüfen.

MONIKA hat beschlossen, den Plan vor jedem Termin mit ihrem Psychiater noch einmal durchzugehen.

SABINE ist seit Jahren auf dieselben Medikamente eingestellt und hat keine Probleme mit der Einnahme. Sie überprüft ihren Plan alle sechs Monate, bevor sie zum Arzt geht.

PAUL hat seinen Plan als Bildschirmschoner im Computer. Wenn er von Zeit zu Zeit auf dem Bildschirm erscheint, erinnert er ihn an seine Ziele. Er aktualisiert ihn regelmäßig.

STEFAN ist noch nicht so weit, einen Vertrag mit sich zu schließen. Er braucht noch etwas Zeit, um seine Krankheit zu akzeptieren, bevor er sich langfristig auf die Behandlung einlassen kann. Er blättert weiter zu Kapitel 7 und kehrt später zu der Idee eines Vertrags zurück.

- Sprechen Sie mit Ihrem Arzt darüber. Diskutieren Sie über das Pro und Kontra.
- Gehen Sie sicher, dass ein Absetzen der Medikamente auch wirklich vernünftig ist und nicht etwa eine manische Idee. Sind Sie noch unsicher, schauen Sie sich die Stimmungsgrafik an, die Sie in Kapitel 4 angelegt haben (siehe S. 114), um zu entscheiden, ob Sie irgendwelche manischen oder depressiven Symptome haben. Wenn ja, schieben Sie Ihr Vorhaben auf, bis Ihre Symptome stabiler sind, und überlegen Sie erneut.
- Bitten Sie den Arzt um Rat, wie man die Medikamente reduzieren kann, statt gleich ganz damit aufzuhören.
- Benennen Sie gemeinsam Kriterien, an denen Sie erkennen können, ob die Symptome wiederkehren. Vielleicht sollten Sie in der Übergangszeit eine Stimmungsgrafik machen (siehe Kapitel 4).
- Schauen Sie sich jede Woche Ihre Stimmungs- und Ihre Symptomgrafik an, um Ihre Fortschritte zu erkennen.
- Versprechen Sie sich zu tun, was in Ihrem ureigenen Interesse ist, auch wenn dies bedeutet, zuzugeben, dass Ihr Plan, die Medikamente abzusetzen, nicht funktioniert hat.
- Vereinbaren Sie regelmäßig einen Termin mit Ihrem Arzt oder Therapeuten, um Ihre Fortschritte zu überprüfen.
- Kehren Symptome wieder, gehen Sie so schnell wie möglich zu Ihrem Arzt, um zu entscheiden, wie es weitergehen soll.
- Ziehen Sie die Möglichkeit in Betracht, dass es, auch wenn Sie gegenwärtig ohne Medikamente klarkommen, nötig sein

könnte, wieder mit der Einnahme zu beginnen, wenn Symptome wiederkehren.

- Verschaffen Sie sich Gewissheit, dass das Absetzen der Medikamente das Risiko eines Rückfalls wert ist.

Was ist der nächste Schritt?

Eine der wichtigsten Vorsichtsmaßnahmen, die Sie ergreifen können, besteht darin, in Zusammenarbeit mit Ihrem Arzt Medikamente zu finden, die Ihnen nützen, und sich an die Medikation zu halten. Die meisten Menschen mit einer bipolaren Störung haben irgendwann mit der Vorstellung zu kämpfen, Medikamente nehmen zu müssen. Selbst wenn Sie jetzt mit Ihrer Medikation einverstanden sind, machen sich später vielleicht Zweifel breit. Lesen Sie dann dieses Kapitel noch einmal durch. Vielleicht hilft es Ihnen, klarer zu sehen.

Manche Fachleute glauben, dass Sie die Tatsache nicht wahrhaben wollen, an einer bipolaren Störung zu leiden, wenn Sie es ablehnen, Medikamente zu nehmen. Obwohl das nicht immer der Grund ist, so ist es doch eine Möglichkeit. Überprüfen Sie im nächsten Kapitel, wie es mit der Akzeptanz Ihrer Erkrankung steht.

7 Das Nicht-wahrhaben-Wollen überwinden

In diesem Kapitel

- *geht es um das Nicht-wahrhaben-Wollen der Diagnose einer bipolaren Störung;*
- *lernen Sie etwas über die Stadien der Akzeptanz der Diagnose einer bipolaren Störung;*
- *finden Sie heraus, wo Sie im Prozess der Akzeptanz stehen;*
- *lesen Sie darüber, wie es fälschlich zur Diagnose einer bipolaren Störung kommen kann.*

Es ist sehr schwer, sich an den Gedanken zu gewöhnen, an einer psychischen Störung zu leiden, die behandelt werden muss, besonders nachdem die Diagnose erstmals gestellt worden ist. Manche Betroffene brauchen Jahre, um sich an diesen Gedanken zu gewöhnen und eine Behandlung auch nur in Erwägung zu ziehen. Die Tatsache, dass Sie dieses Buch lesen, spricht dafür, dass Sie Schritte zur Akzeptanz des Gedankens unternehmen, an einer psychischen Störung zu leiden. Sie lassen das Nicht-wahrhaben-Wollen hinter sich.

Nicht-wahrhaben-Wollen oder Leugnen kann in verschiedenen Formen auftreten. Es kann bedeuten, dass man mit einer Diagnose nicht einverstanden ist oder sie zurückweist, obwohl es genügend Hinweise darauf gibt. Es kann auch bedeuten, dass man sich weigert, Medikamente zu nehmen, die auf eine Störung hindeuten, zum Beispiel Lithium, weil man nicht glaubt, an dieser Störung zu leiden. Manche Menschen akzeptieren eher die Symptome und die darauf folgenden Brüche in ihrem

Leben als die Diagnose einer bipolaren Störung und die vielleicht notwendige Medikamentenbehandlung.

Nicht-wahrhaben-Wollen kann auch heißen, dass man die Diagnose zwar akzeptiert, aber die Schwere der Störung herunterspielt. Dies kann dazu führen, dass man seine Fähigkeit, die Störung zu bewältigen, überschätzt und negative Auswirkungen auf andere unterschätzt.

Akzeptanz ist ein fortlaufender Prozess

Viele Menschen gehen irrtümlich davon aus, dass sie ihre psychische Störung nicht leugnen, wenn sie bereit sind, an der Behandlung mitzuwirken. Aber so einfach ist es nicht. Elisabeth Kübler-Ross hat fünf Stadien der Trauer um einen Verlust beschrieben. Diese Stadien sind Leugnen, Wut, Verhandeln, Depression und Akzeptanz. Wenn Sie die Diagnose einer bipolaren Störung erhalten, können Sie ähnliche Stadien durchlaufen. Sie werden den Verlust Ihres bisherigen Lebens betrauern und müssen die Herausforderung annehmen, sich Ihrer Erkrankung und der entsprechenden Behandlung zu stellen.

In Arbeitsblatt 7.1 finden Sie typische Selbstgespräche von Menschen, während sie die Stadien der Bewältigung der Diagnose durchlaufen. Die Äußerungen entsprechen in etwa den fünf Stadien der Trauer beziehungsweise der Anpassung an einen Verlust, wie sie Elisabeth Kübler-Ross formuliert hat. Setzen Sie ein Häkchen neben die Einträge, die einer Erfahrung entsprechen, die Sie in der Vergangenheit gemacht haben, und versuchen Sie, das Stadium zu identifizieren, in dem Sie sich im Moment befinden.

Unter jedem Stadium finden Sie freien Raum, in dem Sie die

Gedanken, die Sie bewegt haben, und die Handlungen, die typisch für Sie waren, während Sie das jeweilige Stadium der Akzeptanz durchlaufen haben, beschreiben können. Da Menschen auf dem Weg durch die Stadien der Akzeptanz auch zurückfallen können, helfen Ihnen diese Beschreibungen zu erkennen, ob Sie vielleicht einen Rückschritt gemacht haben und den Weg zur Akzeptanz von Neuem beschreiten müssen.

ARBEITSBLATT 7.1 Stadien der Akzeptanz einer bipolaren Störung

Stadium	Typische Gedanken	Handlungen
Verleugnen	Ich habe keine bipolare Störung. Der Arzt hat sich geirrt. Es muss daran liegen, dass ich zu viel getrunken habe. Die Diagnose ist falsch. *Meine Gedanken:*	Eine zweite Meinung einholen. Nach anderen Erklärungen für die Symptome suchen. Die Behandlungsempfehlungen ignorieren. *Meine Handlungen:*
Wut	Es ist nicht fair, dass ich diese Krankheit habe. Ich kann damit jetzt nicht umgehen. Warum gerade ich? Womit habe ich das verdient? *Meine Gedanken:*	Sich weigern, auf Ratschläge zu hören. Sich weigern, über die Krankheit zu sprechen. In Wut geraten über Ärzte, Apotheker und alle, die mit der Behandlung zu tun haben. *Meine Handlungen:*
Verhandeln	Ich ändere mein Verhalten. Ich höre auf zu trinken, stehe morgens rechtzeitig auf, mache Sport, suche mir einen besseren Job, und alles kommt in Ordnung. Ich versuche es mal mit Naturheilmitteln. Medikamente brauche ich nicht.	Dosierungen auf eigene Faust ändern. Den Zeitpunkt der Einnahme ändern. Medikamente gegen »Naturheilmittel« austauschen. Lange aufbleiben, um die Einnahme von Schlafmitteln zu vermeiden. Alkohol trinken, um die Angst zu reduzieren.

	Meine Gedanken:	Meine Handlungen:
Depression	Ich werde nie ein normales Leben führen. Niemand wird mich wollen. Ich hasse mich.	Selbstschädigendes Verhalten. Ärzte, Zeitschriftenartikel und alles, was einen an die Krankheit erinnert, meiden. Sich von anderen zurückziehen.
	Meine Gedanken:	*Meine Handlungen:*
Akzeptanz	Ich kann einen Weg finden, damit um-. zugehen. Es ist nicht das Ende der Welt. Ich muss nicht auf alles verzichten, nur weil ich Medikamente nehme.	Sich auf die Behandlung einlassen. Offen mit Ärzten über die Behandlungsmöglichkeiten sprechen, bevor man auf eigene Faust die Medikamente absetzt.
	Meine Gedanken:	*Meine Handlungen:*

Viele bipolare Menschen würden sagen, dass sie sich nie ganz an den Gedanken gewöhnt haben, an einer chronischen psychischen Krankheit zu leiden. Mit der Zeit denken sie seltener darüber nach. Ihr Widerstand gegen die Behandlung nimmt ab, aber sie fühlen sich nie ganz wohl damit. Vielleicht erreichen sie ein Stadium, in dem es sie nicht mehr stört, Medikamente nehmen zu müssen. Auch wenn sie die Diagnose nicht vollständig akzeptieren, gelangen sie doch an einen Punkt, an dem sie trotz der Störung ihr Leben leben können. Es mag nie so sein, wie sie sich ihr Leben vorgestellt haben, aber das gilt ja für die meisten Menschen. Man weiß nie, welche Haken das Leben schlagen wird. Es kommt selten vor, dass alles glattläuft, dass man nicht auf dem Weg durchgerüttelt wird wie bei der Fahrt über eine holperige Straße. Auch wenn es für Menschen, die mit einer chronischen Krankheit leben müssen, besonders schwer ist – es ist möglich, sich auf die bipolare Störung und deren Behandlung einzustellen und damit zu leben.

Frieden damit zu machen, dass man an bipolarer Störung leidet, ist ein fortlaufender Prozess. Die verschiedenen Stadien der Trauer durchläuft man selten ganz geradlinig. Es wird Fortschritte und Rückschritte geben. Jedes Mal, wenn die Krankheit Ihr Leben beeinträchtigt, entsteht Wut, und Sie werden sich vielleicht vorstellen, wie es wäre, einfach alle Medikamente abzusetzen und die Krankheit los zu sein. Wenn das nicht gelingt, werden Sie auf die Nase fallen und wieder aufstehen und von vorn anfangen müssen. Jedes Mal lernen Sie dabei mehr darüber, was Sie von Ihrem Weg abbringen kann und was Sie vermeiden müssen, um auf Ihrem Gesundungsweg vorwärtszukommen.

In Arbeitsblatt 7.2 finden Sie eine Reihe von Fragen, die Ihnen helfen sollen, über Ihre Akzeptanz der bipolaren Störung nachzudenken. Notieren Sie Ihre Antworten. Wenn Sie das folgende Kapitel über Denkfehler (Kapitel 8) durchgearbeitet haben, gehen Sie zu dem Geschriebenen zurück und überprüfen Sie Ihre Gedanken noch einmal.

ARBEITSBLATT 7.2 Was denken Sie aktuell über Ihre Diagnose einer bipolaren Störung?

In welchem Stadium der Akzeptanz befinden Sie sich jetzt gerade? Woher wissen Sie das?

Was bedeutet bipolare Störung für Sie?

Was sagt es über Sie als Person aus?

Was bedeutet es für Ihre Zukunft?

Welche Auswirkungen hat es auf Ihre Angehörigen?

Gibt es etwas, was Sie tun können, um Ihre Zukunft vielversprechender aussehen zu lassen?

Sprechen Sie mit Ihrer Familie, Freunden, Ihrem Arzt oder Therapeuten oder mit anderen Personen, die an der Störung leiden, über Ihre Gedanken. Während Sie sich über Ihre Störung reden hören, wird Ihnen unter Umständen so manches klarer, was Ihre Akzeptanz betrifft. Nach der Lektüre des Kapitels 8 über negative Gedanken kehren Sie zu Ihren Antworten auf Arbeitsblatt 7.2 zurück, um zu prüfen, ob sich einige der Methoden, die Sie erlernen werden, auf Ihre Gedanken über Ihre Krankheit anwenden lassen.

Kann die Diagnose einer bipolaren Störung nicht falsch sein?

Wenn Menschen eine Phase des Nicht-wahrhaben-Wollens durchmachen, ist eine ihrer wichtigsten Fragen, ob sie nicht eine Fehldiagnose erhalten haben. Diese Befürchtung ist berechtigt, da das Diagnostizieren einer bipolaren Störung schwierig sein kann. Und selbst wenn die Diagnose stimmt, ist es eine Herausforderung für Patienten wie Angehörige, sie zu akzeptieren.

Mit der Diagnose einer bipolaren Störung sind einige Schwierigkeiten verbunden, die Fehlerquellen sein und die Behandlung erschweren können. Diese Schwierigkeiten liegen insbesondere beim Zeitpunkt der Diagnosestellung und generell bei der Komplexität dessen, was für eine korrekte Diagnose zu berücksichtigen ist. Darüber hinaus kann sich auch Ihre mangelnde Akzeptanz der Krankheit ungünstig auf den Diagnoseprozess auswirken.

Zeitpunkt ▶ Eine bipolare Störung hat verschiedene Gesichter, je nachdem, wann die Diagnose gestellt wird. Bipolare Menschen machen im Verlauf ihres Lebens verschiedene Zustände durch. Es gibt Phasen der Depression, Phasen der Manie und Phasen, in denen sie sich wohlfühlen. Die Phasen der Krankheit werden als »Episoden« bezeichnet. Eine Episode beginnt mit abgemilderten Symptomen, erreicht einen Gipfel mit schweren Symptomen, dann bessert sich der Zustand des Patienten langsam wieder. Deshalb hängt es von der Klarheit und Schwere der Symptome ab, ob die Diagnose richtig ist. Wenn Sie zum Beispiel eine Episode der Major Depression haben, wirken Sie zu Beginn der Episode ein wenig müde und melancholisch, erreichen schließlich jedoch einen Tiefpunkt, an dem die Symptome am schlimmsten ausgeprägt sind. Am Tiefpunkt leiden Sie womöglich an schweren Schlafstörungen, sind zu müde, um zur Arbeit zu gehen, sind derart hoffnungslos, dass Ihnen das Leben nicht lebenswert erscheint, und merken, dass sowohl Sie selbst als auch andere Ihnen gleichgültig sind. Nicht ungewöhnlich ist es am Tiefpunkt einer Depression, Stimmen zu hören, die Sie kritisieren, oder Dinge zu sehen, die andere nicht sehen können, oder dass Sie zu der Überzeugung gelangen, dass andere Menschen Sie kränken wollen, obwohl es keinen Beleg dafür gibt. Diese Phänomene werden als »psychotische Symptome« bezeichnet. Sie treten manchmal am Tiefpunkt der Depression auf, aber auch bei psychotischen Störungen wie Schizophrenie oder schizoaffektiven Störungen. Sähe Sie ein Arzt zu dem Zeitpunkt, zu dem Sie psychotische Symptome haben, könnte er sie falsch interpretieren und statt einer bipolaren Störung eine der anderen genannten Störungen vermuten.

Würde er Sie gegen Ende einer depressiven Episode sehen, sähen Sie aus wie zu Beginn der Episode, mit abgemilderten Symptomen, recht funktionsfähig, aber vielleicht noch nicht froh gestimmt. Zwischen den Episoden, wenn Sie also weder eine Major Depression noch eine Manie haben, würden Sie einen guten Eindruck vermitteln. Niemand würde vermuten, dass Sie eine psychische Störung haben.

Das Gleiche trifft auf Manie zu. Zu Beginn würden Sie ein wenig überdreht wirken, Sie wären ein wenig gesprächiger und hätten mehr Selbstvertrauen als sonst. Es könnte wie eine Verbesserung aussehen, hätten Sie gerade eine depressive Episode durchgemacht. Wenn die Symptome der Manie jedoch fortschreiten und ihren Gipfelpunkt erreichen, werden Sie erregt, reizbar, können nicht stillsitzen, sind schwer zu verstehen, und Ihr Urteilsvermögen wäre getrübt. Möglicherweise hätten Sie auch Grandiositätsgefühle und würden denken, dass Sie über eine besondere Macht verfügen oder dass Sie intelligenter und begabter seien als alle anderen. Auch an diesem Gipfelpunkt ist es möglich, dass Sie Stimmen hören. Die Stimmen könnten Ihnen sagen, dass Sie Dinge riskieren sollen, und Sie könnten außerdem Visionen haben, die Sie allerdings für real und für besonders bedeutsam halten, etwa dass Gott oder seine Engel sich Ihnen zeigen. Auch dies sind psychotische Symptome. Würden Sie in eine Notaufnahme eingeliefert und über Ihre Visionen und die Stimmen reden, könnten aber nicht von Ihrer depressiven und manischen Vorgeschichte erzählen, würde man wahrscheinlich irrtümlich eine Psychose wie Schizophrenie oder eine schizoaffektive Störung diagnostizieren. Hätten Sie Drogen genommen oder Alkohol getrunken, könnte man Ihre Symptome auch als einen Hinweis auf einen Fall schweren Substanzmissbrauchs interpretieren.

Nach dem Hoch der Manie stürzen manche Menschen in eine depressive Episode ab, statt wieder ihr normales Selbst zu finden. Eine manische Episode kann zur Folge haben, dass Sie sich erschöpft fühlen, verwirrt, desorientiert und dass Sie allein nicht sehr funktionsfähig sind. Wäre an diesem Punkt Ihre Vorgeschichte nicht bekannt, würde man nur schwerlich erkennen, ob Sie am Ende einer Manie oder inmitten einer depressiven Episode stecken.

Ein weiteres komplexes Thema, das mit dem Zeitpunkt der Diagnosestellung im Zusammenhang steht, ist das Alter, in dem die Symptome begonnen haben. Bei Erwachsenen ist es recht einfach, Manie und Depression vom Normalzustand zu unterscheiden. Manien sind oft mit Euphorie verbunden, der Betroffene fühlt sich bestens. Depressionen führen dazu, dass die Betroffenen traurig sind oder leicht in Tränen ausbrechen. Beginnt die bipolare Störung jedoch in der Kindheit oder während der Pubertät, ergibt sich ein weniger klares Bild. Kinder sind öfter reizbar und wütend als traurig oder euphorisch. Auch sind Kinder nicht so geübt darin wie Erwachsene, ihren Gefühlszustand zu verbalisieren. Zwar wissen sie, dass sie sich schlecht fühlen, aber sie sind nicht in der Lage, spezifischere Angaben zu machen. Kinder verfügen nicht über die Bewältigungsstrategien von Erwachsenen, deshalb legt ihr Verhalten, wenn sie sich schlecht fühlen, nahe, dass sie »den Aufstand proben«. Sie streiten, sind trotzig, kompromisslos, wild und impulsiv, ungefähr so wie Kinder, die Verhaltensprobleme haben, hyperaktiv sind oder unter einer Aufmerksamkeitsdefizitstörung leiden. Erhält man seine Diagnose früh im Leben, greifen die Profis vermutlich auf die geläufigeren Diagnosen für Kinder und die entsprechende Behandlung zurück.

Ein weiteres Problem hinsichtlich des Zeitpunkts der Diagnosestellung ist das Fortschreiten der Krankheit. Nehmen Sie an, in der Anfangsphase hätten Sie zwei Episoden der Major Depression gehabt, bevor die erste manische Phase auftrat. Sagen wir, die erste Episode trat im Alter von 16 Jahren auf, anlässlich der Scheidung der Eltern. Vielleicht haben Sie eine Therapie gemacht oder die Symptome sind von selbst verschwunden – in jedem Fall wäre es nicht richtig, nach nur einer depressiven Episode eine bipolare Störung zu diagnostizieren. Je nach der Länge und dem Schweregrad der Depression hätte man die Symptome entweder mit den Begriffen »Trauer« oder »Major Depression« umschrieben.

Hätten Sie dann nach der Schule mit Aufnahme eines Studiums oder Beginn einer Ausbildung eine weitere depressive Episode, würden die meisten Menschen davon ausgehen, dass Stress die Ursache Ihrer Depression ist, vielleicht in der Annahme, dass Sie nicht wissen, welche Richtung Sie im Leben einschlagen sollen oder dass Sie Angst davor haben, auf eigenen Füßen zu stehen. Vermutlich hätten Sie sich nicht behandeln lassen, es sei denn, die Symptome hätten dazu geführt, dass Sie die Schule abgebrochen hätten oder gefeuert wurden. An diesem Punkt wäre die korrekte Diagnose eine wiederkehrende Major Depression gewesen. Hätten Sie jedoch, wie viele andere Betroffene, festgestellt, dass der Alkohol- oder Drogenkonsum Ihnen während der Depression vorübergehend Erleichterung verschafft, wäre es noch schwerer gewesen, eine korrekte Diagnose zu stellen. Treten eine Depression und Alkohol- oder Drogenmissbrauch gleichzeitig auf, ist es sehr schwer zu sagen, was eher da war und als die erste Ursache der Störung gelten kann. Erst nach der ersten manischen Phase könnte man statt von einer wiederkehrenden Major Depression von einer bipolaren Störung sprechen.

In diesem Beispiel ändert sich die Diagnose mit dem Fortschreiten der Erkrankung. Die anfängliche Diagnose einer Major Depression wäre insofern korrekt gewesen, als es noch keine manische Phase gegeben hatte und niemand wissen konnte, dass eine Manie auftreten würde. Die Tatsache, dass nach der ersten Manie die Diagnose der bipolaren Störung gestellt wurde, bedeutet nicht, dass die erste Diagnose einer Major Depression falsch war. Zu diesem Zeitpunkt war die Diagnose korrekt. Erst nachdem die Diagnose einer bipolaren Störung vorlag, traf rückblickend die alte Diagnose einer wiederkehrenden Major Depression nicht mehr zu. Wenn man Sie fragen würde, welche Diagnose bei Ihnen vorliegt, würden Sie nicht sagen, dass Sie früher eine wiederkehrende Depression hatten und jetzt unter einer bipolaren Störung leiden. Sie würden auch nicht behaupten, dass Sie beides hätten. Die Diagnose einer bipolaren Störung wird nach einer Manie zur Primärdiagnose. Die Ärzte wissen, dass bei einer bipolaren Störung sowohl Phasen der Depression wie der Manie, Hypomanie und gemischte Zustände auftreten können.

Das Beispiel zeigt, mit welchen Herausforderungen der diagnostische Prozess bei einer bipolaren Störung verbunden ist. Wenn Sie der Ansicht sind, dass der Zeitpunkt der Symptome die Profis dazu gebracht haben könnte, eine Fehldiagnose zu stellen, bitten Sie Ihren Arzt zu erklären, warum er glaubt, dass Sie eine bipolare Störung haben, oder holen Sie eine zweite Fachmeinung ein. Verschaffen Sie sich lieber mehr Informationen, statt gleich die Diagnose zurückzuweisen.

Komplexität ▶ Forschungsstudien zeigen immer wieder, dass es zu Irrtümern bei der Diagnosestellung kommen kann. Trotz der Fortschritte in anderen Bereichen der Medizin verfügt die Psychiatrie nicht über die Möglichkeiten, die physischen Indikatoren von Krankheiten wie der bipolaren Störung genau zu erfassen. Da es keine Labortests gibt, die das Vorhandensein psychischer Störungen belegen können, werden Diagnosen auf der Basis von Symptomen und dem Grad der Übereinstimmung des Musters mit den Kriterien des DSM-IV(bzw. ICD-10, siehe Kap. 2) erstellt. Die Richtigkeit der Diagnose hängt von den Informationen ab, die dem Kliniker zur Verfügung stehen, von seiner Gründlichkeit, seinen Fähigkeiten und seinem Ausbildungsstand.

Wo so viele Variablen beteiligt sind, ist viel Raum für Fehler. Fehldiagnosen sind zumeist auf zwei Gründe zurückzuführen:

- Der Patient kann nicht genügend Informationen zur seiner Vorgeschichte und zur Entwicklung der Symptome liefern, um bei der Diagnosestellung zu helfen.
- Mehrere psychologische oder medizinische Probleme können zugleich auftreten, so wie Depression und Alkoholmissbrauch oder Manie und Kokainmissbrauch oder affektive Störungen und psychotische Symptome.

Zur Komplexität des Bildes tragen kulturelle, Sprach- und geografische Unterschiede bei, die beeinflussen, wie die Symptome sich darstellen. Was zum Beispiel in Deutschland wie eine Hypomanie aussieht, kann in Spanien ganz normal wirken. In manchen Kulturen äußern sich psychologische Belastungen eher in physischen Symptomen, während sie in anderen Kulturen in Form von Emotionen ausgedrückt werden. Patienten, die nur begrenzt fähig sind, sich in der Landessprache auszudrücken, können Probleme haben, sich den Ärzten verständlich zu machen. Oder der kulturelle Hintergrund des Arztes veranlasst ihn, die Symptome eines Patienten falsch zu interpretieren.

Die Forschungsstudien zeigen, dass die genauesten psychiatrischen Diagnosen die sind, welche auf der Basis eines strukturierten diagnostischen Interviews erstellt werden. Leider werden solche Methoden normalerweise nur in Forschungskliniken oder Kliniken, die mit medizinischen Instituten einer Universität verknüpft sind, angewandt, und nur selten in allgemeinpsychiatrischen Praxen.

Es ist also nicht einfach, Fehler beim Stellen der Diagnose einer bipolaren Störung zu vermeiden. Wurde die Diagnose jedoch von mehreren Ärzten gestellt und haben Sie die Symptome, die in den Kapiteln 1 bis 4 beschrieben sind, ist die Wahrscheinlichkeit, dass Ihre Diagnose zutreffend ist, hoch. Wenn Sie trotz der vielen Anhaltspunkte immer noch gegen die Diagnose ankämpfen, ist es vielleicht angebracht, noch einmal die Fakten zu überprüfen und Schritte zur Behandlung Ihrer Stimmungsschwankungen zu unternehmen.

Mangelnde Akzeptanz ▶ Die Unfähigkeit, eine Diagnose zu akzeptieren, geht gewöhnlich mit dem mangelnden Willen einher, aktiv am Behandlungsprozess mitzuwirken. Es ist eine Sache zu verstehen, was ein Arzt meint, wenn er sagt, dass Sie an bipolarer Störung leiden. Eine andere Sache ist es, ihm dies zu glauben und es zu akzeptieren. Mit der Diagnose einer bipolaren Störung einverstanden zu sein, heißt nicht nur zu akzeptieren, dass Sie eine psychische Störung haben, sondern obendrein eine, die es erfordert, dass Sie sich ein Leben lang darauf einstellen. Das ist viel auf einmal. Es ist ganz natürlich, sich gegen diesen Gedanken aufzulehnen, zu behaupten, dass der Arzt sich geirrt habe, eine andere Erklärung für die Symptome zu finden, zum Beispiel Stress oder zu ausgiebiges Feiern, oder zu glauben, dass Sie einfach nur eine Phase durchmachen. Um keine Diagnose einer bipolaren Störung zu erhalten, sind Sie unter Umständen nicht ganz ehrlich zu Ihrem Arzt, was Ihre Symptome betrifft. Vielleicht spielen Sie Stimmungsschwankungen und Änderungen Ihres Verhaltens herunter, die sich während der Manie oder Depression bemerkbar machten. In diesem Fall kann Ihre mangelnde Akzeptanz der Krankheit den diagnostischen Prozess stören. Und wenn Sie wissen, dass Sie nicht völlig aufrichtig waren, und trotzdem kommt die Diagnose einer bipolaren Störung dabei heraus, werden Sie diese Diagnose umso eher anzweifeln.

Hat nicht jeder Mensch Stimmungsschwankungen?

Stimmungsschwankungen variieren in ihrem Schweregrad, wie die Übersicht auf Seite 213 zeigt. Am linken Ende steht die normale Bandbreite menschlicher Erfahrung: Menschen sind niedergeschlagen, wenn etwas Schlimmes passiert, und hochgestimmt, wenn etwas Gutes passiert. Diese Zustände sind gewöhnlich vorübergehend und beziehen sich auf ein spezielles Ereignis. Ist das Ereignis vorüber, kehrt die Stimmung zum normalen oder neutralen Zustand zurück. Darüber hinaus gibt es auch Menschen, die von Natur aus mürrisch sind. Sie weisen nicht die physischen Merkmale von Depression oder Manie auf; sie sind einfach übellaunig oder neigen zu Wutausbrüchen. Sie haben keine psychische Störung, unterscheiden sich aber vom optimistischen Typus. Dann gibt es außerdem die munteren, optimistischen und hoffnungsfrohen Menschen, die auch angesichts widriger Umstände so bleiben. Sie sind nicht manisch.

Weiter rechts auf der Skala folgen Menschen, deren Stimmung sich durch physische Probleme oder Stress verschlechtert. Das beste Beispiel hierfür ist das prämenstruelle Syndrom oder PMS. Frauen mit PMS zeigen eine deutliche Verschlechterung ihrer Stimmung, die etwa eine Woche vor dem Beginn ihrer Periode einsetzt und auch danach noch Tage anhalten kann. Die Ursache sind Änderungen des Hormonspiegels, Schmerzen und andere körperliche Unannehmlichkeiten, doch verschwinden diese Symptome so zuverlässig, wie sie gekommen sind. Auch niedriger Blutzucker kann Stimmungsschwankungen auslösen, ist jedoch folgenschwerer bei Menschen, die an Diabetes leiden. Saisonale Allergien können zu Reizbarkeit sowie zu physischen Symptomen führen, zum Beispiel Ausschlag oder Schmerzen. Stress verändert die Stimmung, führt zu Reizbarkeit, Angst, Traurigkeit und Frustration. Bleibt die Belastung bestehen, setzt sich auch die negative Stimmung fort. Stress kann auch bei Menschen, die nicht an der bipolaren Störung leiden, zu einigen Symptomen dieser Störung führen, etwa zu Reizbarkeit und Schlafstörungen.

Keine oder wenige	Mäßige			Schwere	
normal	übellaunig munter	PMS Allergien Stress niedriger Blutzucker	Zyklothymie Dysthymie Minor Depression	Bipolar II Major Depression	Bipolar I

Schwerwiegender sind die diagnostizierbaren Stimmungsschwankungen. »Diagnostizierbar« steht hier dafür, dass die Kriterien des DSM-IV erfüllt sind. Die Dysthymie oder dysthymische Störung ist eine chronische, aber meistens milde Depression, die das ganze Leben anhalten kann. Sie geht über eine normale schlechte Stimmung hinaus, ist aber nicht so schwer wie eine Major Depression. Bei der Dysthymie sind die Betroffenen wenigstens die Hälfte der Zeit bedrückt; einige der physischen Merkmale der Major Depression oder das niedrige Selbstwertgefühl sind gegeben. Dysthymische Menschen können im Laufe ihres Lebens auch Phasen der Major Depression haben. Ist die Major Depression vorüber, werden sie gewöhnlich wieder dysthymisch.

Die Zyklothymie ist eine milde Form der bipolaren Störung, die ebenfalls ein Leben lang besteht. Es gibt Höhen, die denen der Hypomanie ähneln, und Tiefen, die recht mild sind und immer wieder im Leben des Betroffenen auftreten. Was aussieht wie Zyklothymie, kann ebenso der Beginn der Entwicklung einer bipolaren Störung sein.

Die Minor Depression wird diagnostiziert, wenn eine Person traurig gestimmt ist und einige der physischen Symptome aufweist, die unter der Major Depression aufgeführt sind, jedoch nicht die fünf Kriterien erfüllt, die erforderlich sind, um eine Major Depression zu diagnostizieren. Die Minor Depression wird oft durch ein belastendes Ereignis ausgelöst und dauert nur kurze Zeit an, bis der Betroffene das Ereignis verkraftet hat. Sie geht gewöhnlich ohne Behandlung vorüber.

Die bipolare Störung II und die Major Depression können im Schweregrad sehr variieren, und obgleich sie im Kontinuum nicht so weit rechts angesiedelt sind wie die bipolare Störung I, können sie ebenso chronisch sein und das gleiche Leid erzeugen. Die Major Depression wurde zuvor bereits beschrieben. Tritt sie einmal auf, kehrt sie tendenziell wieder, manchmal in Zusammenhang mit einem belastenden Ereignis und manchmal auch ganz ohne Grund. Sie kann ebenfalls chronisch sein und Jahre anhalten, ohne dass Phasen der Entspannung eintreten.

Die bipolare Störung II ist definiert durch das Auftreten von Phasen der Major Depression und der Hypomanie. Wie zuvor erwähnt, unterscheidet sich die Hypomanie nur im Schweregrad von der Manie. Die Hypomanie ist gekennzeichnet durch Stimmungsschwankungen, Änderungen des Denkens und physische Symptome der Manie, aber sie beeinträchtigt das Urteilsvermögen nicht so stark, dass der Betroffene in ernste Schwierigkeiten gerät.

Noch weiter rechts als die bipolare Störung I sind im Kontinuum die schizoaffektive Störung bipolaren Typs und die Schizophrenie mit bipolaren Symptomen angesiedelt (nicht in der Abbildung S. 213 aufgeführt). Bei beiden Krankheiten gibt es gewöhnlich keine Phasen, in denen sich der Betroffene erholt. Lassen Manie oder Depression nach, setzen sich die psychotischen Symptome wie Halluzinationen und Wahnvorstellungen fort. Der Unterschied zwischen beiden Störungen ist, dass der

Betroffene bei der schizoaffektiven Störung des bipolaren Typs so oft unter depressiven oder manischen Episoden leidet wie jemand mit der bipolaren Störung I. Bei der Schizophrenie treten manische und depressive Episoden nicht so häufig auf und halten nicht so lange an wie bei der bipolaren Störung I oder bei schizoaffektiven Störungen.

Nach der Lektüre dieses Abschnitts zu Stimmungsschwankungen und den verschiedenen Störungen, bei denen diese eine Rolle spielen, können Sie besser verstehen, warum Ihr Arzt oder Therapeut glaubt, dass Sie an einer bipolaren Störung leiden, statt nur gewöhnliche Stimmungsschwankungen zu haben. Wenn Sie denken, dass Ihre Symptome eher auf eine andere Störung hindeuten, sprechen Sie Ihren Arzt oder Therapeuten darauf an.

Was ist der nächste Schritt?

Sie haben nun die Kapitel dieses Arbeitsbuches abgeschlossen, in denen es darum ging, Vorsichtsmaßnahmen zu ergreifen, die künftige manische und depressive Episoden verhindern helfen sollen. In den folgenden Kapiteln setzen Sie sich mit Schritt 3 des kognitiv-verhaltenstherapeutischen Ansatzes zur Behandlung einer bipolaren Störung auseinander und erlernen Strategien zur Reduzierung Ihrer Symptome.

Wenn Sie sich noch einmal das kognitiv-verhaltenstherapeutische Modell einer bipolaren Störung in Kapitel 1 anschauen (S. 27), sehen Sie, dass es zu Beginn des Zyklus, wenn Manie und Depression beginnen, zu Veränderungen bei den Kognitionen und Emotionen kommt. Kognitionen oder Gedanken nehmen einen starken Einfluss auf Ihre Emotionen und Ihre Verhaltensreaktionen. Deshalb werden in Kapitel 8 und 9 Methoden zur Identifizierung, Kontrolle und Korrektur verzerrter oder allzu sehr von Emotionen beeinflusster Gedanken vorgestellt. Sie lernen zu erkennen, wann Ihre Stimmung von Ihrem Denken beeinflusst ist und wie Sie sich Klarheit über Ihre Gedanken verschaffen, bevor es zu einer Überreaktion kommt.

8 Denkfehler erkennen

In diesem Kapitel werden Sie

- *herausfinden, wie Ihre Stimmung Ihre Gedanken und die Reaktionen auf Ereignisse beeinflussen können;*
- *lernen, auf welche Weise Ihre Gedanken verzerrt oder fehlerhaft werden können;*
- *eine Methode zur Klärung verzerrten Denkens kennenlernen.*

Eine bipolare Störung erzeugt während depressiver und manischer Episoden und auch manchmal zwischen den Episoden starke Emotionen wie Trauer, Reizbarkeit, Erregung, Angst und Wut. Diese Emotionen oder Stimmungen können Sie anfällig dafür machen, auf Situationen, die Sie belasten, überzureagieren.

Ist MONIKA zum Beispiel depressiv, fühlt sie sich eher überfordert, wenn es zu viel zu tun gibt. Vorige Woche hat Monikas Sohn ihr am Samstagnachmittag erzählt, dass er am nächsten Montag in der Schule ein Projekt abgeben müsse und dafür noch ein paar Sachen vom Kaufhaus brauche. Monika hatte an dem Tag schon viel vor und ärgerte sich über diese Ankündigung in letzter Minute. Als sie erfuhr, dass die Themen schon vor zwei Wochen verteilt wurden, kochte sie. Obgleich ihr Sohn erst in der Mittelstufe ist, geriet sie in Zorn und beklagte sich, wie unverantwortlich er sei, rücksichtslos und undankbar, obwohl sie so schwer arbeite. Er entschuldigte sich und ging in sein Zimmer. Als sie sich beruhigt hatte, fühlte sie sich schlecht, weil sie ihn angebrüllt hatte. Deshalb fuhr sie mit ihm zum Kaufhaus, um die notwendigen Materialien einzukaufen, und half ihm bei seinem Projekt. Ist Monika nicht depressiv, mag sie es zwar nicht, wenn ihre Pläne gestört werden, aber normalerweise reagiert sie nicht so heftig und brüllt ihre Kinder nicht wegen Kleinigkeiten an.

Befanden Sie sich schon einmal in einer ähnlichen Situation? Nehmen Sie sich einen Augenblick Zeit und beschreiben Sie auf Arbeitsblatt 8.1 eine Situation, die Sie belastet hat, die Gedanken, die Ihnen dabei durch den Kopf gingen, und wie Sie auf die Situation reagiert haben.

ARBEITSBLATT 8.1 **Ereignisse, Gedanken und Handlungen bei Stress**

Ereignis	Ihre Gedanken	Wie Sie damit umgegangen sind
Monikas Beispiel: *Mein Sohn hat mir in letzter Minute erzählt, dass er ein Projekt abgeben muss.*	*Er ist verantwortungslos.* *Er ist rücksichtslos.* *Er ist undankbar, obwohl ich so schwer arbeite und so viel zu tun habe.*	*Ich habe meinen Sohn angebrüllt, sodass er sich mies fühlte. Später fühlte ich mich dann mies, fuhr mit ihm zum Kaufhaus und half ihm bei seinem Projekt.*
Ihr Beispiel:		

Ihre Stimmung veranlasst Sie, so heftig zu reagieren, aber was Sie über die Situation denken, bestimmt Ihre emotionale Reaktion. Monika war gleich zu Beginn in schlechter Stimmung, aber der Grund, warum ihre Reaktion auf ihren Sohn so stark ausfiel, war der: Sie dachte, seine Bitte würde bedeuten, dass er nicht zu schätzen weiß, wie hart sie arbeitet. Wenn er es zu schätzen wüsste, wäre er nicht in letzter Minute mit dem Schulprojekt angekommen. In dieser Situation dachte Monika, es ginge um sie, obwohl es in Wahrheit um ein Kind ging, das es verschwitzt hatte, seine Hausaufgaben zu machen.

Man kann leicht erkennen, wie äußere Ereignisse eine emotionale Reaktion wie die Monikas gegenüber ihrem Sohn auslösen können. Aber, wie im ersten Kapitel beschrieben, können emotionale Veränderungen, die in Phasen der Depression und Manie auftreten, emotional beeinflusste Gedanken aufwirbeln, auch wenn nichts Besonderes passiert. Hier noch ein Beispiel von Monika:

Monikas Depression drückt sie nieder und lässt sie daran zweifeln, dass es für sie je besser werden wird. Je mehr sie über das Problem nachdenkt, umso hoffnungsloser fühlt sie sich. Sie sagt sich Dinge wie: »Ich kann nicht fassen, dass mein Leben ein solches Chaos ist. Ich werde nie von den Schulden runterkommen. Ich kann mich nicht zugleich um das Haus, die Kinder und meinen Job kümmern. Ich kann genauso gut aufgeben.« Wenn sie morgens beim Aufwachen so denkt, hat sie keinen Antrieb, aus dem Bett zu steigen, mit der Familie zu tun zu haben oder ihre Rechnungen zu bezahlen, obwohl sie weiß, dass sie überfällig sind. Monikas Depression beeinflusst ihre Gedanken, lässt sie negativ und hoffnungslos werden. Sowohl ihre schlechte Stimmung als auch ihre finsteren Gedanken rauben ihr die Motivation, aufzustehen und sich dem Tag zu stellen. Sie bleibt im Bett, überlässt es ihrem Mann, sich um die Kinder zu kümmern, und lässt die Rechnungen noch einen Tag auf ihrem Schreibtisch liegen.

Waren Sie schon einmal in einer ähnlichen Situation, schreiben Sie darüber auf Arbeitsblatt 8.2.

ARBEITSBLATT 8.2 Ereignisse, Gedanken und Handlungen bei Sorgen

Ereignis	Ihre Gedanken	Wie Sie damit umgegangen sind
Monikas Beispiel: *Ich habe beim Aufwachen über meine Probleme nachgedacht.*	*Unfassbar, dass mein Leben ein solches Chaos ist. Von den Schulden komme ich nie runter. Ich kann mich nicht um das Haus, die Kinder und meinen Job kümmern. Ebenso gut könnte ich gleich aufgeben.*	*Ich blieb im Bett und überließ es meinem Mann, sich um die Kinder zu kümmern. Ich ließ die Rechnungen bis auf Weiteres auf meinem Schreibtisch liegen.*
Ihr Beispiel:		

Monikas Beispiel zeigt, wie sich in depressiven Phasen Ihre Stimmung auf Ihre Gedanken und auf Ihr Verhalten auswirken kann. Das Gleiche gilt für manische Phasen.

STEFAN fühlte sich während seiner letzten beiden manischen Episoden eine Zeit lang euphorisch, wurde danach aber reizbar und wütend. Hier ein Beispiel, was passieren kann:

Stefan war nervös, als er zu seinen Eltern ging, um mit ihnen zu Abend zu essen. Seine Mutter merkte, dass Stefan viel öfter als sonst auf und ab ging, und fragte ihn, ob er seine Medikamente genommen habe. Stefan explodierte: »Lass mich endlich mit den Medikamenten in Ruhe. Ich hasse es, dieses Zeug zu schlucken. Du nervst mich ständig damit. Warum musst du mich damit ärgern? Können wir nicht einen Abend zusammen verbringen, ohne dass du das aufs Tapet bringst? Ich gehe.« Stefan ging zur Tür hinaus und knallte sie hinter sich zu, stieg in sein Auto und brauste davon. Er fuhr zu einem Freund und trank ein paar Bier, bis er sich so weit beruhigt hatte, dass er nach Hause fahren konnte.

Stefans Reizbarkeit veranlasste ihn, auf die Frage seiner Mutter überzureagieren, aber was zu dem Wutausbruch führte, war Folgendes: Er dachte, seine Mutter wolle ihn ärgern. Er kam nicht auf die Idee, dass sie sich Sorgen machte. Er dachte, sie wolle ihn mit den Medikamenten quälen. Stefan war zu wütend, um sich darüber mit ihr auszusprechen, also ging er.

Dies ist ein weiteres gutes Beispiel dafür, wie sich Ihre Gedanken über eine Situation auf Ihre Reaktion auswirken können. Waren Sie schon einmal in einer ähnlichen Situation wie Stefan, in der Ihre Reizbarkeit Sie zu einer Überreaktion trieb, schreiben Sie darüber auf Arbeitsblatt 8.3.

ARBEITSBLATT 8.3 Ereignisse, Gedanken und Handlungen beim Thema »Medikamente«

Ereignis	Ihre Gedanken	Wie Sie damit umgegangen sind
Stefans Beispiel: *Meine Mutter hat mich gefragt, ob ich meine Medikamente genommen habe.*	*Sie sitzt mir ständig im Nacken Sie weiß, wie sehr ich es hasse, Medikamente zu nehmen, und bringt das Thema trotzdem immer wieder zur Sprache.*	*Ich habe meine Mutter angebrüllt und bin gegangen, ohne zu essen. Ich fuhr davon. Dann trank ich Bier, bis ich mich beruhigt hatte.*
Ihr Beispiel:		

So wie die Depression kann auch die Manie zu spontanen Gedanken führen, die Emotionen erzeugen, zum Beispiel ganz plötzlich eine großartige Idee zu haben und sich deswegen gut zu fühlen. Es mögen Auslöser in Ihrer Umgebung gewesen sein, die Sie inspiriert haben, aber das ist Ihnen vielleicht nicht aufgefallen. Spontane kreative Gedanken oder Ideen können sehr aufregend sein, sodass Sie sie sofort in die Tat umsetzen wollen, auch wenn es im Moment nicht durchführbar ist.

PAUL ist ein kreativer Mensch. Aber wenn er manisch wird, hat er viel öfter große Ideen und Eingebungen. Als er eines Abends vor dem Schlafengehen fernsah, sah er einen Werbespot über ein neues Leseprogramm für Kinder, die in der Schule schlecht zurechtkommen. Er erinnerte sich, wie schwer ihm das Lesen als Kind gefallen war, und ihm kam eine großartige Idee für ein Programm, das viel besser wäre als das im Werbespot angepriesene. Paul stieg aus dem Bett und setzte sich an seinen Computer, um seine Ideen aufzuschreiben. Um drei Uhr morgens bemerkte Paul, dass er müde wurde, und erinnerte sich, dass er schon um acht Uhr auf der Arbeit sein musste. Er kannte sich recht gut und erkannte in dem, was er in den letzten drei Stunden gemacht hatte, einen manischen Energieschub. Er wusste, wenn er die ganze Nacht aufblieb, um an dem Projekt zu arbeiten, würde er noch manischer. Er blickte zu der Tablettenpackung hinüber, die auf seinem Nachtschrank lag, und stellte fest, dass er vorhin seine Medikamente nicht genommen hatte. Wenn er die Tabletten jetzt schluckte, würde er das Signal seines Weckers verschlafen, deshalb stellte er den Computer aus und versuchte, ohne Tabletten zu schlafen. Nachdem er sich eine Zeit lang im Bett gewälzt hatte, konnte er schließlich schlafen, bis der Wecker klingelte.

Pauls neue Idee war vielleicht großartig und es wert, Zeit dafür aufzuwenden. Das Problem war nicht das Projekt. Das Problem war der Zeitpunkt. Seine spontane Idee ließ ihn seine abendliche Medikamenteneinnahme vergessen und hielt ihn viel länger wach, als er es sich leisten konnte. Das Endergebnis war, dass Paul am nächsten Tag auf der Arbeit erschöpft war und seine Gedanken zu rasen begannen – ein Symptom der nahenden Manie.

Erinnern Sie sich an eine eigene Erfahrung, die der von Paul ähnlich war, und schreiben Sie darüber auf Arbeitsblatt 8.4. Erinnern Sie sich, wie zwingend Sie es empfanden, sofort aktiv zu werden, statt auf einen günstigeren Zeitpunkt zu warten. Die Manie veranlasst Sie zu denken, dass etwas ganz dringend sei und dass Sie Ihre wunderbare Idee wieder vergessen, wenn Sie nicht gleich aktiv werden. Ihr Verhalten kann neue Probleme schaffen, wenn es Sie vom Schlafen und von der Medikamenteneinnahme abhält.

Jedes der vorgestellten Beispiele zeigt, wie Emotionen Sie dazu bringen können, auf interne oder externe Ereignisse überzureagieren. Ihre Reaktionen basieren auf Ihrer Bewertung der Situation – also darauf, was Sie über die Situation denken. Wie gezeigt wurde, können die von Depression oder Manie befeuerten Gedanken von Emotionen verzerrt sein. Sie können übertrieben negativ oder positiv sein, je nach Ihrer Stimmungslage. Das Problem ist, dass Ihre emotionalen Reaktionen und was Sie über die Situation denken, bestimmen werden, wie gut Sie damit umgehen. Wenn Sie die Dinge nicht richtig sehen, werden Sie auch nicht gut mit einer Situation umgehen können.

ARBEITSBLATT 8.4 Ereignisse, Gedanken und Handlungen bei kreativen Ideen

Ereignis	Ihre Gedanken	Wie Sie damit umgegangen sind
Pauls Beispiel:		
Ich habe einen Werbespot im Fernsehen gesehen, der mich auf eine kreative Idee zu einem Leseprogramm brachte.	*Ich habe eine tolle Idee. Sie ist viel besser als die im Fernsehen. Lieber arbeite ich jetzt daran, bevor ich sie vergesse. Das wird mir viel Geld einbringen.*	*Ich bin gleich wieder aufgestanden. Meine Medikamente habe ich vergessen. Ich habe bis drei Uhr am Computer gearbeitet und habe nur wenige Stunden geschlafen, dann musste ich zur Arbeit.*
Ihr Beispiel:		

Denkfehler identifizieren, kontrollieren und korrigieren

Ziel der Übungen in diesem und im folgenden Kapitel ist es, Sie erkennen zu lassen, wann Ihre Stimmung oder Ihre Emotionen Ihre Wahrnehmung verzerren. Wenn Sie in der Lage sind, zu sehr von Emotionen beeinflusstes Denken zu identifizieren, sobald es auftritt, können Sie es kontrollieren, statt sich in Ihren Reaktionen davon beherrschen zu lassen. Sie haben dann die Chance, das emotional beeinflusste Denken so zu korrigieren, dass es Sie nicht in die falsche Richtung lenkt, und die Handlungsalternative auszuwählen, die für Sie am günstigsten ist.

Um verzerrte Gedanken zu identifizieren, muss man wissen, wo man danach suchen soll. Es gibt Muster, nach denen Depression und Manie Ihre Gedanken beeinflussen können. Diese werden »Denkfehler« genannt. Auf den folgenden Seiten werden Denkfehler beschrieben, die Menschen häufig machen, wenn sie depressiv oder manisch sind. Erwischen Sie sich bei einem dieser Denkfehler, haben Sie die Gelegenheit, die Verzerrungen zu korrigieren, bevor sie Sie in die falsche Richtung führen.

Die häufigsten Denkfehler von Depression und Manie fallen unter vier Kategorien:

- Übertreibung und Untertreibung bzw. die Bedeutung von Dingen überschätzen oder unterschätzen;
- voreilige Schlüsse ziehen, darunter Gedankenlesen, Vorhersagen, Katastrophenausmalen und alles auf sich beziehen;
- Tunnelblick, manchmal auch als »selektive Wahrnehmung« oder »psychisches Filtern« bezeichnet;
- Verabsolutieren, darunter Schwarz-Weiß-Denken, Etikettieren und Gebote aufstellen.

Im Folgenden werden die vier Kategorien von Denkfehlern näher beschrieben, mit Beispielen, die zeigen, in welcher Gestalt sie in depressiven und manischen Phasen auftreten können. Versuchen Sie, sich beim Lesen an Situationen aus Ihrem Leben zu erinnern, als Sie ähnliche Denkfehler als Reaktion auf belastende Situationen gemacht haben. Sie finden dazu Arbeitsblätter, auf denen Sie Ihre persönlichen Beispiele aufzeichnen können. Außerdem geht es in diesem Kapitel darum, wie Sie die Denkfehler unter Ihre Kontrolle bekommen können, sodass sie sich nicht negativ auf Ihr Verhalten auswirken. In Kapitel 9 finden Sie dazu weitere Strategien und Übungen. Wenn Sie sich mit den hier vorgestellten Methoden zum Identifizieren, Kontrollieren und Korrigieren von Denkfehlern vertraut machen, werden Sie mit der Zeit feststellen, dass sie nicht mehr so häufig auftauchen und dass Sie, falls doch, in der Lage sind, sie schnell zu berichtigen.

Bei dieser Art von verzerrter Wahrnehmung werden die Tatsachen entstellt und die Dinge erscheinen größer oder kleiner, das heißt bedeutsamer oder weniger bedeutsam, als sie sind. Auf den Arbeitsblättern 8.5 und 8.6 finden Sie Beispiele für Übertreibung und Untertreibung bei Depression und Manie. Denken Sie an Situationen zurück, die Sie verzerrt wahrgenommen haben, indem Sie die Bedeutung der Fakten überschätzt oder unterschätzt haben, und schreiben Sie Ihre Beispiele auf die Arbeitsblätter.

ARBEITSBLATT 8.5 Übertreibungen und Untertreibungen bei Depression

Verzerrte Wahrnehmung	Monikas Beispiel	Meine Beispiele
Den Ernst des Problems überschätzen	*Es ist so entsetzlich. Ich werde mir nie verzeihen, dass ich den Geburtstag meiner Mutter vergessen habe.*	
Positive Ereignisse oder Leistungen unterschätzen ODER	*Es spielt keine Rolle, dass ich endlich die Küche geputzt habe. Ich hätte es nie so weit kommen lassen dürfen.*	
Komplimente abtun	Monikas Chef: *Das hast du gut gemacht!* Monika wehrt das Lob ab: *War doch nichts dabei.* Monika: *Dein Zeugnis sieht aber richtig gut aus!* Ihre Tochter spielt ihre Leistung herunter: *Ja, aber was ist schon dabei?*	

Falsche Wahrnehmungen bei Manie

Falsche Wahrnehmung	Pauls Beispiel	Meine Beispiele
Vergrößern der Selbsteinschätzung oder des Werts von Ideen	*Dieser Plan kann nicht schiefgehen. Es ist die beste Idee seit langem. Sie ist einfach genial.*	
Verkleinern des Ernstes von Problemen oder Risiken	Pauls Freundin: *Fahr langsamer!* Paul verkleinert: *Ist ja gut. Ich habe auf dieser Autobahn noch nie einen Strafzettel bekommen.*	

Übertreibung ▶ Bei Depression und Manie ist das Übertreiben ein Ergebnis der momentanen Emotion. Lässt die Intensität der Emotion nach, nimmt auch das Übertreiben ab. Wenn Sie zum Beispiel wütend sind, kann eine belastende Situation unerträglich erscheinen; haben Sie sich jedoch beruhigt, erscheint die Situation noch lästig, aber beherrschbar. Sind Sie traurig und werden von Freunden ausgeschlossen, sind Sie zuerst am Boden zerstört, doch nachdem Sie sich beruhigt haben, fühlen Sie sich zwar noch verletzt, sind aber imstande, damit umzugehen. Emotionen, die Übertreibung fördern, können gemildert werden, indem man emotional Abstand zu einem Ereignis oder einer Idee gewinnt und sich erst Zeit lässt, darüber nachzudenken, bevor man reagiert.

Wege, emotional Distanz zu gewinnen, sind:

- sich aus der Situation entfernen;
- sich Zeit mit der Bewertung lassen;
- andere nach ihrer Meinung über das Ereignis fragen;
- darüber schlafen;
- das in seiner Bedeutung überschätzte Ereignis mit anderen Erfahrungen vergleichen;

- sich fragen, wie andere sehen könnten, was geschehen ist;
- den Atem anhalten und bis zehn zählen, bevor Sie reagieren;
- eine Zeit lang fernsehen;
- das Thema wechseln;
- meditieren;
- ein Nickerchen machen;
- sich weigern, darüber zu reden, bis Sie sich beruhigt haben.

Wie gewinnen Sie emotionale Distanz, wenn Sie gestresst sind? Notieren Sie Ihre Ideen und Erfahrungen auf Arbeitsblatt 8.7.

PAUL gewinnt emotionale Distanz gegenüber seinen manischen Ideen, indem er mit anderen darüber redet. So redete Paul zum Beispiel mit Kommilitonen über sein Leseprogramm. Nachdem er sich ihre Meinung angehört hatte, war er nicht mehr so überzeugt, dass es die brillanteste Idee war, die er jemals gehabt hatte, und dass sie Erfolg garantierten würde. Ja, je eingehender er mit ihnen darüber sprach, umso geringer war die Begeisterung, die Paul empfand. Da er sich und seine Tendenz, sich in Fantasien zu verstricken, kannte, verbuchte er die Idee unter manischen Gedanken und konzentrierte sich auf seine derzeitigen Aufgaben.

ARBEITSBLATT 8.7 Emotionale Distanz gewinnen

Ich gewinne emotionale Distanz, indem ich:

Untertreibung ▶ Zum Untertreiben kommt es sowohl in depressiven als auch in manischen Episoden. In depressivem Zustand wird das Untertreiben oder Herunterspielen benutzt, um Informationen wegzuschieben, die nicht zur eigenen negativen Stimmung passen, zum Beispiel Komplimente oder Lob. Im manischen Zustand wird gern untertrieben, um alles von sich wegzuschieben, was der positiven Stimmung oder den großartigen Ideen widerspricht. Das kann durch das Ignorieren möglicher Risiken geschehen, etwa mehr Geld auszugeben, als man sich leisten kann, zu schnelles Fahren oder größere sexuelle Aktivität als üblich. Wenn Sie Positives oder Negatives untertreiben, verzerren Sie verfügbare Informationen, um sie Ihrem Zustand und Ihrer Stimmung anzupassen. Doch wenn Sie die Dinge nicht mehr klar sehen können, können Sie leicht Fehler machen.

Treten Sie in eine manische Phase ein, sind Sie anfällig dafür, Negatives herunterzuspielen oder zu unterschätzen. So können Sie leicht wichtige Details wie Risiken oder Nachteile von Situationen übersehen. Wenn Sie Negatives unterschätzen, erscheinen die positiven Aspekte einer Idee noch großartiger. Daher sind Sie leicht davon überzeugt, dass es keine Nachteile gibt oder dass die Risiken klein sind und der Nutzen groß, auch wenn dies nicht stimmt.

Um das Unterschätzen von Sachverhalten zu vermeiden, stellen Sie sich und anderen die folgenden Fragen:

- Was sind die Nachteile meiner Idee oder meines Plans?
- Sind irgendwelche Risiken dabei?
- Könnte ich etwas Wichtiges übersehen?
- Verkenne oder ignoriere ich wichtige Fakten?

Zwingen Sie sich, die Sache von allen Seiten zu betrachten, bevor Sie Ihre Schlüsse ziehen und handeln.

Wenn **PAUL** diese Strategie anwenden würde, um seine Gedanken zu seinem neuen Leseprogramm, das er entwickeln will, zu überprüfen, würde er diese Fragen wie folgt beantworten:

- Was sind die Nachteile meiner Idee oder meines Plans?
  Man braucht viel Zeit, die Details des Programms auszuarbeiten, und dies kann mit meinen anderen Zielen kollidieren oder mich vom Schlafen abhalten.
- Sind irgendwelche Risiken damit verbunden?
  Wenn ich Geld in diesen Plan stecke, könnte ich es verlieren, falls die Idee sich als ein Flop herausstellt. Wenn ich abends lange wach bleibe, um daran zu arbeiten, werde ich vermutlich manisch. Ich will aber nicht wieder manisch werden.
- Könnte ich etwas Wichtiges übersehen?
  Es könnte wieder eine meiner manischen Fantasien sein, so etwas habe ich schon öfter erlebt.
- Verkenne oder ignoriere ich wichtige Fakten?
  Ich weiß kaum etwas darüber, wie man Kinder dazu bringt, zu lesen; ich kenne nur meine persönlichen Erfahrungen. Ich weiß nicht genau, was ich übersehe.

Sind Sie nicht depressiv, spielen Sie vielleicht Positives in einem Akt der Bescheidenheit oder Demut herunter oder tun Komplimente ab. In manchen Situationen ist es sozialer Brauch, Lob zurückzuweisen, aber tief in Ihrem Herzen sind Sie dennoch erfreut über das Kompliment. Wenn Ihnen zum Beispiel jemand ein Kompliment wegen Ihrer Kochkünste macht, indem er sagt: »Das ist der leckerste Kuchen, den ich je gegessen habe«, tun Sie dies ab, indem Sie erwidern: »Ach, so toll ist er auch wieder nicht. Die Kruste hätte lockerer sein können.« In depressivem oder reizbarem Zustand unterschätzen Sie Positives, weil Sie denken, es zähle nicht. Sie denken, dass Sie Lob nicht verdient haben, oder was Sie tun, sei zu unwichtig, um eine Rolle zu spielen. Häufige Wege, Positives zu unterschätzen, sind folgende:

- Erfolge abwerten, weil sie nicht gut genug sind;
- einen positiven Gedanken durch einen negativen Gedanken ersetzen;
- Komplimente abtun.

Positives zu unterschätzen ist besonders ein Problem für Menschen, die extrem hohe Erwartungen an sich stellen, also Perfektionisten sind. Nichts ist gut genug, wenn es nicht perfekt ist. Wenn Sie so denken, sind Sie nicht in der Lage, sich an den kleinen Leistungen zu erfreuen, die zu größeren Leistungen anspornen könnten. So haben Sie zum Beispiel ein wichtiges Referat abgeschlossen, sind aber nicht zufrieden, weil Sie die ganze Nacht aufbleiben mussten, um es zu schaffen. Sie sagen sich, dass Sie es eher hätten schreiben sollen. Statt Freude und Erleichterung zu empfinden, haben Sie Schuldgefühle und sind enttäuscht. Solch negative Emotionen geben der Depression Nahrung.

Sind Sie in einer schlechten Stimmung und denken, nichts laufe so, wie Sie es sich wünschen, können Sie jeden Beweis für das Gegenteil herunterspielen oder ignorieren. Waren Sie zum Beispiel in schlechter Stimmung und hatten das Glück, einen guten Parkplatz zu finden, können Sie das Positive abtun, indem Sie denken: »Was habe ich schon davon? Mein Auto ist alt und fällt langsam auseinander. Ein neues kann ich mir nicht leisten.« Sind Sie Schüler oder Student und erzielen eine gute Note in einem Test, können Sie Komplimente abtun, indem Sie denken: »Ich habe noch viel Arbeit vor mir, und es gibt keine Garantie, dass ich im nächsten Test auch gut abschneide.« Gehen Sie einkaufen und finden ein Sonderangebot, können Sie es durch den

Gedanken herunterspielen: »Ich muss ja Sonderangebote kaufen. Ich habe nicht so viel Geld wie andere Leute, die den vollen Preis zahlen können.«

Manche Menschen unterschätzen Positives auch dann, wenn sie nicht depressiv sind. Sie denken immer nur an die Nachteile, warum etwas nicht klappen könnte oder was ein positives Ereignis trüben könnte. Wir nennen sie Pessimisten. Ihr Glas ist immer halb leer. Sind Sie von jeher ein Pessimist und haben eine bipolare Störung, werden Sie sich in depressiven Phasen vermutlich zusätzlich herunterziehen, indem Sie Positives abwerten und sich nicht die kleinen Freuden gestatten, die es mit sich bringt, etwas geleistet zu haben.

Unterschätzungen verhindern ▶ Zur Kontrolle des Unterschätzens oder Abwertens können Sie eine Technik nutzen, die »Gedankenstopp« heißt. Diese Strategie wurde für den Umgang mit Grübeln und obsessiven Gedanken entwickelt. Ziel ist es, das Unterschätzen durch zutreffendere Urteile zu ersetzen. Ein Gedankenstopp zur Kontrolle des Unterschätzens umfasst drei Schritte:

1. Schritt: Abwertungen feststellen. Dies ist der schwierigste Teil. Es kann nützlich sein, die Unterstützung eines Angehörigen oder eines Freundes zu gewinnen, der Sie darauf aufmerksam macht, wenn er feststellt, dass Sie etwas abwerten. Versuchen Sie, auf Situationen zu achten, in denen Sie Positives sehen und es dann wegschieben. Es gibt vermutlich Muster, die Sie identifizieren können. Vielleicht neigen Sie dazu, Lob abzutun. Wenn es so ist, können Sie bei nächster Gelegenheit darauf achten. Vielleicht besteht Ihr Muster darin, Leistungen abzuwerten, die Sie vollbracht haben. Wenn Sie eine Arbeit beenden, achten Sie auf die Stimme in Ihrem Kopf, die Ihnen sagt, es zäh-

le nicht, sei keine große Sache oder nicht der Rede wert. Hilfreich kann sein, in einem Tagebuch die Dinge zu notieren, die Sie abwerten, sodass Sie sich beim nächsten Mal besser dabei erwischen können.

2. Schritt: Nachdem Sie sich dabei ertappt haben, Gedanken zu kontrollieren, befehlen Sie sich mit herrischer Stimme: »Stopp!« Üben Sie, laut oder in Ihrem Kopf, »stopp« zu sich zu sagen. Schlagen Sie einen Ton an, der nach Autorität klingt, wie bei Vater oder Mutter: »Hör auf damit!«, »Hör sofort auf!«, »Das reicht!« oder »Lass das!«. Stellen Sie sich vor, wie Sie mit strenger Stimme zu jemandem sagen würden, er solle aufhören. Reden Sie so mit sich selbst, wenn Sie Positives abwerten.

3. Schritt: Denken Sie positiv. Ertappen Sie sich dabei, wie Sie ein Kompliment wegschieben, sagen Sie zuerst »Stopp!« zu sich und dann: »Danke«. Wenn Sie sich dabei erwischen, wie Sie Ihre Leistungen abwerten, etwa nach der Bewältigung einer schwierigen Arbeit, sagen Sie sich, dass es in Ordnung ist, sich gut zu fühlen. Versuchen Sie es mit Feststellungen wie: »Zumindest habe ich etwas geschafft« oder »Es mag zwar keine große Leistung sein, aber positiv ist es allemal« oder »Wenn es mir so schlecht geht, ist selbst das Kleinste, was ich dennoch tun kann, etwas Gutes«. Sie werden einen Gedanken suchen müssen, der Ihre Abwertung ersetzt. Am hilfreichsten sind Sätze, die es Ihnen erlauben, das Positive so zu sehen, wie es ist.

SABINE hatte die üble Angewohnheit, jedes Lob zurückzuweisen und sich zu sagen, wenn sie etwas richtig machte, es sei nicht genug. Sie lernte die Gedankenstopp-Technik zur Kontrolle ihrer Tendenz zum Unterschätzen von Positivem. Ein typisches Muster bei Sabine war, dass sie gleich Selbstkritik äußerte, wenn jemand ihr dankte oder ihr ein Kompliment machte. So kann man sich eine Interaktion mit ihrem Mann zu Beginn ihrer Ehe ungefähr so vorstellen:

MANN: Danke für das Abendessen. Es war sehr lecker. (Lob)

SABINE: Es war nicht ganz durchgebraten. (Selbstkritik)

MANN: Mir hat's trotzdem geschmeckt. (Lob)

SABINE: Du bist aber leicht zufriedenzustellen. (Abwertung seines Lobes)

Das Ergebnis solcher Gespräche war, dass zwar Komplimente gemacht wurden, diese aber nie bei Sabine ankamen. Deshalb hatten sie keine positive Wirkung auf Sabine. Die Zurückweisung seiner Komplimente frustrierte Sabines Mann, daher gewöhnte er sich die Komplimente nach einer gewissen Zeit ab. Sabine bemerkte dann irgendwann, dass ihr Mann ihr keine Komplimente mehr machte. Sie interpretierte dies so, dass ihre Kochkünste wirklich nicht gut genug waren und ihr Mann eben nicht mehr so tat als ob.

An einem Weihnachtstag gab sie sich besondere Mühe, ein unvergessliches Essen zuzubereiten. Von allen außer von ihrem Mann wurde sie gelobt. Sie war gekränkt und zeigte ihm die kalte Schulter, bis er sie anflehte, ihm zu sagen, was er falsch gemacht habe. Als sie ihm erzählte, was sie aufgebracht hatte, erklärte er, er möge ihre Art zu kochen, aber habe es aufgegeben, ihr Komplimente zu machen, weil sie ihm immer widersprach und Komplimente nicht gelten ließ. Er empfand das als kränkend, deshalb habe er damit aufgehört. Sabine wusste, dass sie dazu tendierte, Positives zu abzuwerten, und versprach zu lernen, Komplimente anzunehmen. Wenn ihr Mann heute sagt, er habe das Essen genossen, sagt sie sich »Stopp!«, bevor ihr eine negative Antwort entschlüpfen kann, und entgegnet stattdessen: »Danke. Das freut mich.«

Voreilige Schlüsse zu ziehen ist ein Denkfehler, der sich bemerkbar macht, wenn Menschen raten oder Annahmen machen, bevor sie alle Tatsachen kennen. Man kann voreilige Schlüsse ziehen, indem man Vermutungen oder Annahmen über Menschen oder Ereignisse äußert. Im Allgemeinen handelt es sich um negative oder belastende Vermutungen, wenn Sie depressiv sind. Sind Sie aber manisch und fühlen sich euphorisch, werden Ihre Vermutungen übertrieben positiv ausfallen. Sind Sie reizbar, schüren Ihre Vermutungen Ihre Wut. Die Schlüsse, die Sie ziehen, passen gewöhnlich zu Ihrer Stimmung. Sind Sie ängstlich, werden Sie Bedrohliches vorhersagen. Sind Sie eifersüchtig, sehen Sie Untreue, wo keine ist. Sind Sie wütend, nehmen Sie an, dass andere negative Hintergedanken haben. Das Problem bei den voreiligen Schlüssen ist, dass sie oft nicht stimmen. Richten Sie Ihr Verhalten danach, machen Sie Fehler.

Es gibt viele verschiedene Arten, voreilige Schlüsse zu ziehen. Eine ist die, Vermutungen darüber anzustellen, was andere denken oder fühlen. Hier sind einige Beispiele:

THOMAS DER MANIKER: Ich weiß, dass sie an mir interessiert ist. Vermutlich hat sie das Kleid nur angezogen, um mir aufzufallen.

NELLIE DIE NERVÖSE: Ich merke genau, dass er sauer auf mich ist.

TIM DER DEPRESSIVE: Sie denken vermutlich, dass ich schuld daran bin, dass es nicht geklappt hat.

DORIS DIE HYPOMANISCHE: Die sind bloß eifersüchtig, weil der Lehrer mich am meisten mag.

SANDRA DIE SORGENVOLLE: Der verhält sich heute komisch. Ich glaube nicht, dass er mich noch mag.

Nun denken Sie an Gelegenheiten zurück, bei denen Sie genauso gedacht haben und später feststellen mussten, dass Sie sich getäuscht hatten. Notieren Sie Ihre Beispiele.

ARBEITSBLATT 8.8 Gedankenlesen

Meine Beispiele zum Gedankenlesen:

Genauso gewagt ist es, Vorhersagen über künftige Ereignisse zu machen wie in den folgenden Beispielen:

MARK DER MUTLOSE: Das wird nicht klappen. Bei mir klappt doch nie was.

NADINE DIE HYPOMANISCHE: Wenn sie erst diese Idee gehört hat, wie man das Büro effizienter organisieren könnte, wird sie mein Gehalt erhöhen, mich vielleicht sogar befördern. Ich sollte hier die Leitung übernehmen. Und wenn ich auch neu hier bin, was soll's?

ANNE DIE ÄNGSTLICHE: Ich werde mich lächerlich machen. Ich werde wahrscheinlich vergessen, was ich sagen wollte, und nur dastehen und glotzen wie eine Idiotin.

UDO DER ÜBERTRIEBEN SELBSTBEWUSSTE: Ich weiß genau, dass ich diesen Test schaffen kann, ohne auch nur ein Buch aufzuschlagen.

Notieren Sie wieder Ihre Beispiele.

ARBEITSBLATT 8.9 Vorhersehen

Meine Beispiele zum Vorhersehen:

Anzunehmen, dass immer das ungünstigste Szenarium eintritt, ist ebenfalls ein ungünstiges Verhalten:

BARBARA DIE GESTRESSTE: Wenn die Autoreparatur zu teuer wird, bleibt mir in diesem Monat kein Geld mehr für die Miete. Ich werde rausgeschmissen und dann muss ich auf der Straße kampieren.

KATRIN DIE BEDRÜCKTE: Ich werde dieses Referat nie rechtzeitig fertig bekommen. Am Schluss werde ich den Kurs noch in den Sand setzen und meinen Abschluss nicht machen können.

NORBERT DER REIZBARE: Das wird den ganzen Tag dauern. Mir fehlt die Zeit dazu. Wir haben uns am falschen Schalter angestellt. Ich werde meinen Flug noch verpassen.

Hier können Sie Ihre Befürchtungen festhalten:

ARBEITSBLATT 8.10 Katastrophen ausmalen

Meine Beispiele zum Katastrophenausmalen:

Alles persönlich zu nehmen, vorauszusetzen, dass es immer um die eigene Person geht, ohne alle Fakten zu kennen ist, ist auch ein typisches Muster für voreilige Schlüsse:

EMMA DIE ENTMUTIGTE: Es ist meine Schuld, dass mein Sohn in der Schule so viele Probleme hat. Wenn ich nur eine bessere Mutter wäre!

ULRICH DER ÜBERDREHTE: Hast du gesehen, wie die mich angeguckt haben, als wir reinkamen? Sie haben sogar aufgehört zu sprechen, um zu sehen, was ich tun würde.

ARBEITSBLATT 8.11 Alles auf sich beziehen

Meine Beispiele zum Persönlichnehmen:

Wenn man voreilige Schlüsse zieht, stellt man Vermutungen an oder macht Annahmen über eine Situation, ein Problem oder eine Person. Sie mögen überzeugt sein, dass Ihre Annahme richtig ist, aber wenn Emotionen Ihr Denken beeinflussen, besteht die Gefahr, dass Sie sich irren. Um Fehler zu vermeiden, müssen Sie mögliche andere Erklärungen für das berücksichtigen, was Ihnen oder rings um Sie geschieht, und die sinnvollste Alternative auswählen. Wissen Sie nicht genau, wie die Worte oder Handlungen anderer zu interpretieren sind, bitten Sie um zusätzliche Informationen oder prüfen Sie Ihre Annahmen, bevor Sie Schlüsse ziehen. Sind Sie nicht nervös, machen Sie das vermutlich automatisch. Sind Sie aber stark gefühlsmäßig involviert oder wenn Situationen starke Reaktionen bei Ihnen provozieren, sollten Sie lang genug innehalten, um nachzudenken und zutreffende Schlüsse zu ziehen.

Im kommenden Abschnitt finden Sie einige Vorschläge, wie man die häufigsten Formen von voreiligen Schlüssen vermeiden kann.

Annahmen überprüfen ▶ Sind Sie depressiv, ängstlich oder gereizt, wird Ihre Stimmung Sie voreilige negative Schlüsse darüber ziehen lassen, was andere denken oder fühlen. Sie werden dann nur an die Anhaltspunkte denken, die Ihre Schlüsse stützen, und alle gegenteiligen Beweise ignorieren. Gedankenlesen beruht auf der Annahme, dass Sie, wenn Sie jemanden nur gut genug kennen, wissen, wie er sich fühlt oder über Situationen denkt. Was Ihnen die Zuversicht gibt, dass Sie Gedanken lesen können, ist der Umstand, dass Sie gelegentlich Recht haben. Gedankenlesen wird allerdings zum Problem, wenn Ihre Schlüsse falsch sind und Sie sich so verhalten, als träfen sie zu. Wenn Ihre Instinkte Sie täuschen, können solche auf falschen Schlüssen basierenden Handlungen zu Problemen mit anderen führen und Ihnen großen Kummer bereiten.

Das Gedankenlesen ist ein häufiger Anlass für Streitigkeiten. Wenn Sie reizbar sind, machen Sie schnell Annahmen über andere, statt Fragen zu stellen. Es folgen einige beliebte Feststellungen oder Annahmen, die zu Streit führen können:

- Ich weiß, was du denkst.
- Du weißt, dass ich Recht habe.
- Ich kenne dich besser als du dich selbst.
- Ich merke doch, dass du sauer bist.
- Du hältst dich für schlauer als alle anderen.
- Du hältst dich wohl für perfekt.

Mit wem Sie auch reden, solche Feststellungen können leicht einen Streit provozieren. Um Gedankenlesen und Konflikte, die daraus entstehen können, zu vermeiden, stellen Sie lieber Fragen, statt Feststellungen zu machen. Die folgenden Alternativen sollten Sie in Erwägung ziehen:

Was denkst du gerade?

- Bist du meiner Meinung?
- Weil ich dich recht gut kenne, wette ich, du fühlst ... Habe ich Recht?
- Bist du sauer?
- Ich habe manchmal den Eindruck, als hieltest du dich für klüger als ich, und das macht mir zu schaffen.
- Du merkst es vielleicht gar nicht, aber wenn du mich kritisierst, scheint es so, als wolltest du sagen, dass du perfekt bist und ich völlig chaotisch. Ist es das, was du denkst?

Andere Szenarien in Betracht ziehen ▶ Um Irrtümer bei Vorhersagen zu vermeiden, sollten Sie sich daran erinnern, dass Sie ja nur Vermutungen darüber anstellen, was geschehen wird, und dadurch viele Emotionen aufrühren. Aber das heißt nicht, dass die Vermutungen zutreffen. Viele Menschen denken, in ihren spontanen ersten Gedanken über eine Situation äußere sich ihr Instinkt. Wenn Sie denken, dass Sie Ihren Instinkten trauen können, auch wenn Sie aufgeregt sind, gehen Sie den ersten Ideen auf den Leim, die Ihnen in den Sinn kommen. Doch dass etwas das Erste war, was Ihnen einfiel, bedeutet nicht, dass es richtig ist. In Wirklichkeit ist der erste Gedanke als Reaktion auf ein belastendes Ereignis gewöhnlich stark von Emotionen geprägt, und Emotionen können Ihr Denken verzerren. Ziehen Sie voreilig den Schluss, dass etwas Schlimmes passieren wird, und handeln auf der Grundlage dieses ersten Eindrucks, befinden Sie sich schnell auf dem Holzweg. Der Ausweg: Berücksichtigen Sie mögliche andere Verläufe, statt bei Ihrer ersten Vermutung stehen zu bleiben.

SABINE und ihr Chef hatten jahrelang ein gespanntes Verhältnis. Sie gibt zu, dass sie im Umgang mit ihm überempfindlich ist. Doch in der Vergangenheit hat es Zeiten gegeben, in denen er ihre Leistungsbereitschaft ausgenutzt hat oder sie bezüglich ihres Gehalts oder bezahlten Urlaubs hereinzulegen versuchte. Im Kontakt mit ihm nimmt sie automatisch eine Verteidigungshaltung an. Diese Verteidigungshaltung bringt sie manchmal dazu, voreilige Schlüsse in Bezug auf das Gesagte zu ziehen. So hat der Chef Sabine zum Beispiel einmal in sein Büro gerufen, um ihr zu sagen, dass im laufenden Monat die Verkäufe heruntergegangen seien und sie etwas ändern müssten. Sie dachte sofort: »Die versprochene Gehaltserhöhung oder die Bezahlung der Überstunden fällt damit flach. Dieses Unternehmen hat kein Herz für seine Beschäftigten. Es ist nur an Profit interessiert. Ich sollte einfach kündigen.« Bevor sie etwas sagen konnte, fuhr ihr Chef fort, dass die Produktlinie geändert werden müsse, weniger von den nicht so gewinnträchtigen und mehr von den gewinnträchtigen Produkten hergestellt werden sollten. Das bedeutete, dass Sabine die Bestellungen, die sie in der Woche zuvor aufgegeben hatte, korrigieren musste.

Obwohl Sabine die Instruktionen hörte, wartete sie weiter darauf, dass endlich die Bombe platzte. Die Möglichkeit, dass sie eventuell voreilige Schlüsse gezogen hatte, berücksichtigte sie nicht. Sie war sich sicher, dass die schlechten Nachrichten später kommen würden. Als sie das Büro ihres Chefs verließ, entspannte sie sich nicht. Wochenlang war sie nervös, während sie an der Produktionsumstellung arbeitete, und wartete, dass ihr Chef die Bombe platzen ließ. Wie sich herausstellte, hatte Sabine sich geirrt, und sie war wochenlang umsonst unter Stress in dem Warten darauf, dass ihre voreiligen Vermutungen sich bestätigen würden.

Wenn Sie bemerken, dass Sie in der Reaktion auf eine belastende Situation voreilige Schlüsse ziehen, sollten Sie mögliche Entwicklungen bedenken, statt bei dem stehen zu bleiben, was Ihnen zuerst in den Sinn gekommen ist. So hätte Sabine zum Beispiel auch die Möglichkeit in Betracht ziehen können, dass ihr Chef die Wahrheit sagte oder dass sie hinsichtlich der Konsequenzen, die eintreten könnten, nur zum Teil Recht hatte.

Sind Sie in einer belastenden Situation unsicher, was passieren wird, versuchen Sie, mehr Informationen zu bekommen. Hätte Sabine den Chef direkt nach der Gehaltserhöhung und der Vergütung der Überstunden gefragt, hätte sie sich viel Kummer ersparen können. Hätte er schlechte Nachrichten gehabt, wie Sabine fantasiert hatte, hätte sie die Zeit, die sie mit Sorgen verbrachte, nutzen können, um eine bessere Lösung zu finden oder die Situation zu bewältigen.

Alternativpläne entwickeln ▶ Das Entwerfen von Katastrophenszenarien ist eine extreme Spielart des Vorhersagens; das ungünstigste Ergebnis wird antizipiert. Das Ausmalen von Katastrophen speist sich aus Angst und Sorge. Zu glauben, dass die Katastrophe eintritt, verstärkt Ihre Angst noch. In diesem Zustand geraten Sie in Panik und fühlen sich völlig hilflos. Es gibt jedoch durchaus Maßnahmen, die Sie ergreifen können, um die Panik zu stoppen und die Kontrolle über die Situation zu übernehmen. **SABINE** tendiert dazu, Katastrophen zu entwerfen, wenn sie unter Druck steht. Dieses Jahr war sie an der Reihe, die Familie ihres Mannes Weihnachten zu sich einzuladen. In der Vergangenheit hatten sie und ihr Mann dies vermieden, weil ihre Wohnung zu klein war. Doch jetzt, da sie in eine größere Wohnung umgezogen waren, gingen alle davon aus, dass die ganze Familie, einschließlich Tanten, Onkel und Cousins, Weihnachten zusammen bei Sabine verbringen würde. Sabines Verhältnis zu ihren Schwiegereltern war nicht das beste. Ihre Schwiegermutter war immer sehr pingelig, was das Essen betraf, und schnell gekränkt, wenn Sabine und ihr Mann nicht das richtige Geschenk besorgten. Die Schwiegermutter war bekannt für ihre Vorurteile und ihre Klatschsucht. Deswegen hatten Sabine und ihr Mann auch beschlossen, Sabines Krankheit geheim zu halten. Sabine hatte jedoch Angst, dass ihre Schwiegermutter während des Weihnachtsbesuchs irgendwie herausfinden könnte, dass sie eine bipolare Störung hatte, und sie vor der ganzen Familie darauf ansprechen würde. In Sabines Augen bestand ihre einzige Chance darin, eine so perfekte Feier auszurichten, dass sie nicht nervös zu sein brauchte und niemandem einen Anlass bot, an ihrem Verstand zu zweifeln.

Um nicht schwarzzusehen, muss man eine Situation gelassen betrachten und sich auf das, was passieren könnte, einstellen. Gelassen betrachten bedeutet, die Situation so zu sehen, wie sie ist, nicht zu übertreiben, keine voreiligen Schlüsse zu ziehen oder unzutreffende Annahmen zu machen. Wenn Sie wissen, was höchstwahrscheinlich geschehen wird, können Sie rechtzeitig handeln. Haben Sie die Kontrolle über den Verlauf, wird es unter Umständen nicht so schlimm, wie Sie dachten. Und wenn Sie sicher wissen, dass eine Situation schlimm wird, können Sie vorausplanen, um mit den Konsequenzen klarzukommen. Um den Hang zum Schwarzsehen zu kontrollieren, arbeiten Sie die Schritte auf Arbeitsblatt 8.12 durch.

Wie Sie Schwarzsehen vermeiden können

1. Wenn Sie es für möglich halten, dass Sie ein Katastrophenszenario entwerfen, schreiben Sie auf, was in Ihrer Fantasie geschehen könnte. Es hilft, wenn man im Kopf ein Bild dazu entwirft.

2. Fragen Sie sich, wie wahrscheinlich es ist, dass die Katastrophe, die Sie sich ausmalen, eintreten wird. Sind Sie zu 100% sicher? Ist es eine Fifty-fifty-Chance? Wählen Sie eine Zahl aus, die nicht auf Ihren Befürchtungen basiert, sondern auf den Fakten, die Sie kennen.
   Es ist zu ___ % sicher, dass meine Befürchtungen wahr werden.

3. Gibt es andere als die von Ihnen fantasierten Ergebnisse, die wahrscheinlich ebenso eintreten könnten? Wenn ja, was sind mögliche Alternativen? Machen Sie eine Liste.

   a.

   b.

   c.

   d.

   e.

   f.

4. Streichen Sie die Möglichkeiten auf der Liste, die am wenigsten wahrscheinlich sind. Darunter könnte auch Ihre ursprüngliche Befürchtung sein.

5. Schreiben Sie das wahrscheinlichste Ereignis unter den verbleibenden Einträgen auf.

6. Können Sie irgendetwas tun, um ein besseres Ergebnis zu erzielen? Gibt es etwas, was andere für Sie tun können, um die Situation zu beeinflussen? Wenn ja, was?

7. Wenn Sie Recht haben und die Situation sich zu einer Katastrophe entwickelt, wie werden Sie damit umgehen? Wie können Sie sich auf den schlimmsten Fall vorbereiten?

Sabines ARBEITSBLATT 8.12

1. Wenn Sie es für möglich halten, dass Sie ein Katastrophenszenario entwerfen, schreiben Sie auf, was in Ihrer Fantasie geschehen könnte. Es hilft, wenn man im Kopf ein Bild dazu entwirft.
Meine Schwiegermutter wird herausfinden, dass ich an der bipolaren Störung leide, entweder weil sie meine Medikamente entdeckt oder weil ich so nervös bin, dass ich mich überdreht verhalte. Mein Mann und meine Kinder könnten sich auch verraten. Meine Schwiegermutter wird sich aufregen und mich vor den anderen darauf ansprechen. Vermutlich werde ich in Tränen ausbrechen und nicht damit umgehen können. Ich werde mich gedemütigt fühlen, und die anderen werden sich so unwohl fühlen, dass sie früh gehen.

2. Fragen Sie sich, wie wahrscheinlich es ist, dass die Katastrophe, die Sie sich ausmalen, eintreten wird. Sind Sie zu 100 % sicher? Ist es eine Fifty-fifty-Chance? Wählen Sie eine Zahl aus, die nicht auf Ihren Befürchtungen basiert, sondern die Fakten, die Sie kennen.
Es ist zu 50% sicher, dass meine Befürchtungen wahr werden.

3. Gibt es andere als die von Ihnen fantasierten Ergebnisse, die wahrscheinlich ebenso eintreten könnten? Wenn ja, was sind mögliche Alternativen? Machen Sie eine Liste.
a. *Meine Schwiegermutter wird von der Feier so begeistert sein, dass sie nichts merkt.*
b. *Wenn sie etwas merkt, wird sie nichts sagen.*
c. *Auf der Feier wird alles glattgehen. Ich werde nicht nervös oder überdreht sein.*
d. *Ich werde zwar überdreht sein, aber sie wird denken, dass das normal für mich ist.*
e. *Sie weiß bereits, dass ich eine bipolare Störung habe, und wird nichts sagen.*
f. *Mein Mann wird sich um sie kümmern, bevor sie etwas zu den anderen Verwandten sagt.*

4. Streichen Sie die Möglichkeiten auf der Liste, die am wenigsten wahrscheinlich sind. Darunter könnte auch Ihre ursprüngliche Befürchtung sein.
a. *Meine Schwiegermutter wird von der Feier so begeistert sein, dass sie nichts merkt.*
b. *Wenn sie etwas merkt, wird sie nichts sagen.*
c. *Auf der Feier wird alles glattgehen. Ich werde nicht nervös oder überdreht sein.*
d. *Ich werde zwar überdreht sein, aber sie wird denken, dass das normal für mich ist.*
e. *Sie weiß bereits, dass ich eine bipolare Störung habe, und wird nichts sagen.*
f. *Mein Mann wird sich um sie kümmern, bevor sie etwas zu den anderen Verwandten sagt.*

5. Schreiben Sie das wahrscheinlichste Ereignis unter den verbleibenden Einträgen auf.
Ich werde nervös, aber nicht überdreht sein. Wenn sie etwas merkt, wird sie meinen Mann danach fragen, und er wird sich darum kümmern.

6. Können Sie irgendetwas tun, um ein besseres Ergebnis zu erzielen? Gibt es etwas, was andere für Sie tun können, um die Situation zu beeinflussen? Wenn ja, was?
Wenn ich mich vorbereite, bevor die anderen kommen, wird es besser laufen.
Ich kann dafür sorgen, dass Zeit für eine kleine Pause ist, bevor die anderen kommen, statt bis zur letzten Minute durchs Haus zu düsen.
Ich kann ein Beruhigungsmittel nehmen, wenn ich das Gefühl habe, dass ich meine Angst nicht kontrollieren kann.
Ich kann meinen Mann bitten, seine Mutter aufzuhalten, wenn es so aussieht, als wolle sie mich blamieren.
Ich kann aufhören, mir darüber Sorgen zu machen, was meine Schwiegermutter denkt, und mich stattdessen darauf konzentrieren, meinen Kindern und meinem Mann eine Freude zu machen.

7. Wenn Sie Recht haben, und die Situation sich zu einer Katastrophe entwickelt, wie werden Sie damit umgehen? Wie können Sie sich auf den schlimmsten Fall vorbereiten?
Wenn meine Schwiegermutter mich vor den anderen zur Rede stellt, wird mein Mann sie daran hindern. Wenn er sie nicht daran hindern kann, werde ich versuchen, ruhig zu bleiben und nur eine kurze Antwort zu geben, um sie zu beruhigen. Ich werde ihr anbieten, nach der Party mit ihr über meine Probleme zu sprechen. Ich bin sicher, sie wird einwilligen. Vorher bespreche ich mit meinem Mann, was ich ihr sagen soll und was nicht. Ich werde nach Weihnachten einen Termin mit meiner Therapeutin vereinbaren, nur für den Fall, dass es nicht gut ausgeht.

Eigene Empfindlichkeiten berücksichtigen ▶ Wenn Sie wissen, dass Sie die Tendenz haben, alles persönlich zu nehmen, wenn Sie depressiv oder reizbar sind, berücksichtigen Sie dies, bevor Sie überreagieren.

MONIKA zum Beispiel denkt, dass sie bei der Arbeit von einer Kollegin ignoriert wird. Um besser damit klarzukommen, sagt sie sich Folgendes: »Es macht zwar den Eindruck, als ignoriere sie mich mit Absicht, aber ich weiß auch, dass ich in dieser Hinsicht überempfindlich bin. Vielleicht hat sie mich ja nicht gesehen oder vielleicht ging ihr etwas anderes durch den Kopf.«

Indem Sie Ihre Empfindlichkeiten berücksichtigen, öffnen Sie sich für andere Erklärungen, die sich weniger auf Sie beziehen, als Sie ursprünglich dachten. Berücksichtigen Sie alle Möglichkeiten, können Sie besser herausfinden, welches Ergebnis am wahrscheinlichsten ist. Haben Sie alternative Erklärungen in Betracht gezogen und sind dennoch verunsichert, fragen Sie andere nach ihrer Meinung oder fragen Sie die Person, die Sie verunsichert hat. Achten Sie darauf, dass das Thema es wirklich wert ist, darüber zu sprechen.

Diese Fragen sollten Sie sich stellen, wenn Sie sich dabei ertappen, dass Sie alles viel zu persönlich nehmen:

- Geht es wirklich um mich?
- Könnte es eine andere Erklärung geben?
- Ist es möglich, dass es gar nichts mit mir zu tun hat?

- Geht es um die andere Person?
- Ist es wichtig genug, sich darum Sorgen zu machen?
- Ist es wichtig genug, um darüber zu sprechen?
- Bin ich bloß empfindlich, weil es mir gerade nicht gut geht?

Als STEFAN auf die Frage seiner Mutter nach der Einnahme seiner Medikamente gereizt reagierte, half ihm seine Freundin, sich diese Fragen zu stellen:

- Geht es wirklich um mich?
  Ja, es geht um mich und meine Medikamente.
- Könnte es eine andere Erklärung geben?
  Vielleicht hat sie sich nur Sorgen um mich gemacht.
- Ist es möglich, dass es gar nichts mit mir zu tun hat?
  Nein, es ging um mich und meine Medikamente, nicht um das Problem eines anderen Menschen.
- Geht es um die andere Person?
  Meine Mutter kann nicht aufhören, sich in mein Leben einzumischen. Sie behandelt mich immer noch, als wäre ich ihr kleines Baby. Sie traut mir nicht zu, für mich selbst zu sorgen. So war sie immer schon.
- Ist es wichtig genug, sich darum Sorgen zu machen?
  Vermutlich nicht.
- Ist es wichtig genug, um darüber zu sprechen?
  Kann schon sein. Ich habe ihr gesagt, sie soll mich nicht mit den Medikamenten nerven, aber sie hört nicht auf mich. Allein kann ich mit ihr nicht sprechen. Vielleicht könnte ich meinen Vater bitten, sie darauf anzusprechen.
- Bin ich bloß empfindlich, weil es mir gerade nicht gut geht?
  Schon möglich. Ich habe sie angebrüllt und bin dann aus dem Haus gestürmt. So war ich früher nicht. Ich konnte besser mit ihr umgehen.

Tunnelblick heißt, nur Dinge zu sehen, die den eigenen Standpunkt stützen, und gegenteilige Informationen zu ignorieren.

Ist **MONIKA** depressiv, ist sie davon überzeugt, zu den Verlierern zu gehören. Sie erinnert sich an alle Fehler, die sie gemacht hat, an Entscheidungen, die sie heute bedauert, und an die Ziele, die sie nicht erreicht hat.

Die Aufmerksamkeit auf Dinge zu konzentrieren, die die eigene Ansicht bestätigen, ist der eine Aspekt des Tunnelblicks. Hier folgt Monikas Liste, die in ihren Augen beweist, dass sie eine Verliererin ist:

- die Schule abgebrochen;
- zu früh geheiratet;
- zu viele Schulden;
- den falschen Mann geheiratet.

Um ihre Argumente überzeugender zu machen, muss Monika jede Information, die das Gegenteil beweist, ignorieren. Sie muss also jeden Gegenbeweis übersehen, vergessen oder sich weigern, ihn anzuerkennen.

Gegenbeweise zu ignorieren ist der zweite Aspekt des Tunnelblicks. Hier folgt Monikas Liste der Dinge, die die Annahme widerlegen, dass sie eine Verliererin ist:

- eine zweijährige Ausbildung als Krankenschwester abgeschlossen und seit sieben Jahren im Krankenhaus tätig;
- den Ehemann dazu gebracht, mit dem Trinken aufzuhören und sich einen festen Job zu suchen;
- den Sohn als Messdiener angemeldet;
- ein neues Auto gekauft;
- von vielen gemocht und respektiert.

Der Tunnelblick der Manie ist ähnlich. Wenn Menschen hypomanisch oder manisch sind, nehmen sie oft nur wahr, was ihre Sicht bestätigt, und ignorieren Gegenbeweise. Sind sie in euphorischer Stimmung, nehmen sie nur wahr, was ihre übertrieben positiven Ideen unterstützt, und ignorieren die negativen Bewertungen anderer.

HUBERT DER HYPOMANIKER: Ich habe eine ausgezeichnete Idee …

FRAU: Das ist das Dümmste, was ich je gehört habe. Bist du sicher, dass du deine Medikamente genommen hast?

HUBERT DER HYPOMANIKER: Du hast eben keine Fantasie. Du ziehst mich immer runter. Aus mir könnte wer weiß was werden.

Ist ein Betroffener zu Beginn einer manischen Episode in reizbarer Stimmung, wird er nur wahrnehmen, was seine negative Sicht bestätigt, und die Fakten, die nicht zu dieser Stimmungslage passen, ignorieren.

PAUL wird in manischen Episoden zum Beispiel paranoid. Er glaubt, seine Kommilitonen seien gegen ihn. Was Paul nicht sieht: Wenn er paranoid und ängstlich ist, verhält er sich anderen gegenüber anders. Sein Misstrauen zeigt sich. Er ist auf der Hut, redet weniger mit anderen und beschuldigt sie, Sachen von seinem Tisch zu nehmen, gemein ihm gegenüber zu sein oder ihn nicht mit Informationen zu versorgen. Wenn Paul so ist, gehen die anderen ihm lieber aus dem Weg. Er ist unangenehm, und der Gegensatz zu seinem sonstigen jovialen Benehmen verwirrt sie. Niemand weiß, dass er eine bipolare Störung hat, obwohl man vermutet, dass etwas mit ihm nicht stimmt. Ihr verändertes Verhalten bestätigt Pauls Paranoia.

Was Paul vergisst oder nicht wahrnimmt, ist die Tatsache, dass die Kollegen rücksichtsvoll sind und ihn respektieren. Er vergisst auch, dass er anderen nicht traut, wenn er manisch ist.

Beispiele für Gelegenheiten, in denen der Tunnelblick meine Gedanken verzerrt hat:

Der Ausweg aus dem Tunnel ist, sich zu zwingen, die Dinge in ihrer Gesamtheit wahrzunehmen. Wenn Sie nur die Ereignisse betrachten, die Ihre negative Sicht bestätigen, fragen Sie sich, ob Sie nicht etwas übersehen. Denken Sie auch an die Situationen, in denen

- alles gut gelaufen ist?
- Probleme zufriedenstellend gelöst wurden?
- andere freundlich zu Ihnen waren?
- Sie positive Rückmeldungen erhalten haben?
- Sie in der Lage waren, aktiv zu werden?

Das Gleiche gilt für den übertrieben positiven Tunnelblick, wenn Sie versuchen, sich und andere davon zu überzeugen, dass alles bestens ist oder dass es keinen Grund zur Sorge gibt. Übersehen Sie

- Gelegenheiten, bei denen Sie falschlagen?
- Irrtümer, die Probleme geschaffen haben?
- Phasen, in denen Ihr zu großer Optimismus Ihr Denken getrübt hat?
- manische Symptome oder Anzeichen, dass Sie manisch werden?
- die Risiken, die mit Ihren Entscheidungen verbunden waren?

Ihr Ziel sollte sein, alle verfügbaren Informationen zu prüfen, bevor Sie Schlüsse ziehen. Schauen Sie sich die guten und schlechten Seiten einer Sache an, die Beweise dafür, dass Ihre Idee richtig ist, und dafür, dass sie falsch ist, und entscheiden Sie dann, was Sie davon halten.

Wenn **STEFAN** wütend auf seine Eltern ist, nimmt er sie durch seinen Tunnelblick reduziert wahr. Er denkt daran, wie sie ständig betonen, dass er an der bipolaren Störung leide, und ihn jeden Tag damit quälen, er solle auch ja seine Medikamente nehmen. Er erinnert sich an die Male, als sie ihn ins Krankenhaus brachten, obwohl sie wussten, dass er auf sich selbst aufpassen konnte. Wenn er in diesem Zustand ist, gehört nicht viel dazu, sich einzureden, dass seine Eltern ihn nicht lieben. Um aus der schlechten Stimmung herauszukommen, die gewöhnlich den Tunnelblick begleitet, muss Stefan sich zwingen, die ganze Geschichte zu sehen und zu erkennen, dass er dazu tendiert, wenn er sauer ist, seinen Eltern die Schuld zu geben und anzunehmen, sie handelten aus böser Absicht.

Mithilfe der oben genannten Fragen kann Stefan einige Anhaltspunkte dafür finden, dass seine Eltern ihn wirklich gernhaben.

- Was ist gut gelaufen?
  Meine Eltern haben mehr Gutes in meinem Leben für mich getan als Schlechtes. Sie haben mir ein Apartment besorgt und ein Auto. Außerdem haben sie mir Geld gegeben, wenn ich gerade keinen Job hatte.
- Wurden Probleme zufriedenstellend gelöst?
  Das scheint auf meine Situation nicht zuzutreffen.
- Waren andere freundlich zu Ihnen?
  Meine Eltern sind normalerweise freundlich zu mir, es sei denn, ich brülle sie an und werfe ihnen vor, mich nicht zu lieben.

- Haben Sie positive Rückmeldungen erhalten?
  Meine Eltern sagen, dass sie um mein Wohlergehen besorgt sind, und sie scheinen bereit zu tun, was sie können, um mir zu helfen.
- Waren Sie in der Lage, aktiv zu werden?
  Das trifft auf meine Situation nicht zu.

Nachdem Sie das Gesamtbild betrachtet haben, können Sie Schlüsse ziehen, die alle verfügbaren Informationen berücksichtigen. Stefan kam zu dem Schluss, dass seine Eltern ihn sehr gernhatten; sie wussten nur nicht immer, wie sie mit ihm umgehen sollten, und gaben ihm nicht immer das, was er meinte zu brauchten.

Verabsolutierungen

Verabsolutierungen münden in Aussagen über sich, über andere oder über das Leben, die übertrieben hart oder kompromisslos sind. Sich entweder als Erfolgsmensch oder als Versager zu betrachten, andere entweder als gut oder schlecht zu sehen und zu glauben, dass es in den meisten Situationen ein richtiges oder falsches Verhalten gibt – dies sind Beispiele für Verabsolutierungen. Es gibt keine Mitte; alles ist entweder schwarz oder weiß. Diese extreme Sicht erschwert einem das Leben in Phasen, in denen man nicht gut drauf ist und dem hohen Standard, den man anlegt, nicht entsprechen kann. Ist Ihre Definition von Erfolg zu einseitig und können Sie sie nicht erfüllen, werden Sie sich wahrscheinlich für einen Versager halten.

Absolutes Denken kann auch dazu führen, dass Sie andere in Schwarz-Weiß-Kategorien wahrnehmen: Entweder erfüllen sie Ihre Erwartungen oder aber sie haben Sie hängen lassen. Im letzteren Fall fühlen Sie sich enttäuscht oder im Stich gelassen und zeigen dies in Ihrem Verhalten. Dies kann zu Spannungen im Verhältnis zu Ihren Mitmenschen führen.

Verabsolutierung kann viele Formen annehmen. Drei der häufigsten Typen sind im Folgenden beschrieben:

- Schwarz-Weiß-Denken,
- Etikettieren und
- Gebote aufstellen.

Überlegen Sie bei der Lektüre der Beispiele, inwiefern Sie in Kategorien der Verabsolutierung denken. Stellen Sie Ihre Sichtweise auf die Probe, indem Sie versuchen, Grautöne zwischen den Extremen von Schwarz und Weiß zu erkennen.

Schwarz-Weiß-Denken ▶ Reden Sie in Begriffen des Schwarz-Weiß-Denkens, klingt es, als gäbe es nichts Mittleres, keinen Kompromiss. Obgleich Sie theoretisch durchaus wissen, dass es zwischen den Extremen von Weiß und Schwarz Grautöne gibt, empfinden Sie solche Kompromisse als inakzeptabel. Achten Sie auf Ihre Ausdrucksweise, wenn Sie sprechen oder denken, und versuchen Sie, eigenes Schwarz-Weiß-Denken wie in den folgenden Beispielen zu identifizieren. Bemühen Sie sich, die Dinge weniger rigide zu sehen und die Extreme zu vermeiden.

Im Folgenden betrachten Sabine, Monika und Paul sich oder ihre Situation in verabsolutierenden Begriffen, weil sie aufgebracht sind. In solchen Momenten glauben sie, dass ihre extrem negative Sicht eine wahrheitsgetreue Spiegelung der Ereignisse ist. Ihre negativen Gedanken wühlen viele negative Emotionen in ihnen auf. Wenn man verabsolutiert, nimmt man leicht an, dass man nur zwei Wahlmöglichkeiten hat: Gut und Schlecht. Sabine, Monika und Paul denken, dass ihre Situation ausschließlich schlecht ist, und glauben zu wissen, wie sie stattdessen sein sollte – ausschließlich gut. Könnten sie die Grautöne zwischen den Extremen von Schwarz und Weiß wahrnehmen, würden sie wahrscheinlich feststellen, dass ihre Situation gar nicht so schlecht ist, wie es ihnen scheint. Wären sie darüber hinaus ehrlich sich selbst gegenüber, würden sie sehen, dass ihr Wunsch nach einem perfekten Leben nicht realistisch ist. Das Leben der meisten Menschen bewegt sich zwischen perfekt und furchtbar. Hätten Sabine, Monika und Paul realistischere Ziele, zwischen Schwarz und Weiß, könnten sie erkennen, dass sie einem zufriedenstellenden Maßstab näher sind, als sie glauben.

SABINE kommt nach einem langen, aufreibenden Tag heim und sieht, dass ihr Mann überall im Wohnzimmer Teile der Zeitung ausgebreitet hat, Tassen aus dem Schrank genommen und seine Schuhe auf dem Fußboden stehen lassen hat. Sie denkt: »Hier sieht es aus wie auf einer Müllkippe.«

Schlimmste Vorstellung	Realistische Vorstellung	Wunschvorstellung
Hier sieht es aus wie auf einer Müllkippe.	Es ist nicht schmutzig, nur ein bisschen unordentlich. Immerhin haben wir so viel gewaschen, dass es nun für eine Woche reicht.	Das Haus ist perfekt. Die ganze Wäsche ist gemacht. Alles ordentlich weggepackt. Kein Staub zu sehen.

Wenn **MONIKA** müde oder gestresst ist und einen schlimmen Arbeitstag hinter sich hat, sagt sie sich, dass sie ihren Job hasst.

Schlimmste Vorstellung	Realistische Vorstellung	Wunschvorstellung
Das hier ist der mieseste Job der Welt.	Der Job ist okay. Nette Kollegen. Die Arbeit ist manchmal ganz interessant.	Der Job meiner Träume. Erfüllend, bringt viel ein, und bietet tolle Entwicklungsmöglichkeiten.

PAUL bekommt ein Halbjahresprojekt zurück, das von seinem Professor mit einer Drei plus bewertet wurde, und ist völlig schockiert. Er denkt, er hätte eine Eins verdient. Er kritisiert sich, weil er seine Sache schlecht gemacht hat.

Schlimmste Vorstellung	Realistische Vorstellung	Wunschvorstellung
Ich bin an der Uni ein totaler Versager.	Ich habe drei Jahre die Abendschule besucht, bevor ich zur Uni gehen konnte. Ich muss ohne finanzielle Unterstützung klarkommen. Hier sind die Gebühren niedrig und nächstes Jahr mache ich den Abschluss.	Zensuren, die so gut sind, dass man am besten Institut angenommen wird und ein Stipendium bekommt.

Tragen Sie auf Arbeitsblatt 8.14 ein eigenes Beispiel für Schwarz-Weiß-Denken ein. Wenn Ihnen kein eigenes Beispiel einfällt, hören Sie den Menschen in Ihrer Umgebung zu und schreiben Sie ein Beispiel auf, das Sie gehört haben.

ARBEITSBLATT 8.14 Schwarz, weiß und die Zwischentöne im Denken

Schlimmste Vorstellung	Realistische Vorstellung	Wunschvorstellung

Es gibt ein paar einfache Schritte, die Ihnen helfen können, die Mitte zwischen den Extremen zu finden.

Schritt 1 ▶ Machen Sie sich bewusst, welche Worte Sie benutzen, die wie Extreme klingen oder einfach zu stark oder zu hart, etwa: »Ich habe den miesesten Job der Welt.«

Schritt 2 ▶ Fragen Sie sich, ob der Begriff, den Sie benutzt haben, zutreffend ist. Wenn nicht, ändern Sie Ihre Wortwahl, sodass sie den Sachverhalt besser trifft, zum Beispiel so: »Es ist nicht der mieseste Job der Welt, aber es gibt mehrere Dinge, die ich an dieser Stelle nicht mag.«

Schritt 3 ▶ Sind Sie nicht in der Lage, Ihren Gedanken und Ihre Wortwahl zu ändern, dann schreiben Sie auf einen Zettel, wie die Extreme tatsächlich aussehen würden. Wie müsste zum Beispiel der absolut mieseste Job der Welt aussehen, und wie würde der absolut beste Job der Welt aussehen?

Miesester Job	Bester Job
niedrige Bezahlung;	*Bezahlung höher, als ich verdiene.*
harte Bedingungen;	*Kann zu Hause im Schlafanzug arbeiten.*
schlimme Arbeitszeiten;	*Kann arbeiten, wann es mir passt.*
üble Kollegen;	*Kollegen bewundern mich.*
was ich mache, ist illegal und unmoralisch.	*Die Arbeit nützt der ganzen Menschheit.*

Schritt 4 ▶ Überlegen Sie, wie die Mitte aussehen würde. Wie müsste ein Job sein, der in der Mitte zwischen dem miesesten und dem besten Job liegt? Siedeln Sie ihn im Kontinuum zwischen den Extremen an. Haben Sie wirklich den miesesten Job der Welt?

Schritt 5 ▶ Was wollen Sie tun? Es ist eine Sache, sich zu beklagen, eine andere, das Problem zu lösen. Wenn Sie nicht zufrieden mit sich und Ihrer Leistung sind oder Aspekte Ihres Lebens zu dicht am negativen Ende des Schwarz-Weiß-Kontinuums, ist es höchste Zeit, etwas zu verändern. Entwerfen Sie einen Plan, wie Sie Ihre Situation Ihrem Ziel annähern können.

Etikettieren ▶ Wer pauschale Etikette wie »dumm« oder »faul« für sich und andere benutzt, schaut nicht auf die besondere Situation oder das spezifische Verhalten des anderen.

Schneidet einem jemand mit dem Auto den Weg ab, verhält sich unverschämt oder sagt etwas, was einem gegen den Strich geht, kommt es oft vor, dass man ihn als »Idiot« oder »Versager« beschimpft. Manchmal tun wir das laut und manchmal auch nur in Gedanken. Wenn wir Menschen, die wir kennen, in negativer Weise etikettieren, dann ist dies gewöhnlich von negativen Gefühlen begleitet. In diesem Moment drückt das Etikett aus, was wir der Person gegenüber empfinden, und es ist leicht, so zu handeln, als wäre das Etikett zutreffend. Wenn Sie sagen, eine Person sei verantwortungslos, werden Sie ihr keine Verantwortung übertragen. Sagen Sie, eine Person sei nichts wert, werden Sie sie nicht mit Respekt behandeln. Da Etiketten gewöhnlich extrem sind, wäre die Person, die damit belegt wird, sicherlich gekränkt, wenn sie davon wüsste. Das wären Sie auch, würden Sie mit dem entsprechenden Etikett belegt. Verletzte Gefühle können die Kommunikation stören, Konflikte schüren und in einer Beziehung für Spannungen sorgen. Beziehungsstress wiederum kann die Symptome von Depression und Manie verschlimmern.

Sind Sie aufgebracht, etikettieren Sie sich unter Umständen in erbarmungsloser Weise. Worte wie »dumm«, »erbärmlich« oder »faul« beschreiben nicht erschöpfend, was geschehen ist, helfen Ihnen nicht beim Verständnis eines Sachverhalts und weisen auch nicht die Richtung zu einer Verbesserung. Sie sorgen nur dafür, dass Sie sich schlecht fühlen, und verringern Ihr Selbstwertgefühl. Wenn Sie sich automatisch als »Dummkopf« beschimpfen, wenn etwas falsch läuft, haben Sie sich dies wohl schon zur Gewohnheit gemacht. Sich selbst mit Etiketten zu belegen, führt zu nichts. Es zieht Sie nur weiter herunter und verschlimmert womöglich die Depression oder verhindert eine Genesung. Außerdem hält Sie der Gedanke, Sie seien dumm, faul oder erbärmlich, davon ab, etwas Positives zu unternehmen. Sie hören das Etikett und halten es für zutreffend, deshalb sind Sie schließlich überzeugt davon, dass Sie nicht anders sein können.

Etikettierungen können Sie davon abhalten, etwas zu riskieren, was Ihr Leben verbessern könnte, notwendige Veränderungen vorzunehmen und Fortschritte auf Ihrem Weg zur Genesung und zum Erreichen Ihrer Ziele zu machen. Emotionale Etiketten sind problematisch weil:

- man sich dadurch schlecht fühlt;
- sie Übertreibungen sind;
- sie eine unvollständige oder unzutreffende Beschreibung des belastenden Ereignisses bieten;
- als Waffe gegen andere gebraucht werden;
- sie Gedanken, wie man sich verändern kann, hemmen.

Bezeichne ich mich zum Beispiel als einen kompletten Idioten, weil ich jemandem vertraut habe, der mich später verletzt hat, vernachlässige ich, dass ich Menschen normalerweise ganz gut einschätzen kann. Ich denke auch nicht mehr daran, das auch der andere unehrlich war, was seine Gefühle betraf. Beschimpfe ich dagegen den, der mich enttäuscht hat, unterschlage ich meinen Anteil daran, wie es zu dieser Situation gekommen ist. In beiden Fällen fühle ich mich gekränkt, doch das hilft mir nicht herauszufinden, wie ich mich in Zukunft besser vorsehen könnte.

Statt sich oder andere zu etikettieren, versuchen Sie, die Situation genauer zu beschreiben. Identifizieren Sie das Ereignis oder die Handlungen, die Sie gestört haben. Statt über sich »Ich bin faul« zu sagen, beschreiben Sie die Situation genauer, zum Beispiel: »Ich habe heute die Küche nicht geputzt, wie ich es mir vorgenommen hatte, und das regt mich auf.«

Haben Sie das Problem erst einmal klar beschrieben, entwerfen Sie einen Plan, wie Sie es lösen können. Achten Sie darauf, dass der Plan realistisch ist und von Ihnen beherrschbar. Ein Plan, das Putzen der Küche betreffend, könnte zum Beispiel sein: »Ich fange heute mit dem Putzen an, sobald ich nach Hause komme, oder morgen früh nach dem Aufstehen.«

Bezieht sich das Etikett auf jemand anders, versuchen Sie, das Verhalten zu beschreiben, das Sie gestört hat, und fragen Sie sich, ob Sie etwas tun müssen oder tun können. Ist die Antwort ja, dann werden Sie aktiv. Ist die Antwort nein, lassen Sie das Ereignis hinter sich und nehmen Sie Dinge in Angriff, die Sie steuern können.

Statt emotional gefärbte Etikette zu benutzen, können Sie Folgendes tun:

- Beschreiben Sie das Verhalten, das Sie gestört hat.
- Entwerfen Sie einen Plan, wie Sie auf dieses Verhalten reagieren.
- Bezieht sich das Etikett auf jemand anders, beschreiben Sie das Verhalten, das dazu geführt hat, dass Sie dieses Etikett benutzt haben.
- Können Sie irgendetwas tun, um das Verhalten jenes Menschen zu ändern?
- Wenn ja, werden Sie aktiv, um das Problem zu lösen.
- Wenn nein, lassen Sie das Thema fallen. Richten Sie Ihre Aufmerksamkeit auf etwas anderes, was Sie steuern können.

Als **SABINE** an ihre Schwiegermutter dachte, fiel ihr das Etikett »Kontrollfreak« ein. Auch andere hatten dieses Etikett schon benutzt, wenn sie sich über die Nörgelei der Schwiegermutter beklagten. Sabine überlegte, was sie unternehmen könnte, um sich auf den Besuch ihrer Schwiegermutter vorzubereiten. Da

Kontrollfreak ein emotional gefärbtes Etikett ist, machte sie die Übung zum Etikettieren.

- Bezieht sich das Etikett auf jemand anders, beschreiben Sie das Verhalten, das dazu geführt hat, dass Sie dieses Label benutzt haben.
  Meine Schwiegermutter will allen vorschreiben, wo sie am Esstisch zu sitzen haben, obwohl es nicht ihr Haus ist.
- Können Sie irgendetwas tun, um das Verhalten jenes Menschen zu ändern?
  Ich kann ihr sagen, dass in meinem Haus ich bestimme, wo man sitzt. Ich kann Namenskärtchen aufstellen, bevor meine Schwiegermutter kommt.
- Wenn ja, werden Sie aktiv, um das Problem zu lösen.
  Ich werde die Kärtchen aufstellen und dann mal sehen, wie sie reagiert.
- Wenn nein, lassen Sie das Thema fallen. Richten Sie Ihre Aufmerksamkeit auf etwas anderes, was Sie steuern können.
  Besteht sie darauf, ihren Willen durchzusetzen, werde ich sie gewähren lassen. Dies ist es nicht wert, Unfrieden bei einem Familienessen zu haben.

Gebote aufstellen ▶ Gebote sind unumstößliche Regeln, wie man sich Ihrer Meinung nach verhalten sollte oder wie es in der Welt aussehen sollte.

Vielleicht denken Sie zum Beispiel dieses von sich:

- Ich darf keine Fehler machen.
- Ich darf nicht krank sein.
- Ich sollte immer mein Bestes geben.
- Ich sollte in der Lage sein, allein mit allem fertig zu werden.
- Ich sollte anderen immer helfen, ganz gleich wobei.
- Ich sollte immer das Haus sauber halten.

- Ich sollte perfekt sein.
- Ich sollte keine bipolare Störung haben.

Die meisten Menschen haben Gebotslisten, ohne sich dessen bewusst zu sein. Gebote sind ungeschriebene Gesetze, die wir früh im Leben erlernt haben, gewöhnlich in der Familie. Sie werden manchmal auch »Werte« oder »Glaubensvorstellungen« genannt. Das Problem ist, dass die Gebote absolut und unumstößlich sind, und wenn wir ihnen nicht entsprechen können, fühlen wir uns schlecht. Diese Regeln wären in einer perfekten Welt angemessen, in der wir in der Lage sind, immer und zu allen Zeiten unser Bestes zu geben, in der sich unseren Zielen keine Hindernisse in den Weg stellen, in der sich andere Menschen unseren Erwartungen entsprechend verhalten und in der immer alles glattläuft. Niemand lebt in einer solchen Welt. Wenn Sie eine bipolare Störung haben, können Sie erst recht nicht davon ausgehen, dass immer alles glattläuft. Die Störung verursacht Symptome, die Ihre Funktionsfähigkeit beeinträchtigen; andere Menschen verhalten sich in einer Weise, die bei Ihnen Stress erzeugt und zu einer Verschlechterung Ihres Befindens führt, und überhaupt laufen die Dinge nicht immer so, wie sie sollten. Das Dilemma, in dem bipolare Menschen stecken, ist dies: Einerseits denken sie, dass ihre Gebotsliste für jeden verbindlich ist, auch wenn er krank ist. Andererseits aber können sie nicht immer dafür sorgen, dass alles auch wirklich so ist, wie es ihrer Meinung nach sein sollte. Es sind eben nicht alle Aspekte des Lebens kontrollierbar und sie selbst funktionieren nicht immer so gut, wie sie es sich wünschen. Das erzeugt Frustration, Ärger und Schuldgefühle.

Hinzu kommt, dass die meisten von uns auch eine Gebotsliste für andere haben, und wenn die anderen sich nicht so verhalten, wie wir es erwarten, sind wir wütend, enttäuscht und hoffnungslos. So denken wir zum Beispiel, andere sollten

- freundlich,
- höflich,
- rücksichtsvoll,
- pünktlich,
- geduldig,
- hilfsbereit,
- verfügbar,
- verantwortungsvoll sein.

Sind Sie enttäuscht von sich oder anderen, weil Ihre Erwartungen nicht erfüllt wurden, ist es vermutlich höchste Zeit, Ihre rigide Erwartungshaltung zu verändern.

Statt Gebotslisten zu erstellen, sollten Sie Ihre Gebote in Wünsche oder Präferenzen umformulieren. In der folgenden Übersicht finden Sie dazu Beispiele. Wenn Sie nicht nur daran denken, wie etwas sein sollte, und sich stattdessen darauf konzentrieren, was Sie vorziehen würden, ergeben sich viele neue Möglichkeiten. Statt zum Beispiel zu sagen: »Ich darf keine Fehler machen«, können Sie sagen: »Ich mache ungern Fehler, deshalb mache ich langsamer, denke erst gründlich nach und kann dann bessere Entscheidungen treffen.« Gebote zu weniger rigiden Vorstellungen zu verändern, gibt Ihnen ein Ziel, auf das Sie hinarbeiten können, statt eine Regel, für deren Brechen Sie sich bestrafen.

Gebote	Wünsche und Pläne
Ich darf nicht krank sein.	Ich wünschte, ich hätte diese Krankheit nicht. Ich werde tun, was ich kann, um zu verhindern, dass sie mein Leben zerstört.
Ich sollte immer mein Bestes geben.	Ich bin nicht immer in der Lage, mein Bestes zu geben, aber ich will es so oft tun, wie ich kann.
Ich sollte in der Lage sein, allein mit allem fertig zu werden	Ich bin anderen höchst ungern eine Last. Ich bitte meine Familie um Hilfe, wenn ich Hilfe brauche.
Ich sollte anderen immer helfen, ganz gleich wobei.	Ich helfe anderen gern, habe aber nicht immer die Energie dazu. Ich helfe, wo ich kann.
Ich sollte das Haus immer sauber halten.	Ich habe alles gerne sauber und ordentlich, aber es ist auch nicht das Ende der Welt, wenn ich es nicht schaffen kann. Ich versuche zu tun, was ich kann, und werde mich nicht aufregen, wenn es nicht geht.
Ich sollte perfekt sein.	Kein Mensch ist perfekt. Ich will aber versuchen, in den Bereichen, die mir am wichtigsten sind, zu tun, was ich kann.
Ich sollte keine bipolare Störung haben.	Es wäre mir lieber, wenn ich sie nicht hätte, aber die Wahl habe ich ja nicht. Ich werde versuchen, sie zu kontrollieren und mich nicht davon beherrschen zu lassen. Ich will tun, was ich kann, damit es mir besser geht.

Machen Sie Ihre eigene Gebotsliste in Arbeitsblatt 8.15 und versuchen Sie, anstelle der Gebote Wünsche und Präferenzen zu formulieren, die weniger absolut klingen.

ARBEITSBLATT 8.15 Ihre Gebote ändern

Meine Gebote:	Meine Präferenzen und Pläne:

Sie sind jetzt auf dem besten Wege dazu, Ihre Denkfehler in den Griff zu bekommen. Wenn Sie depressiv oder manisch sind, dabei aber klarer denken können, wird das die Intensität Ihrer Stimmungsschwankungen abmildern. Wenn Ihre Emotionen und Denkfehler Ihr Verhalten steuern, machen Sie leicht Fehler, kränken andere und bewältigen Probleme schlecht. Identifizieren, kontrollieren und korrigieren Sie Ihre Denkfehler jedoch, wird das nicht so schnell passieren.

Im nächsten Kapitel erlernen Sie einige weitere Strategien, um Ihre Reaktionen auf belastende Ereignisse zu analysieren und Ihre verzerrten Gedanken zu berichtigen. Dies kann Ihnen helfen, die kognitiven und emotionalen Symptome der Depression und Manie zu reduzieren.

9 Verzerrte Gedanken identifizieren und kontrollieren

In diesem Kapitel werden Sie

- *Gedankenprotokolle kennenlernen;*
- *lernen zu überprüfen, ob Ihre negativen und manischen Gedanken der Realität entsprechen;*
- *lernen, suizidalen Gedanken entgegenzutreten, indem Sie sich Ihre Gründe dafür, zu leben und Hoffnung zu haben, bewusst machen.*

Gedankenprotokolle

Das Gedankenprotokoll (siehe Arbeitsblatt 9.1) ist ein Instrument, das Ihnen hilft, verzerrte Gedanken erstens zu identifizieren, zweitens zu kontrollieren, damit sie sich nicht negativ auf Ihr Verhalten auswirken, und drittens zu korrigieren, sodass Sie klarer und rationaler denken können. Gedankenprotokolle stellen eine Struktur bereit, um Gedanken zu notieren, die Ihnen kommen, wenn Sie beunruhigt oder bedrückt sind, oder wenn Ihre Emotionen oder Symptome Einfluss auf Ihr Denken nehmen. Das Gedankenprotokoll bietet folgende Vorteile:

- Es ist einfacher, erst Ihre Gedanken aufzuschreiben und sie dann zu analysieren oder zu ändern, statt alles im Kopf zu machen.
- Sie können viele Gedanken zugleich haben, die alle wichtig sind. Sie aufzuschreiben ermöglicht es Ihnen, an jedem einzeln zu arbeiten.
- Sehen Sie Ihre Gedanken geschrieben auf Papier, hilft Ihnen

das schnell, logische Fehler zu erkennen. Man denkt leicht, dass negative Gedanken stimmen – bis man sie aufgeschrieben vor sich sieht.

- Negative Gedanken tendieren dazu, wiederzukehren. Wenn Sie sich also daran erinnern wollen, wie Sie einen negativen Gedanken bearbeitet haben, brauchen Sie sich dank des Gedankenprotokolls nicht auf Ihr Gedächtnis zu verlassen.
- Wollen Sie mit einem Arzt oder Therapeuten zusammenarbeiten, ist es einfacher, das Gedankenprotokoll mitzubringen, als zu versuchen, sich an ein bestürzendes Ereignis und die Gedanken und Gefühle zu erinnern, die Sie zu dem Zeitpunkt hatten.

ARBEITSBLATT 9.1 Gedankenprotokoll

Ereignis	Gedanken	Gefühle	Denkfehler
Was hat Ihre Gedanken und Gefühle ausgelöst?	Notieren Sie alle Gedanken die in ihrem Kopf auftauchen. Schreiben Sie je einen Gedanken in die Kästchen	Welche Gefühle sind in Ihnen entstanden? Beziehen Sie Emotionen und körperliche Empfindungen ein.	Können Sie irgendwelche Denkfehler erkennen

PAUL wusste im Grunde nicht, warum seine Freundin seinen Anruf nicht erwiderte, deshalb füllte er die Lücken mit seinen Fantasien:

Pauls ARBEITSBLATT 9.1

Ereignis	Gedanken	Gefühle	Denkfehler
Freundin hat Anruf nicht erwidert	*Sie muss sauer auf mich sein. Sie will nicht mit mir reden.*	*Traurigkeit*	*Gedankenlesen*
	Es ist meine Schuld, weil ich das letzte Mal ihren Anruf nicht erwidert habe.	*Schuldgefühle*	*Auf sich beziehen*
	Ich bin ein miserabler Freund	*Schuldgefühle*	*Etikettieren*
	Bestimmt lässt sie mich fallen.	*Schmerz*	*Vorhersagen*

Als er seine negativen Gedanken geschrieben vor sich sah, fiel ihm unwillkürlich auf, dass jeder Gedanke unter eine der Kategorien von Denkfehlern fiel. Das sagte ihm, dass seine Gedanken vermutlich durch seine Emotionen gesteuert waren. Er beherzigte den Rat aus Kapitel 8 zum Ziehen voreiliger Schlüsse und beschaffte sich weitere Informationen, indem er noch einmal seine Freundin anrief.

Ihre Gedanken überprüfen

Die spontanen Gedanken, die Sie als Reaktion auf ein Ereignis haben, können übertrieben negativ oder übertrieben positiv sein. Manchmal sind es Verzerrungen und manchmal treffen sie zu. Wenn Sie nicht sicher sind, ob Ihre Gedanken richtig oder falsch sind, sollten Sie sie auf die Probe stellen. Im Folgenden wird beschrieben, wie Sie den Wahrheitsgehalt Ihrer Gedanken überprüfen können.

- Sehen Sie die eigenen Beispiele von Denkfehlern aus dem letzten Kapitel noch einmal daraufhin durch, ob Ihre Gedanken unter eine der dort genannten Kategorien fallen.
- Fragen Sie andere nach ihrer Meinung. Beurteilen sie die Dinge genau so wie Sie? Meinen die anderen, dass Sie übertrieben positiv oder negativ denken?
- Nutzen Sie Arbeitsblatt 9.2 (nächste Seite) und notieren Sie alle Hinweise darauf, dass Ihr Gedanke stimmt. Notieren Sie auch alle Anhaltspunkte dafür, dass Ihr Gedanke falsch ist. Vergleichen Sie die Ergebnisse.
- Zwingen Sie sich, andere mögliche Erklärungen der Ereignisse zu berücksichtigen, die Sie aus der Fassung gebracht oder Emotionen in Ihnen geweckt haben. Ist es möglich, dass Sie voreilige Schlüsse gezogen haben? Denken Sie daran, dass Ihre spontanen Gedanken nicht immer Ihre zutreffendsten Gedanken sind. Es ist einfach nur das Erste, was Ihnen dazu einfällt.
- Fragen Sie sich, was Sie jemandem sagen würden, der sich in der gleichen Situation befindet. Tun Sie so, als gäben Sie ihm eine Rückmeldung. Schreiben Sie es auf und befolgen Sie Ihre eigenen Vorschläge.

ARBEITSBLATT 9.2 Ihre Gedanken überprüfen

Mein Gedanke ist:

Welchen Anhaltspunkt habe ich für den Wahrheitsgehalt meines Gedankens	Welchen Anhaltspunkt habe ich dafür dass mein Gedanke nicht stimmt?	Was würde ein anderer in dieser Situation sagen? Welche Erklärungen gibt es sonst noch?	Meine Schlussfolgerungen und mein Plan, was ich als Nächstes tun werde.

MONIKA ist ein gutes Beispiel dafür, wie man eine belastende Situation durchdenkt, indem man die Gültigkeit negativer Gedanken testet, die von einem belastenden Ereignis ausgelöst werden. Sie fand ein Schreiben in ihrem Briefkasten, in dem sie von der Aufsichtsbehörde gebeten wurde, den Nachweis ihrer gesundheitlichen Eignung zur Arbeit als Krankenschwester zu erneuern. Die mitgeschickten Formulare hatten einen freien Platz, wo man eintragen sollte, ob oder wie lange man wegen einer psychischen Krankheit behandelt wurde oder noch wird. Dieser Teil des Formulars war neu hinzugekommen, seit sie das letzte Mal den Nachweis erbracht hatte. Niemand wusste, dass Monika eine bipolare Störung hatte, und sie wollte es auch niemandem erzählen. Sie war sehr beunruhigt wegen dieser neuen Vorschrift. Sie schrieb ihre spontanen Gedanken auf, um sich in dieser Situation orientieren zu können.

Alle Gedanken von Monika fielen unter die Kategorie »voreilige Schlüsse ziehen«. Nachdem sie dies festgestellt hatte, war sie aber trotzdem noch nicht überzeugt davon, dass ihre Gedanken falsch waren. Was ihren Befürchtungen Nahrung gab, war das Misstrauen, das sie ohnehin gegenüber ihrer Chefin, ihren Kolleginnen und der Aufsichtsbehörde hatte. Selbst wenn Monika nicht beunruhigt war, dachte sie, dass ihre Chefin und die Kolleginnen sich zwar aufgeschlossen gaben, aber fähig dazu wären, sie rücklings zu erdolchen. Der Instinkt sagte ihr, sie solle auf dem Antrag lügen oder sich weigern, diesen Punkt auszufüllen, obwohl beide Vorgehensweisen negative Konsequenzen haben konnten. Ihre spontane Reaktion war, es erst einmal zu vermeiden, die Unterlagen zurückzusenden.

ARBEITSBLATT 9.1

Ereignis	Gedanken	Gefühle	Denkfehler
Ich muss der Aufsichtsbehörde mitteilen, dass ich an einer bipolaren Störung leide.	*Es ist furchtbar. Ich werde meine Zulassung als Krankenschwester verlieren. Ich werde nicht mehr arbeiten können.*	*Furcht*	*Katastrophenszenario*
	Wir werden unsere Rechnungen nicht mehr bezahlen können. Die Aufsichtsbehörde wird es meinem Arbeitgeber sagen müssen, und alle werden wissen, dass ich eine bipolare Störung habe.	*Wut, Frustration*	*Vorhersehen*
	Wenn meine Chefin das erfährt, wird sie denken, dass ich mich nicht richtig um die Patienten kümmern kann. Sie wird mich mit Argusaugen beobachten und einen Grund finden, mich zu entlassen.	*Wut, Furcht*	*Gedankenlesen*
	Meine Chefin wird es anderen erzählen, und ich werde zutiefst gedemütigt sein.	*Verlegenheit*	*Vorhersehen*

Nachdem sie das Gedankenprotokoll angefertigt und herausgefunden hatte, welche Denkfehler sie gemacht haben könnte, wählte Monika den Gedanken aus, der ihr am meisten zusetzte, und versuchte, ihn zu analysieren.

Mein Gedanke ist:
Ich werden nicht mehr als Krankenschwester arbeiten dürfen. Wir werden unsere Rechnungen nicht mehr bezahlen können.

Welchen Anhaltspunkt habe ich für den Wahrheitsgehalt meines Gedankens	Welchen Anhaltspunkt habe ich dafür, dass mein Gedanke nicht stimmt?	Was würde ein anderer in dieser Situation sagen? Welche Erklärungen gibt es sonst noch?	Meine Schlussfolgerungen und mein Plan, was ich als Nächstes tun werde.
Ohne Zulassung darf man nicht als Krankenschwester praktizieren. Zulassungen werden jährlich überprüft. In den letzten Jahren gab es die Tendenz, Schwestern bei Alkohol- und Tablettenmissbrauch abzumahnen. Wer seine Lizenz verliert, wird jedes Jahr im Bericht der Aufsichtsbehörde genannt. Viele Schwestern nehmen ihre Medikamente gegen Depressionen nicht, weil sie Angst davor haben, den Job zu verlieren.	*In dem Antrag steht nicht, dass ich meine Zulassung verlieren werde. Ich habe noch von keinem Fall einer Schwester gehört die ihre Zulassung verloren hat (ausgenommen bei Substanzmissbrauch). Es wäre ein Fall von Diskriminierung, die Zulassung zu verlieren, nur weil man in Behandlung war oder ist. Mein Mann sagt, dass ich meine Zulassung deshalb nicht verlieren kann.*	*Andere würden sagen, dass ich es erst weiß, wenn ich mich danach erkundige. Mein Mann sagt, es ist bloß ein bürokratisches Manöver. Die Behörde wird nicht das Risiko eingehen, von vielen Schwestern verklagt zu werden. Und sie darf die Privatsphäre nicht verletzen, indem sie der Chefin von meiner Krankheit berichten.*	*Einen Weg finden, mich anonym zu informieren, was die Konsequenzen wären, wenn ich meine Krankheit verschweige. Herausfinden, ob und wie die Behörde den Wahrheitsgehalt der Antwort zur Frage nach Vorliegen psychischen Krankheiten überprüft. Wenn ich herausfinde, dass die Behörde mir meine Zulassung entziehen könnte, einen Anwalt nehmen. Unterlagen rechtzeitig schicken, um nicht die Aufmerksamkeit auf meinen Fall zu lenken.*

Wenn Sie nach Anhaltspunkten suchen, die für oder gegen einen Gedanken sprechen, müssen Sie die Relevanz jedes Anhaltspunkts prüfen, bevor Sie irgendwelche Schlüsse ziehen. Es ist möglich, dass eine Spalte weit mehr Anhaltspunkte enthält als die andere. Das bedeutet nicht notwendigerweise, dass die Inhalte wichtiger sind. Sie müssen berücksichtigen, wie sehr jeder einzelne Anhaltspunkt Ihren Glauben an den überprüften Gedanken beeinflusst.

Monika wusste, dass die nicht wahrheitsgemäßen Angaben anderer Schwestern, sie nähmen keine Medikamente und seien nicht in Behandlung, die diese aus Angst, ihren Job zu verlieren, gemacht hatten, am meisten zu ihrer eigenen Furcht beitrugen. Auf der anderen Seite wurde ihre Sorge dadurch vermindert, dass sie dem Urteil ihres Mannes vertraute. Letztlich würde sie sich mehr Informationen über diese neue Vorschrift beschaffen müssen, um beruhigt zu sein.

Monika machte einen Plan, wie sie möglichst viele Informationen bekommen könnte, bevor sie ihren Antrag auf Erneuerung ihrer Zulassung einreichte. Mit einer Schwester aus einem anderen Krankenhaus, die sie kannte, wollte sie anfangen. Renate war älter als Monika und hatte ebenfalls eine bipolare Störung. Sie wusste über die Regeln der Aufsichtsbehörde Bescheid und würde Monika deshalb helfen können. Wenn sie etwas selbst nicht wüsste, würde sie wissen, wen man fragen könnte, ohne Probleme zu bekommen.

Außerdem spielte Monika mit dem Gedanken, ihre Arbeit zu kündigen und die Unterlagen an die Aufsichtsbehörde gar nicht erst zurückzusenden, entschied dann aber, es wäre besser, entlassen zu werden, als freiwillig zu gehen. Sie wollte es den Vorgesetzten nicht so leicht machen, sie zu diskriminieren.

Im Gedankenprotokoll analysierte Monika jede ihrer Sorgen mit den oben beschriebenen Methoden. Ihre Gedanken systematisch durchzuarbeiten, ließ ihre Ängste zwar nicht verschwinden, beruhigte sie jedoch so weit, dass sie sich einen vernünftigen Plan überlegen konnte, um mit dem Problem umzugehen.

STEFAN ist gerade dabei, sich die Methode des Gedankenprotokolls anzueignen, um besser mit den Ideen umzugehen, die er während der Manie hat. In den letzten manischen Episoden verspürte er den Drang, kurzfristig zu verreisen. Einmal stieg er in seinen Wagen und fuhr los, bis ihm das Benzin ausging. Die Brieftasche hatte er vergessen, deshalb musste er seine Mutter anrufen, sie solle kommen und ihm Benzin bringen. Sie ließ es nicht zu, dass er weiterfuhr, also musste er mit ihr nach Hause fahren. Ein anderes Mal buchte er eine Kurzreise nach Hawaii mit der Kreditkarte, die sein Vater ihm gegeben hatte, um die Ausgaben für die Uni zu bezahlen. Er brach auf, ohne jemandem zu erzählen, wohin er fuhr. Ein paar Tage trieb er sich am Strand herum, hatte aber keinen Spaß. Als er zurückkam, waren seine Eltern zornig und ließen die Kreditkarte sperren. Stefan übte mit seinem Therapeuten, seinen Drang zu reisen, in den Griff zu bekommen.

Wird der Drang, die Stadt zu verlassen, akut, hat Stefan jedes Mal das Gefühl, er müsse seinem Instinkt folgen, sonst werde er verrückt. Jede einzelne Minute bis dahin kommt ihm vor wie eine Ewigkeit. Er glaubt außerdem, dass alles gut wird, wenn er nur fährt. Es wird keine negativen Konsequenzen geben, nur die Befreiung von dem Druck, der auf ihm lastet. Bei einem Termin, der in eine Zeit fiel, als der Drang zu verreisen nur schwach ausgeprägt war, übte Stefan mit seinem Therapeuten, seine Gedanken zu analysieren.

Stefans ARBEITSBLATT 9.1

Ereignis	Gedanken	Gefühle	Denkfehler
Der Drang, nach Hawaii zu fahren.	*Ich will am Wochenende nach Hawaii fahren. Ich will die Kälte hinter mir lassen. Es ist eine gute Idee.*	*Aufgeregt*	*Nein*
	Es wird mir besser gehen, wenn ich nach Hawaii fahre.	*Aufgeregt*	*Könnte positives Vorhersagen sein*
	Mir ist das Geld egal; ich habe mir eine Pause verdient.	*Zuversichtlich*	*Auf sich beziehen*
	Wenn ich nicht aus der Stadt rauskomme, werde ich verrückt.	*Gestresst*	*Katastrophenszenario*

Stefans ARBEITSBLATT 9.2 TEIL 1

Mein Gedanke ist:
Wenn ich nicht aus der Stadt rauskomme, werde ich verrückt.

Welchen Anhaltspunkt habe ich für den Wahrheitsgehalt meines Gedankens	Welchen Anhaltspunkt habe ich dafür, dass mein Gedanke nicht stimmt?	Was würde ein anderer in dieser Situation sagen? Welche Erklärungen gibt es sonst noch?	Meine Schlussfolgerungen und mein Plan, was ich als Nächstes tun werde.
Ich spüre, wie ich mit jedem Tag nervöser werde. Ich kann es nicht ertragen, jeden Tag in meiner Wohnung eingesperrt zu sein.	*Niemand wird verrückt, weil er nicht reisen kann. Mir war schon öfter so zumute. Das Bedürfnis verschwindet schließlich wieder.*	*Meine Mutter würde sagen, dass ich wieder manisch bin. Mein Vater würde vermutlich zustimmen. Es ist mitten im Semester, und wenn ich weiter fehle, werde ich die Kurse wahrscheinlich nicht bestehen.*	*Ich werde in den Semesterferien eine Reise nach Hawaii machen, wenn ich dann immer noch den Drang danach verspüre. Außerdem werde ich meine Rastlosigkeit anderweitig bekämpfen. Ich werde die Medikamente nehmen, die der Arzt mir verschrieben hat, und öfter Sport machen.*

Mein Gedanke ist:
Es ist eine gute Idee, nach Hawaii zu fahren.

Welchen Anhaltspunkt habe ich für den Wahrheitsgehalt meines Gedankens	Welchen Anhaltspunkt habe ich dafür, dass mein Gedanke nicht stimmt?	Was würde ein anderer in dieser Situation sagen? Welche Erklärungen gibt es sonst noch?	Meine Schlussfolgerungen und mein Plan, was ich als Nächstes tun werde.
Ich liebe den Strand und hasse die Kälte zu Hause. Ich kann ein Sonderangebot für eine Wochenendreise wahrnehmen.	*Ich würde eine Veranstaltung an der Uni am Freitag verpassen. Im Moment habe ich kein Geld für eine Reise. Mein Vater wird sauer sein, wenn er die Kreditkartenrechnung bekommt.*	*Meine Schwester würde sagen, niemand mag die Kälte, aber man kann nicht einfach mitten im Semester abhauen. Mein Bruder würde sagen, es wäre dumm, jetzt nach Hawaii zu fahren. Mein Freund sagt, die Reise ist jetzt nur so billig, weil im Moment niemand dorthin will. Es wird dort nichts los sein. Bin ich früher mal so Hals über Kopf verreist, hat es übel geendet.*	*Eine blöde Idee. Ich reise jetzt nicht nach Hawaii.*

Nach dem Gedankenprotokoll und der Analyse der Gedanken prüfen Sie noch einmal Ihre Ursprungsgedanken. Sehen Sie, wie eine systematische Betrachtungsweise Ihre Gedanken verändert? Was ist Ihnen an der Intensität der Emotionen aufgefallen?

Sind Ihre Emotionen immer noch ziemlich intensiv, probieren Sie eine andere von den Methoden aus, die in diesem Kapitel und Kapitel 8 vorgeschlagen werden, um mit Ihren emotional beeinflussten Gedanken klarzukommen.

Es kann Zeiten geben, in denen Gedanken an den Tod oder einen Suizid vernünftig oder vielleicht sogar tröstlich erscheinen. Eine schwere Depression kann Ihr Denken bis zu dem Grad verdüstern, dass Sie sich einreden, Sterben sei die einzige verbliebene Alternative. Dieser erschreckende Gedanke führt oft zu dem Versuch, sich selbst das Leben zu nehmen.

Suizidale Gedanken können in vielerlei Gestalt auftreten. In der schwersten Form können Sie Stimmen hören, die Sie anweisen, sich selbst zu töten. Das sind auditive Halluzinationen, ausgelöst von den biologischen Veränderungen in Ihrem Gehirn bei einer Depression. Es sind nicht Ihre wahren Gedanken. Ein mildere Form von Suizidgedanken sind vage Gedanken über das Sterben oder der Wunsch, einfach wegzulaufen oder zu verschwinden. Im mittleren Bereich sind Gedanken angesiedelt wie der, dass es Ihnen recht wäre zu sterben, wenn Sie auch nichts aktiv dazu unternehmen würden. Manche Menschen wünschen sich, einfach friedlich einzuschlafen und nicht wieder aufzuwachen.

Gedanken an Tod oder Suizid sind gewöhnlich das Ergebnis von Hoffnungslosigkeit und dem Gefühl, nichts ändern zu können. Können Sie sich keine andere Lösung Ihrer Probleme vorstellen und sehen keinen Grund weiterzumachen, kann Ihnen der Tod wie eine akzeptable Lösung erscheinen.

Um die Gelegenheit zu haben, Ihr Leben zum Positiven zu wenden, müssen Sie lang genug durchhalten, um etwas Neues zu lernen. Probieren Sie die Übung auf Arbeitsblatt 9.3 aus, um gegen die Gedanken an Tod und Sterben anzukämpfen. Schreiben Sie Ihre Gründe auf, warum es sich lohnt zu leben. Planen

Sie voraus für Zeiten, in denen Sie Zweifel daran haben könnten, dass das Leben sich lohnt. Listen Sie auf, an was Sie sich in schlechten Zeiten erinnern wollen.

Paul hat mehrere schwere depressive Phasen durchgemacht und sogar versucht, sich mit einer Überdosis Tabletten das Leben zu nehmen. Um einem etwaigen späteren Wunsch zu sterben etwas entgegensetzen zu können, schreibt er alle Gründe auf, die dafür sprechen, weiterzuleben. Darauf will er in depressiven Zeiten zurückgreifen. Hier ist seine Liste:

Pauls ARBEITSBLATT 9.3

Gründe, warum ich nicht sterben sollte:
Es gibt noch Dinge, die ich machen will.
Ich will das Examen bestehen und einen Job bekommen.

Menschen, für die ich lebe:
Meine Mutter, Großmutter, meine Freundin, mein bester Freund, meine Nichten, mein Bruder

Dinge, die ich vermissen würde:
Hockeyspiele, die Bundesliga, Wurstpizza, Sex

Erfahrungen, die ich noch machen will:
Ich will mir ein neues Auto kaufen.
Ich will den Grand Canyon sehen.
Ich will Sporttauchen lernen.

Was mir viel bedeutet:
Meine Familie und meine Freunde

Schreiben Sie eine Liste von Gründen, warum es sich lohnt, weiterzuleben. Beginnen sich Ihre Gedanken zu verdüstern, schauen Sie sich die Liste an, um sich daran zu erinnern.

ARBEITSBLATT 9.3 Ihre Gründe zu leben

Gründe, warum ich nicht sterben sollte:

Menschen, für die ich lebe:

Dinge, die ich vermissen würde:

Erfahrungen, die ich noch machen will:

Was mir viel bedeutet:

Gründe, Hoffnung zu haben

Sind Sie so depressiv, dass Ihnen Suizidgedanken kommen, denken Sie vielleicht, es gäbe keinen anderen Weg, um Ihre Probleme zu lösen. Sie haben das Zutrauen in Ihre Fähigkeit verloren, sich aus dem Tief zu ziehen. Versuchen andere, Sie zu ermutigen, oder drücken Ihre Zuversicht aus, dass es Ihnen wieder besser gehen wird, tun Sie das ab, weil es nicht zu Ihrer negativen Sicht passt.

Es gibt womöglich gute Gründe dafür, hoffnungsvoll in die Zukunft zu schauen, doch der Tunnelblick, der Ihr Denken einengt, wenn Sie eine schwere Depression haben, lässt Sie das nicht sehen. Deshalb ist es am besten, zu einer Zeit, in der Sie zuversichtlicher und hoffnungsvoller sind, eine Liste der Gründe zu erstellen, die dafür sprechen, Hoffnung zu haben. Wenn Sie depressiv sind, können Sie sich diese Liste anschauen, um sich daran zu erinnern, dass Ihr Blick auch positiver sein kann und dass ein Teil von Ihnen durchaus weiß, dass es Gründe für Hoffnung gibt. Machen Sie auf Arbeitsblatt 9.4 eine Liste Ihrer Gründe für Hoffnung. Es folgen ein paar Fragen, die Ihnen helfen können, Gründe zu finden:

- Tun Sie irgendetwas, was darauf hindeutet, dass es Hoffnung auf Besserung gibt? Gibt es Dinge, die Sie tun könnten?
- Sind die Probleme, die Sie herunterziehen, vielleicht vorübergehend? Werden sie sich mit der Zeit lösen lassen?
- Warum glauben andere Menschen, dass es in der Zukunft Hoffnung gibt?
- Ist es möglich, dass Sie sich noch nicht mit allen Kräften dafür eingesetzt haben?
- Haben Sie schon einmal solche Zeiten durchgemacht? Ist es dann mit der Zeit, durch Anstrengungen oder durch geduldiges Ausharren besser geworden?

Überprüfen Sie Ihre Liste von Zeit zu Zeit und fügen Sie neue Gründe hinzu, die Hoffnung wecken. Bewahren Sie die Liste so auf, dass Sie sie finden, wenn Ihre Zweifel auftauchen.

ARBEITSBLATT 9.4 Ihre Gründe für Hoffnung

Meine Gründe für Hoffnung:

 ARBEITSBLATT 9.4

Meine Gründe, Hoffnung zu haben:

In meinem Leben gibt es viele Menschen, die mich lieben und mir durch schwere Zeiten hindurchhelfen.
Ich war bereits früher schon mal so depressiv, dass ich die Hoffnung verlor, aber ich bin auch immer wieder aus meinem Tief rausgekommen.
Ich bin eine starke Person. Wenn ich eine Geburt überstehen kann, dann kann ich auch das überstehen. So denke ich immer, wenn ich depressiv bin. Es geht vorüber.
Ich habe einen guten Arzt und eine gute Therapeutin, die mir helfen werden.
Meine Kinder sind mein Grund, Hoffnung zu haben.
Ich habe gerade mit einem neuen Medikament angefangen; der Arzt denkt, es wird mir da raushelfen.
Ich weiß, dass ich viel mehr tun kann, um mir selbst zu helfen.

Vorsicht! Suizidfantasien können sehr verführerisch sein: Sie können Sie zu den Gedanken verleiten,

- dass der Tod besser ist als das Leben;
- dass der Tod eine vernünftige Lösung Ihrer Probleme ist;
- dass es niemanden gibt, der Sie vermissen wird.

Die Fantasien erlauben Ihnen nicht, den Schmerz und den Kummer zu sehen, den Sie hinterlassen würden, und die Schuldgefühle, die Ihre Familie und Freunde quälen würden.

Außerdem sind solche Fantasien nicht nur gefährlich für Sie; sie schaffen auch ein gefährliches Vorbild für andere. Kinder mit einer Mutter oder einem Vater, die oder der Suizid begangen hat, sind in größerer Gefahr, selbst Suizid zu begehen. Suizid kann bedeuten, die Menschen, die Sie lieben, in ein ähnliches Schicksal zu treiben.

Psychiatrische Profis nehmen selbst Ihre verschwommensten Suizidgedanken ernst, und das sollten Sie ebenfalls tun. Sie wissen, dass die allgemeine Vorstellung, das Leben lohne sich nicht, oder dass Sie gern einschlafen und nie mehr aufwachen würden, sich in einen aktiven Plan verwandeln kann, Suizid zu begehen. Manchmal scheinen Ärzte, Angehörige und Freunde überzureagieren, wenn Sie Äußerungen von sich geben, die darauf hindeuten, dass Sie sich mit dem Tod beschäftigen. Sie reagieren so heftig, weil sie nicht wissen können, wie nah Sie davor stehen, diese Gedanken in die Tat umzusetzen. Während Sie in dem Gedanken an den Tod Trost finden, empfinden die anderen Panik und fühlen sich verantwortlich für Ihr Wohl. Die anderen wollen Sie nicht verlieren, auch wenn es Ihnen in solchen Momenten nichts ausmachen würde, sie zu verlieren.

TIPP Wenn Sie feststellen, dass Sie Suizidgedanken haben, erzählen Sie jemandem davon. Warten Sie nicht bis zum letzten Moment, um sich Hilfe zu holen. Gehen Sie nicht davon aus, dass Sie allein damit klarkommen.

Holen Sie sich professionelle Hilfe, wenn Sie

- an Suizid denken oder fantasieren, wie Sie es tun würden;
- immer wieder allgemein an den Tod denken;
- Menschen beneiden, die tot sind oder im Sterben liegen;
- wenn Sie merken, dass Sie Ihren Besitz verschenken;
- wenn Sie merken, dass Sie sich von Angehörigen, Freunden oder Haustieren verabschieden;
- wenn Sie die anderen darauf vorbereiten, ohne Sie zu leben;
- wenn Sie auf Dinge in Ihrer Umgebung achten, die Ihnen dabei helfen könnten, Suizid zu begehen;
- wenn Sie Medikamente horten, um genug für eine Überdosis zu haben;
- wenn Warnhinweise wie Anleitungen zum Suizid aussehen.

Ziel dieses Arbeitsbuches ist, dass Sie lernen, wie Sie die Symptome von Depression und Manie kontrollieren können, bevor Sie an den Punkt gelangen, an dem Ihnen der Suizid wie eine attraktive Lösung erscheint. Wenn Sie die hier vorgestellten Übungen nutzen, so konsequent wie möglich mit der Medikamenteneinnahme sind und die Methoden zur Symptomkontrolle erlernen, die bisher beschrieben wurden, dann kann es Ihnen gelingen, depressive und manische Episoden aufzuhalten und nicht außer Kontrolle geraten zu lassen.

Was ist der nächste Schritt?

Sie haben viele verschiedene Methoden zum Umgang mit verzerrten Gedanken kennengelernt. Sie können das Gedankenprotokoll nutzen, um emotional beeinflusstes Denken zu identifizieren und mithilfe der Methoden, die in diesem und im vorangehenden Kapitel vorgestellt wurden, zu überprüfen.

Erinnern Sie sich: Der beste Weg, um verzerrte Gedanken zu entdecken, besteht darin, Stimmungsschwankungen wahrzunehmen. Wenn Sie übertrieben erregt oder beunruhigt sind, fragen Sie sich, was genau sich auf Ihre Stimmung auswirkt. Hat man erst den gedanklichen Auslöser aufgespürt, kann man vernünftige von emotional beeinflussten Gedanken trennen.

Darüber hinaus kann es zu Problemen kommen, wenn Ihr Denkprozess blockiert ist, die Konzentration schlecht ist und wenn es Ihnen schwerfällt, Entscheidungen zu treffen. Das nächste Kapitel stellt Ihnen Strategien vor, um Ihr Denken in solchen Fällen zu entschleunigen, zu fokussieren und zu strukturieren, sodass Sie sich besser konzentrieren können, bessere Entscheidungen treffen und Probleme besser lösen können. Wenn Sie in der Lage sind, Ihr Gedankenwirrwarr zu ordnen, werden Sie günstigere Handlungsalternativen auswählen und insgesamt Ihr Leben effektiver gestalten.

10 Den Gedankenwirrwarr ordnen

In diesem Kapitel lernen Sie

- *zu erkennen, wann Ihr Denken verwirrt oder unsystematisch wird;*
- *wie Sie durch die Technik des Entschleunigens, Fokussierens und Strukturierens den Gedankenwirrwarr in Ihrem Kopf ordnen können;*
- *neue Wege zu entdecken, wie Sie Ihr Denken systematisieren und bessere Entscheidungen treffen können.*

Häufig beklagen sich Menschen mit bipolarer Störung, dass ihr Denken schwerfällig ist, verwirrt, unsystematisch und unzusammenhängend. Sie sind entscheidungsunfähig, können schlecht lesen, wissen nicht, um welchen ihrer Gedanken sie sich zuerst kümmern sollen, haben Probleme, mit anderen zu sprechen, und denken insgesamt weniger klar. Dies wird als »Probleme kognitiver Verarbeitung« bezeichnet. Diese Probleme können extrem frustrierend sein und Sie daran hindern, selbst die kleinsten Ziele zu erreichen, sei es, dass Sie Ihre Diagnose gerade erst erfahren haben oder schon eine Zeit lang an bipolarer Störung leiden. Leider erschweren Frustration, Ärger und Unzufriedenheit die kognitive Verarbeitung noch zusätzlich. Die Übungen in diesem Buch sollen Ihnen beim Ordnen des Gedankenwirrwarrs helfen. Die folgende Übersicht enthält Beispiele zu Problemen kognitiver Verarbeitung, die man in depressiven und manischen Phasen haben kann.

Beispiele zu Problemen kognitiver Verarbeitung

Kategorie der kognitiven Verarbeitung	Beispiele für Depression	Beispiele für Manie
Reaktion auf Stimulierung	Leicht überfordert	Leicht abgelenkt, Geräusche lauter, Farben leuchtender
Schnelligkeit des Denkens	Verlangsamtes Denken, Schwierigkeiten, Worte zu finden oder Gedanken zu formen	Rasende Gedanken, mehr Ideen oder Gedanken
Konzentration	Man kann die Gedanken und Probleme nicht effizient genug ordnen, um damit umzugehen	Schwierigkeiten, Gedanken zu fassen und zu systematisieren
Entscheidungsfähigkeit	Selbstzweifel stören die Entscheidungsfähigkeit, Problemlösung beeinträchtigt	Keine Prioritätensetzung, beeinträchtigtes Urteilsvermögen, Entscheidungen können nicht umgesetzt werden

Die Strategie, um mit Problemen der kognitiven Verarbeitung umzugehen, besteht darin, zunächst den Prozess des Denkens und Entscheidens so zu entschleunigen, dass man auf die Gedanken zugreifen kann. Zweitens fokussiert man immer nur einen Gedanken zur selben Zeit. Und drittens geht man in systematischer Weise vor, um Entscheidungen zu treffen oder Schlüsse zu ziehen.

Einige Methoden zum Entschleunigen, Fokussieren und Strukturieren, um den Wirrwarr im Kopf zu bewältigen, sind in der folgenden Übersicht aufgeführt und werden in diesem Kapitel beschrieben. Sie lernen, wie Sie diese Methoden nutzen können, um Ihre Gedanken zu ordnen und die besten Entscheidungen für sich zu treffen.

Entschleunigung	Fokussieren	Strukturieren
Stimulierung reduzieren – Intern: Gedanken – Extern: Lärm	Immer nur ein Problem betrachten, A-Liste und B-Liste nutzen, Prioritäten setzen	Methodisches Vorgehen beim Problemlösen, Vor- und Nachteile abwägen, Gedankenprotokolle nutzen
Entspannungsübungen 24-Stunden-Regel befolgen	Aufschreiben und sichtbar hinlegen	Rückmeldung von anderen einholen

Entschleunigen

Das Denken kann bei Depression und Manie aus vielen verschiedenen Gründen verworren sein, aber ein häufiger Grund ist, dass die mentale Aktivität zu hoch ist. Sorgen, Ideen, Grübeleien, Bedauern und Selbstkritik sowie auch eher zufällige Gedanken ziehen durch Ihren Geist. Sind Sie schnell ablenkbar, tauchen auch Gedanken über Dinge in Ihrem Kopf auf, die Sie hören, sehen, riechen oder fühlen, selbst wenn Sie sich nicht absichtlich darauf konzentrieren. Wenn in Ihrem Kopf zu vieles umgeht, ist es schwer, einen Gedanken zu fokussieren, um ihn zu Ende zu denken. Dies trifft nicht nur auf manische Episoden zu, es kann auch bei Depressionen auftreten. Zu vieles gleichzeitig im Kopf zu haben, erzeugt Stress und ist verwirrend.

Ihr Denken zu entschleunigen kann schwierig sein. Medikamente, die stimmungsstabilisierend wirken und Angst reduzieren, können dabei gewöhnlich helfen. Daneben gibt es noch einiges, was Sie ausprobieren können. Eine Möglichkeit besteht darin, sich der Ablenkung durch Ihre Umgebung zu entziehen. Wenn Sie eine überstimulierende Umgebung meiden, werden Sie Ihre Gedanken besser kontrollieren können. Das heißt: den

Fernseher oder das Radio ausschalten, sich an einen ruhigen Platz in Ihrem Haus zurückziehen oder Orte verlassen, an denen es zu viel Lärm oder Aktivität gibt. Man kann nur schwer denken, wenn man mit Geräuschen regelrecht bombardiert wird. Die Umgebung zu verändern kann Stimulation reduzieren und das Denken erleichtern.

Ist **MONIKA** mental so überdreht, dass sie nicht klar denken kann, geht sie in den Garten und setzt sich auf die Schaukel ihrer Kinder oder sie geht mit ihrem Hund nach draußen und dreht ein paar Runden um den Block.

PAUL hat festgestellt, dass er sich dem Lärm in seiner Umgebung und in seinem Kopf entziehen kann, wenn er die Kopfhörer aufsetzt und Musik hört.

SABINE fährt gern Auto, mit ausgeschaltetem Radio und geschlossenen Fenstern.

Manchmal ist der Lärm in Ihrer Umgebung auch visuell. Dazu gehören Unordnung, Poststapel, Schmutzwäsche oder andere Dinge, die Sie an all die Aufgaben erinnern, die Sie noch erledigen müssen. Für Monika ist es ein Problem, wenn ihre Kinder ihre Spiel- und Schulsachen ausbreiten, auf dem Tisch ein Stapel von Post wartet, die Küche nach dem Zubereiten des Abendessens ein Chaos ist und sie zu müde ist, sich darum zu kümmern.

Für Methoden, sich innerlich zu beruhigen, indem man interne und externe Stimulation reduziert, schlagen Sie noch einmal zu Kapitel 5 zurück. Die in den Abschnitten zu Überstimulation enthaltenen Übungen helfen Ihnen, ruhiger zu werden, um Ihre Gedanken zu ordnen. Sind Sie depressiv und ist Ihr Kopf angefüllt mit Bedauern, Sorgen, Selbstkritik, Hoffnungslosigkeit und suizidalen Gedanken, nutzen Sie die Methoden in

Kapitel 8 und 9, um Ihre Gedanken zu verändern. Einige Ihrer Denkfehler zu berichtigen hilft ebenfalls, klarer zu denken.

Eine andere Strategie, um Ihre Gedanken so zu beruhigen, dass Sie sie zu Ende denken können, besteht darin, Ihren Körper zur Ruhe zu bringen. Nachts wieder gut zu schlafen ist das Ziel, falls Schlafmangel Ihre Konzentrationsfähigkeit beeinflusst. Methoden zur Verbesserung Ihres Schlafs sind in Kapitel 5 zu finden. Ist aber Schlafmangel kein Thema, kann Ihr Körper auch aufgrund überschüssiger Energie oder Muskelspannung angespannt sein. Den Körper zu entspannen hilft, den Geist zur Ruhe zu bringen. Möglicherweise hat Ihnen Ihr Arzt Medikamente verschrieben, die entspannen und beruhigen sollen. Wenn nicht, können Sie es mit Entspannungsübungen versuchen.

Entspannungsübung

Suchen Sie sich einen bequemen und ruhigen Platz, um sich hinzusetzen oder hinzulegen. Ziehen Sie die Schuhe aus, lockern Sie Ihren Gürtel, lösen Sie Spangen aus Ihrem Haar und entfernen Sie alles, was Sie einengt. Lassen Sie ein Licht brennen, um diese Anleitung lesen zu können. Holen Sie einmal tief Luft durch die Nase und stoßen Sie sie durch den Mund aus. Während Sie das tun, sagen Sie Ihrem Körper, er solle vom Kopf bis zu den Zehen die Anspannung loslassen. Atmen Sie normal weiter und konzentrieren Sie sich darauf, die Anspannung aus den einzelnen Teilen Ihres Körpers entweichen zu lassen. Beginnen Sie mit Ihrem Gesicht. Richten Sie Ihre Aufmerksamkeit auf die Entspannung Ihrer Stirn. Glätten Sie alle Falten, lassen Sie Ihre Brauen sich entspannen und stellen Sie sich vor, wie die Anspannung von Ihrer Stirn und Ihrem Körper tropft, so wie Schweiß von Ihrer Stirn tropfen würde. Lassen Sie sich Zeit, Ihre Stirn zu entspannen, bevor Sie fortfahren.

Als Nächstes richten Sie Ihre Aufmerksamkeit auf die Entspannung Ihres Kiefers. Öffnen Sie leicht den Mund und lassen Sie alle Spannung aus Ihrem Kiefer entweichen. Lockern und lösen Sie Ihren Kiefer, indem Sie den Mund leicht geöffnet halten. Lassen Sie die Spannung auch aus Ihren Lippen entweichen. Achten Sie darauf, dass Ihre Stirn entspannt bleibt, während Sie Ihren Kiefer lockern.

Lassen Sie die Augen so weit geöffnet, um weiterlesen zu können, versuchen Sie aber, auch die Augen zu entspannen. Spüren Sie, wie die Anspannung aus Ihrem Gesicht entweicht, von Ihrer Stirn abfällt, von Ihren Augen und Ihrem Kiefer. Ihr Gesicht ist nun glatter, ruhiger und entspannter. Achten Sie darauf, dass Ihr Gesicht entspannt bleibt, während Sie Ihre Aufmerksamkeit nun Ihren Schultern und Ihrem Nacken zuwenden.

Beginnen Sie, Schultern und Nacken zu entspannen, lassen Sie die Schultern sinken und die Arme seitlich herabhängen. Lassen Sie die Spannung an Ihrem Nacken herunterfließen, an den Schultern und an Ihrem Körper. Stellen Sie sich vor, dass Ihre Schultermuskeln so zusammengepresst sind wie ein Putzlappen, den Sie auswringen. Schütteln und lockern Sie Ihre Schultern, so wie Sie den Lappen nach dem Wringen ausschütteln. Lassen Sie alle Spannung aus Nacken und Schultern entweichen.

Achten Sie wieder auf Ihr Gesicht, suchen Sie nach Verkrampfungen, die dort noch übrig geblieben ist, und lassen Sie sie entweichen.

Jetzt sind Ihre Arme an der Reihe. An den Schultern beginnend, lassen Sie die Spannung aus den Armmuskeln entweichen. Spüren Sie, wie Ihre Arme sich entspannen, wenn Sie sie seitlich herabhängen lassen. Entspannen Sie Ihre Hände, spreizen Sie die Finger und stellen Sie sich vor, wie die Spannung von Ihrem Körper abfließt, die Arme hinunter, aus den Fingerspitzen fließt und den Körper verlässt. Die Anspannung schmilzt, tropft von Ihren Fingerspitzen auf den Fußboden wie langsam schmelzendes Eis.

Gehen Sie jetzt noch einmal zu Ihren Schultern zurück und spüren Sie, ob noch Verspannungen da sind. Erlauben Sie Ihren Schultern, sich völlig zu entspannen. Lassen Sie die Entspannung durch Ihr Gesicht und den Nacken strömen, die Arme hinunter in Ihre Hände und Finger.

Nun kommen Brust und Bauch an die Reihe. Atmen Sie normal weiter und lassen Sie beim Ausatmen alle Spannung aus Ihrem Körper entweichen, so wie die Luft aus Ihrer Lunge. Spüren Sie, wie sich nach jedem Ausatmen mehr Entspannung in Brust und Bauch ausbreitet. Nehmen Sie sich so viel Zeit, wie Sie brauchen, um die Spannung auszuatmen, und atmen Sie ein Gefühl der Entspannung in Ihren Körper.

Richten Sie Ihre Aufmerksamkeit jetzt auf Ihren Bauch. Lockern Sie Ihre Bauchmuskeln, bis Sie sich wohler fühlen. Spüren Sie, wie Ihr Körper vom Kopf bis zu den Schultern nun entspannter ist. Suchen Sie nach Spannung, die noch in Brust und Bauch übrig geblieben ist, und lassen Sie sie frei.

Jetzt wenden Sie sich den Beinen zu. Lösen Sie die Beine voneinander, sollten Sie sie gekreuzt haben. Lassen Sie die Anspannung aus Beinen und Füßen entweichen, der Länge nach von den Oberschenkeln bis hinunter zu den Zehen. Lockern Sie die Füße und die Zehen und legen Sie die Beine bequem und entspannt nebeneinander. Stellen Sie sich vor, wie die Anspannung Ihre Beine hinunterfließt, von Ihren Füßen entweicht und auf den Boden fließt.

Jetzt zählen Sie von eins bis zehn; während Sie die einzelnen Zahlen aussprechen, versuchen Sie, sich noch weiter zu entspannen. Richten Sie dabei Ihre Aufmerksamkeit auf jede Muskelgruppe Ihres Körpers, vom Kopf bis zu den Zehen, und sollte dort noch Anspannung übrig sein, lassen Sie sie von Ihrem Körper abfließen.

1 Richten Sie Ihre Aufmerksamkeit auf Ihr Gesicht und lassen Sie alle Anspannung los, die Sie dort noch finden.
2 Lassen Sie Ihre Schultern hängen und spüren Sie, wie die Anspannung von Nacken und Schultern abfließt.
3 Suchen Sie Arme, Hände und Finger nach verbliebener Anspannung ab. Lassen Sie sie sich weiter entspannen.
4 Atmen Sie tief aus und atmen Sie dabei alle Anspannung aus, die noch in Ihrer Brust verblieben ist.
5 Lockern Sie Ihren Bauch noch ein wenig mehr.
6 Entspannen Sie Ihr rechtes Bein. Lassen Sie es bequem und locker liegen.
7 Wenden Sie sich dem linken Bein zu. Lockern Sie es noch ein wenig mehr.
8 Gehen Sie Ihren Körper noch einmal vom Kopf bis zu den Zehen durch, erspüren Sie die noch verbliebene Spannung und lassen Sie sie von Ihrem Körper abfließen.
9 Während Sie ausatmen, nehmen Sie wahr, dass Sie langsamer und leichter atmen, da Ihr Körper zur Ruhe gekommen ist, die Belastungen des Tages loslässt und sich entspannt.
10 Genießen Sie den Augenblick.

Prägen Sie sich dieses Gefühl der Entspannung ein. Spüren Sie den Unterschied zum Beginn der Übung. Lassen Sie Ihre Muskeln sich an das Gefühl der Entspannung erinnern, sodass Sie es bei Bedarf wieder hervorrufen können. Nehmen Sie wahr, wie Ihre Gedanken zur Ruhe gekommen sind. Sie sind jetzt leichter zu fassen, und Sie können nun ihre Aufmerksamkeit auf das richten, was Ihnen im Moment am wichtigsten ist. Wenn Sie mit der Entspannungsübung fertig sind, wählen Sie ein Ziel oder einen Gedanken, der Ihre Aufmerksamkeit braucht. Fokussieren Sie Ihre Energie auf diesen einzelnen Gedanken, bis Sie zum einem Schluss gekommen sind.

Die 24-Stunden-Regel

Eine andere Strategie zur Entschleunigung ist die 24-Stunden-Regel. Sie bedeutet, dass Sie Ihre Entscheidung oder Ihr Handeln um 24 Stunden verschieben, wenn Ihre Pläne Aktivitäten erfordern, auf die Sie sich normalerweise nicht einlassen würden, die andere ablehnen oder mit denen Risiken verbunden sind. Diese Regel basiert auf folgendem Gedanken: Ist etwas heute eine gute Idee, ist es auch morgen noch eine gute Idee. In der Zwischenzeit nutzen Sie die anderen Methoden aus diesem Arbeitsbuch, um Ihre Gedanken so zu ordnen, dass Sie eine Entscheidung später nicht bereuen werden. Reichen 24 Stunden nicht aus, machen Sie eine 48-Stunden-Regel daraus.

STEFAN wendet die 24-Stunden-Regel an, bevor er seinem Drang nachgibt zu reisen.

SABINE benutzt die 24-Stunden-Regel, wenn sie im Einkaufszentrum den Drang hat, zu viel Geld auszugeben.

MONIKA benutzt sie, bevor sie ihren Ehemann ausschimpft. Sie denkt, wenn eine Sache es wert ist, einen Streit vom Zaun zu brechen, wird sie auch am nächsten Tag noch wichtig sein. Lässt sie sich 24 Stunden Zeit, um sich abzukühlen, wird sie vermutlich mit mehr Takt vorgehen, statt ihrem Mann gleich den Kopf abzureißen.

Fokussieren

Die Faustregel, um dem Verstand zu helfen, etwas zu fokussieren, lautet: Immer mit nur einem Gedanken arbeiten. Das ist schwierig, wenn die Gedanken rasen. Deswegen müssen Sie Ihren Denkprozess erst mithilfe der Methoden aus dem letzten Abschnitt und aus Kapitel 5 entschleunigen, bevor Sie sich einem Problem oder einer wichtigen Entscheidung zuwenden. Sind Sie so ruhig geworden, dass Sie einen Gedanken auswählen können, tun Sie das. Die Übungen »Ziele setzen« und »A- und B-Liste« (S. 151 und 167), die Sie in Kapitel 5 erlernt haben, können Ihnen dabei helfen, Ihren Fokus einzuengen. Sobald Sie das Problem oder die Idee ausgewählt haben, die Sie fokussieren wollen, notieren Sie sie auf einem Zettel und legen Sie ihn vor sich hin. Ein simples Vorgehen, das aber tatsächlich hilft, beim Thema zu bleiben.

STEFAN überlegt sich, welche Hausaufgabe er zuerst machen soll, legt das Material, das er dazu braucht, vor sich hin und räumt alles andere weg. So hält er seinen Verstand davon ab, zwischen den verschiedenen Aufgaben zu springen.

Ihre Gedanken werden nicht so schnell zu anderen Themen wandern, wenn Ihr Blick nur auf das fällt, was gerade ansteht. Führen Sie erst das zu Ende, was getan werden muss, um ein Problem zu lösen, bevor Sie sich mit dem nächsten beschäftigen.

Wenn Sie immer nur eine Eintragung auf Ihrer mentalen Liste fokussieren, ist Ihr Geist weniger mir stressgeladenen Gedanken angefüllt. Sie werden sich insgesamt besser fühlen.

SABINE befürchtet, dass sie die Dinge wieder vergisst, wenn sie sich nicht gleich damit beschäftigt. Sie kontrolliert den Drang, die Aufgaben zu erledigen, wie sie ihr gerade in den Sinn kommen, indem sie sich eine kurze Notiz schreibt und dann zu ihrer jetzigen Aufgabe zurückkehrt. Was aufgeschrieben ist, wird sie nicht vergessen.

PAUL macht es ähnlich, wenn er an seinem Schreibtisch arbeitet; er heftet eine Notiz an eine Pinnwand. In der Küche hängt eine zweite Pinnwand, die denselben Zweck erfüllt. Das Aufschreiben hilft ihm, sich auf eine Aufgabe zu konzentrieren, und später, wenn er damit fertig ist, zu den anderen Aufgaben auf der Pinnwand übergehen.

Merken Sie, wie Ihr Geist zu anderen Themen wandert, befehlen Sie sich, erst zu beenden, was Sie angefangen haben.

Strukturieren

Welche Strategie Sie auswählen, um Ihre Gedanken zu strukturieren, hängt davon ab, welche Aufgabe ansteht. In der folgenden Übersicht sind Situationen aufgeführt, die das Strukturieren von Gedanken erforderlich machen, sowie die Strategien, die am besten dabei helfen.

Welche Strategie hilft in welcher Situation?

Situation	Strategie
Sie haben ein Problem, das gelöst werden muss	Nutzen Sie die Methode zur Problemlösung im nächsten Abschnitt
Sie haben Schwierigkeiten, eine Entscheidung zu fällen, die wichtig für Sie ist	Blättern Sie weiter zum Abschnitt »Entscheidungen treffen« in diesem Kapitel (S. 304 ff.)
Sie haben negative und manische Gedanken	Gehen Sie zurück zu Kapitel 9, nutzen Sie Gedankenprotokolle und die Methoden zum Überprüfen Ihrer Gedanken
Sie haben Mühe, Ihre Gedanken zu ordnen und eine Aufgabe zu beenden	Nutzen Sie die Übungen »Ziele setzen«, »Überwältigendes auseinandernehmen und anpacken« und die »A- und B-Liste« in Kapitel 5
Sie haben den Wunsch, Risiken einzugehen	Lesen Sie die Abschnitte in diesem Kapitel über die 24-Stunden-Regel und über das Einholen der Rückmeldung anderer

Probleme lösen

Schritt 1 ▶ Der schwierigste Teil beim Lösen von Problemen besteht darin, das Problem klar zu beschreiben. Doch dieser Schritt ist essenziell. Nur wenn man ein Problem klar erfasst, kann man es lösen oder bewältigen. Vage oder allgemeine Begriffe, die nicht hinlänglich beschreiben, was los ist, führen zu keiner Lösung. Einige Beispiele für unklare und klare Definitionen von Problemen sind in der folgenden Übersicht aufgeführt.

Ihre Definition des Problems kann Sie zur Lösung führen. In den aufgeführten Beispielen muss Paul sein Apartment putzen, und Monika muss entweder Geld flüssig machen, um die Telefonrechnung zu bezahlen, die Telefongesellschaft bitten, ihr einen Aufschub zu gewähren, oder aber damit klarkommen, dass ihr Telefon gesperrt wird. Stefan muss sich entscheiden, ob er mit seinen Freunden reden will, weil er nicht zur Party eingeladen wurde, oder ob er es vergessen will, weil

Klare und unklare Definitionen von Problemen

Unklare Definition	Klare Definition
Paul denkt: »Ich bin faul.«	»Ich habe das Apartment seit Wochen nicht geputzt.«
Monika sagt: »Ich bin pleite.«	»Vielleicht habe ich nicht mehr das Geld, um meine Telefonrechnung diesen Monat zu bezahlen, weil ich mein Auto zur Reparatur bringen musste.«
Stefan denkt: »Keiner mag mich.«	»Meine Freunde haben sich am Wochenende getroffen, und mich hat keiner eingeladen.«
Sabine sagt: »Wenn ich gefeuert werde, dann breche ich zusammen.«	»Es ist möglich, dass ich meinen Job verliere. Ich weiß nicht genau, wie ich dann an Geld komme oder ob ich einen anderen Job finden kann.«

es nicht wichtig genug ist, um mit ihnen darüber zu sprechen. Sabine muss herausfinden, ob sie bald entlassen wird und ob sie etwas tun kann, um dies zu verhindern. Wenn sie nicht weiß, was sie tun soll, kann es Zeit sein, sich nach anderen Jobs umzusehen oder andere um Rat oder Hilfe zu bitten.

Um ein Problem gut genug zu definieren und zu beschreiben, stellen Sie sich die folgenden zehn Fragen:

1. Was ist das Problem?
2. Ist es etwas, was in der Vergangenheit passiert ist, oder etwas, was noch gelöst werden muss?
3. Ist es Ihr Problem oder das eines anderen?
4. Gibt es irgendetwas, was Sie jetzt tun können?

Gehen Sie nur dann weiter zu den Fragen 5 bis 10, wenn das Problem noch gelöst werden muss, wenn es Ihr persönliches Problem ist und wenn es etwas gibt, was Sie im Moment unternehmen können. Ist es eine alte Sache, nicht Ihr Problem oder gibt es nichts, was Sie im Moment tun können, nutzen Sie die Übungen in den Kapiteln 8 und 9 und arbeiten Sie an Ihren Gedanken.

5. Wann tritt das Problem höchstwahrscheinlich auf?
6. Wie oft tritt das Problem auf?
7. Was wird passieren, wenn es nicht gelöst wird?
8. Was ist Ihre größte Sorge?
9. Was wäre anders für Sie, wenn es gelöst würde?
10. Welcher Teil des Problems muss zuerst gelöst werden?

Nachdem Sie über diese zehn Fragen nachgedacht haben, füllen Sie Arbeitsblatt 10.1 aus.

ARBEITSBLATT 10.1 Das Problem definieren

Das Problem ist:

Wie es mein Leben beeinflusst:

Es beunruhigt mich, weil:

Es muss bald geklärt werden, weil:

Pauls ARBEITSBLATT 10.1

Das Problem ist:
In meinem Apartment herrscht das reinste Chaos.

Wie es mein Leben beeinflusst:
Es lenkt mich ab und bewirkt, dass ich mich schlecht fühle.

Es beunruhigt mich, weil:
Ich hasse es, in einem solchen Chaos zu leben.

Es muss bald geklärt werden, weil:
Ich könnte am Wochenende Besuch bekommen.

Monikas ARBEITSBLATT 10.1

Das Problem ist:
Mein Geld reicht nicht.

Wie es mein Leben beeinflusst:
Ich kann meine Rechnungen nicht bezahlen.

Es beunruhigt mich, weil:
Es passiert immer wieder. Ich hasse es, so zu leben.

Es muss bald geklärt werden, weil:
Die Rechnungen werden fällig.

Stefans ARBEITSBLATT 10.1

Das Problem ist:
Meine Freunde haben mich hängen lassen.

Wie es mein Leben beeinflusst:
Ich hatte an dem Abend nichts zu tun und ich weiß nicht, warum sie das getan haben.

Es beunruhigt mich, weil:
Ich dachte, diese Leute wären meine Freunde. Ich habe früher schon mal Freunde wegen meiner Probleme verloren. Ich will diese Freunde nicht auch noch verlieren.

Es muss bald geklärt werden, weil:
Es wird mich belasten, bis ich weiß, was los war.

Sabines ARBEITSBLATT 10.1

Das Problem ist:
Ich könnte meinen Job verlieren, weil ich meinem Chef gegenüber die Nerven verloren habe.

Wie es mein Leben beeinflusst:
Ich kann es mir nicht leisten, nicht zu arbeiten. Wir brauchen das Geld.

Es beunruhigt mich, weil:
Es war meine Schuld. Ich hätte nicht überreagieren dürfen. Überall werden in der Firma Jobs gestrichen, und ich könnte mir gerade den Ast abgesägt haben, auf dem ich sitze.

Es muss bald geklärt werden, weil:
Ich kann deswegen nicht schlafen, und das erschöpft mich.

Schritt 2 ▶ Der nächste Schritt wäre, eine Liste möglicher Problemlösungen anzufertigen. Sie können Arbeitsblatt 10.2 nutzen, um Ihre Ideen zu notieren. Überlegen Sie sich mindestens fünf mögliche Lösungen. Eine Lösung wäre, nichts zu tun und das Problem bestehen zu lassen. Eine andere wäre, jemand anders zu bitten, es für Sie zu lösen. Es sind zwar nicht die allerbesten Lösungen, aber es sind immerhin Möglichkeiten. Seien Sie so kreativ wie möglich, um neue Lösungen für Ihr Problem zu finden. Bewerten Sie sie nicht. Machen Sie erst die Liste und befolgen Sie danach die Schritte zur Auswahl der richtigen Lösung.

ARBEITSBLATT 10.2 Lösungen finden

Mögliche Lösungen für mein Problem

Rangfolge	Ideen

Rangfolge	Ideen
	Mich bei meinem Chef entschuldigen, weil ich ihm an die Kehle gesprungen bin.
	Den Mund halten und warten, was passiert.
	Mich nach einem anderen Job umsehen.
	Kündigen, bevor ich entlassen werde.
	Meinen Chef fragen, ob er mich wegen des Zwischenfalls feuern will.
	Seine Sekretärin fragen, ob sie etwas über seine Pläne weiß.

Nachdem Sie wenigstens fünf mögliche Lösungen ausgefüllt haben, streichen Sie die am wenigsten wünschenswerten oder unpraktischsten von der Liste. Denken Sie über das Pro und Kontra jeder verbliebenen Lösung nach und ordnen Sie sie nach ihrer Präferenz. Schreiben Sie Platz 1 in die Spalte unter »Rangfolge« neben Ihre erste Wahl, 2 neben Ihre zweite Wahl und so weiter. Lösung 1 wird gewöhnlich die sein, die Sie zuerst ausprobieren. Sieht es so aus, als funktioniere sie nicht, gehen Sie zu Lösung 2 usw.

SABINE wurde bereits zweimal entlassen, und sie will nicht, dass es wieder passiert. Sie weiß, dass es besser ist, selbst zu kündigen, bevor sie gefeuert wird, aber sie will auch nicht vorschnell reagieren. Sie mag ihren Job und die Bezahlung ist gut, also möchte sie ihn lieber nicht verlieren. Es wäre also besser für sie zu tun, was sie kann, um ihren Job zu behalten.

Sabine weiß im Innern, dass sie sich wohl für das, was sie gesagt hat, entschuldigen sollte, aber leicht fällt ihr das nicht. Sie ist stolz und hatte nicht ganz Unrecht, als sie ihrem Chef die Meinung sagte. Sie weiß nicht, wie sie sich für ihr Verhalten entschuldigen soll, ohne in der Sache nachzugeben.

Sie könnte auch ihren Chef direkt fragen, ob er sie feuern will, ohne sich zu entschuldigen. Hat er das vor, könnte sie stattdessen anbieten, selbst zu kündigen. Das Problem bei dieser Idee ist, dass sie möglichst nicht kündigen will, denn dann würde sie keine Arbeitslosenunterstützung bekommen.

Nachdem sie darüber nachgedacht hat, kommt Sabine zu dem Schluss, dass es am einfachsten wäre, abzuwarten. Ihr ist klar, dass sie manchmal zu schwarzsieht und zu schnell denkt, sie werde gefeuert. Dies könnte also ein weiteres Beispiel für eine Überreaktion sein. Vielleicht hat ihr Chef ihr bereits verziehen, dass sie die Fassung verloren hat. Die beste Strategie wäre es, sich bei ihm dafür zu entschuldigen, wie sie mit der Meinungsverschiedenheit umgegangen war. So bräuchte sie sich nicht für das zu entschuldigen, was sie gesagt hatte, sondern nur ihr Bedauern darüber auszudrücken, wie sie es gesagt hatte. Selbst wenn er sie nicht feuern will, wäre es vermutlich angemessen, sich zu entschuldigen. Da ihr Mann sich besser entschuldigen kann als Sabine, will sie ihn bitten, ihr zu helfen, eine Mail an ihren Chef zu schreiben. Wenn sie gefeuert werden sollte, würde sie es bald genug erfahren. Die Alternative, ihre Kündigung anzubieten, hätte sie immer noch.

Schritt 3 ▶ Bevor Sie Ihren Plan in die Tat umsetzen, denken Sie darüber nach,

- wann Sie es machen wollen;
- wer Ihnen helfen wird;
- wie Sie erfahren können, ob der Plan funktioniert hat.

Ist es eine Lösung, die Sie auf eigene Faust durchführen wollen, oder brauchen Sie die Kooperation anderer? Sind andere beteiligt, reden Sie mit ihnen über Ihre Ideen, holen Sie Vorschläge ein und vereinbaren Sie, wann jeder aktiv werden soll.

SABINES Plan:

- Wann?
  Sie will heute Abend mit ihrem Mann zusammen die Entschuldigung schreiben und morgen auf der Arbeit wegschicken.
- Wer soll helfen?
  Ihr Mann hilft ihr, die Mail zu schreiben. Sie will eine Freundin bei der Arbeit bitten, sie sich anzusehen und ihr zu sagen, was sie glaubt, wie der Chef reagieren wird.
- Wie wird sie wissen, ob es funktioniert hat?
  Immer wenn ihr Chef sauer ist, ignoriert er die Mitarbeiter; ist er nicht sauer, geht er relativ freundlich mit den Beschäftigten um. Spricht er mit Sabine, wird sie wissen, ob er noch sauer auf sie ist. Die Entlassungen sind für nächsten Monat angesetzt. Behält sie ihren Job, wird sie wissen, ob ihr Plan funktioniert hat.

Schritt 4 ▶ Der nächste Schritt ist, Ihre Lösung auszuprobieren und zu sehen, was passiert. Scheint die Lösung vorerst nicht zu klappen, entscheiden Sie, ob Sie es noch einmal probieren, oder gehen Sie zu Lösung 2 aus Ihrer Liste über. Manchmal muss man es mehrmals mit ein und derselben Lösung probieren, bevor es klappt. Sollte Sabine mit ihrer Entschuldigung per Mail nichts erreichen, muss sie es vielleicht noch einmal persönlich versuchen.

In anderen Situationen finden Sie eventuell heraus, dass Ihre erste Lösung nicht ausreichend war, um ein Problem beizulegen. Ist das der Fall, versuchen Sie es mit einer anderen Lösung von Ihrer Liste.

Ist **SABINE** unsicher, wie ihre Mail aufgenommen wurde, könnte sie die Sekretärin ihres Chefs danach fragen. Obwohl sie sich wünscht, sie könnte einfach abwarten und sehen, was passiert, weiß sie doch, dass die Warterei sie noch unsicherer machen würde. Wenn ihre erste Lösung, die Mail mit der Entschuldigung, nicht funktioniert, wird sie also mit ihrem Chef einen Termin vereinbaren und mit ihm über ihr Verhalten und die Auswirkungen auf ihren Job reden.

Sie können sowohl aus Erfolgen wie auch aus Fehlschlägen etwas lernen. Wenn Sie sich besser kennen – Ihre Motivation, Ihre Schwächen, Ihre Fähigkeiten und Bedürfnisse – werden Sie die Lösungen auswählen können, die am geeignetsten sind.

Entscheidungen treffen

Müssen Sie sich zwischen zwei Alternativen entscheiden und eine Alternative scheint besser als die andere, ist es einfach, eine Entscheidung zu treffen. Es wird schwieriger, wenn es zwei oder drei Alternativen gibt, die alle nicht perfekt sind und von denen jede ihre Vorteile, aber auch ihre Nachteile hat.

PAUL und seine Freundin Laura sind seit drei Jahren ein Paar. Laura ist zwei Jahre älter als Paul und bereit, in die nächste Lebensphase einzutreten. Sie will heiraten, ein Haus bauen und Kinder haben. Laura liebt Paul, aber sie denkt, dass er vielleicht zu unreif ist, um diese Verpflichtungen einzugehen. Sie will nicht länger warten, deshalb hat sie Paul gebeten, sie zu heiraten oder die Beziehung zu beenden.

Paul liebt Laura ebenfalls und will sie nicht verlieren. Sie hat zu ihm gestanden, als er gelernt hat, seine Krankheit zu beherrschen, und sie ist tolerant, was seine »Macken« betrifft. Er weiß jedoch nicht, ob er schon bereit ist zu heiraten. Er hat seine beruflichen und finanziellen Ziele noch nicht erreicht, und vielleicht ist es noch zu früh für ihn, die Pflichten zu erfüllen, die mit einer Heirat, Elternschaft und einem Hausbau verbunden sind. Paul muss eine Entscheidung treffen, und keine der beiden Alternativen, Heirat oder der Verlust Lauras, scheint eine gute Wahl zu sein.

Ein noch komplizierteres Szenario ergibt sich, wenn jede Alternative klare Vorteile hat, aber die Vorteile sehr verschieden sind. Sagen wir, Sie suchen eine Wohnung und finden zwei Wohnungen zum selben Preis. Die eine Wohnung ist größer, die andere liegt in besserer Lage. Welche wählen Sie aus? Oder Sie müssen sich für eine Hochschule entscheiden und werden von zweien angenommen, von einer, wo Ihre engsten Freunde studieren werden, und von einer anderen, an der es ein Studienfach gibt, das Sie belegen wollen. Für welche Hochschule entscheiden Sie sich? Sind Ihre Gedanken von Emotionen verzerrt, rasen Ihre Gedanken oder denken Sie langsam und unsystematisch, werden Sie nicht so leicht zu einer Entscheidung gelangen. Wenn Sie wie die meisten Menschen sind, werden Sie die Entscheidung so lange vor sich herschieben, bis Sie definitiv eine Entscheidung treffen müssen. Manche Menschen schieben schwierige Entscheidungen so lange auf, bis die Entscheidung von anderer Seite für sie getroffen wird. Wenn Paul zum Beispiel keine Entscheidung über eine Heirat mit Laura trifft, wird sie ihn schließlich verlassen.

Wollen Sie aktiver sein wollen, was das Treffen von Entscheidungen betrifft, befolgen Sie die Schritte, die im Folgenden skizziert werden. Sie werden Ihnen helfen, sich Klarheit über Ihre Alternativen zu verschaffen und diejenige auszuwählen, die am besten Ihren aktuellen Bedürfnissen entspricht. Haben Sie kein Zutrauen in Ihre Fähigkeit, die Alternativen vernünftig durchzugehen, bitten Sie jemanden um seine Meinung, dessen Urteil Sie vertrauen, nachdem Sie die Übung gemacht haben.

Schritt 1 ▶ Listen Sie Ihre Alternativen in Arbeitsblatt 10.3 (siehe nächste Seite) auf. Geht es um eine Entscheidung, die Ihre Arbeit betrifft, könnten die Alternativen lauten: »Ich kann den Job wechseln«, »Ich kann meinen alten Job behalten« und »Ich kann mich arbeitsunfähig schreiben lassen und aufhören zu arbeiten«. Geht es um die Entscheidung, ob Sie eine Beziehung beenden sollen, wären die Alternativen vielleicht: »Jetzt beenden«, »Noch warten und hoffen, dass es besser wird« und »Meinem Partner sagen, dass ich nicht glücklich bin und fragen, ob er oder sie bereit ist, daran zu arbeiten«.

Schritt 2 ▶ Listen Sie die Vor- und Nachteile jeder Alternative auf. Manche können sich überschneiden. So können die Vorteile, einen Job zu behalten (etwa dass er vertraut und angenehm ist), dasselbe Thema aufgreifen wie die Nachteile eines Jobwechsels (es wäre eine neue und möglicherweise beängstigende Situation). Überschneidungen sind in Ordnung. Schreiben Sie jedes Pro und Kontra auf, das Ihnen einfällt. Bitten Sie einen Freund oder Angehörigen, Ihnen dabei zu helfen, weitere Vor- und Nachteile zu finden.

Schritt 3 ▶ Lesen Sie die Listen durch und wählen Sie eine oder zwei der größten Vor- und Nachteile jeder Alternative aus. Markieren Sie die Punkte. Sie können die anderen Einträge auch von der Liste streichen, wenn Ihnen das einfacher erscheint.

Schritt 4 ▶ Schauen Sie nach gemeinsamen Themen bei den Vor- und Nachteilen, die Sie aufgeschrieben haben. Wägen Sie beispielsweise die Vor- und Nachteile ab, ob Sie eine Beziehung beenden oder weiterführen sollen, sehen Sie »Einsamkeit« im Gegensatz zu »einen Menschen haben, mit dem ich zusammen sein kann«, als ein Thema? Wenn ja, sagt Ihnen das, dass es wichtig für Sie ist, mit jemandem zusammen zu sein, wenn auch nicht notwendigerweise mit der Person, mit der Sie gerade zusammen sind. Taucht Stressreduzierung als ein Vorteil der Entscheidung auf, den Job zu wechseln, sowie Stress unter den Nachteilen, die damit verbunden sind, Ihren derzeitigen Job zu behalten, dann wissen Sie, dass Ihr Stresslevel ein wichtiges Thema für Sie ist. Wollen Sie die Entscheidung treffen, ob Sie den Arzt wechseln sollen oder nicht, stoßen Sie vielleicht auf die Themen »Vertrautheit« und »kann Veränderungen nicht ausstehen« bei Ihren Vor- und Nachteilen.

Überprüfen Sie die Vor- und Nachteile, die Sie in Schritt 3 markiert haben und wählen Sie die Hauptthemen aus. Tragen Sie sie im Arbeitsblatt 10.3 unter »Themen« ein.

ARBEITSBLATT 10.3 Entscheidungen treffen

Mögliche Alternativen	Vorteile	Nachteile
Alternative 1:		
Alternative 2:		
Alternative 3:		

Themen	Rangfolge	Beste Alternative

Schritt 5 ▶ Legen Sie rechts die Rangfolge der Themen fest. Schreiben Sie »1« vor das wichtigste Thema, »2« vor das zweitwichtigste usw.

Schritt 6 ▶ Nachdem Sie die wichtigsten Themen ausgewählt haben, die Sie im Prozess der Entscheidungsfindung leiten, und diese in eine Rangfolge gebracht haben, ordnen Sie die Themen den Alternativen zu. Das heißt, Sie gehen zurück zu Ihrer Liste der Alternativen und wählen jene aus, die den Themen am besten entsprechen. War beispielsweise »Einsamkeit« das wichtigste Thema bei der Entscheidung über eine Beziehung, wählen Sie die Alternative von Ihrer Liste aus, die am besten geeignet ist, Ihre Einsamkeit zu vermindern. Ist das zweite Thema, das Sie identifiziert haben, »Geldsorgen«, wählen Sie aus der Liste der Alternativen diejenige aus, die Ihren Geldsorgen Rechnung trägt. Um die Ergebnisse im Auge zu behalten, tragen Sie die Nummer der Alternative auf dem Arbeitsblatt 10.3 neben den entsprechenden Themen ein.

Schritt 7 ▶ Jetzt haben Sie eine Liste der Themen und derjenigen Alternativen, die den Themen am besten entsprechen. Sie können nun vergleichen und die Alternative auswählen, die Ihren Themen am besten entspricht. Sie erkennen sie an der Anzahl der Themen, die sie aufgreift. Wenn also die Alternative 1 auf dem Arbeitsblatt jedes von Ihnen identifizierte Thema aufgreift, ist sie wahrscheinlich die beste Wahl. Spricht eine andere Alternative nur eines Ihrer Themen an, und nicht einmal das wichtigste, ist sie vermutlich keine gute Wahl. Die besten Alternativen sind diejenigen, die die meisten Themen oder wenigstens die wichtigsten Themen aufgreifen.

PAUL hat beschlossen, über sein Arbeitsblatt mit Laura zu sprechen. Wenn sie bereit ist, noch zu warten, so ist er bereit, sich auf eine Heirat festzulegen. Er braucht allerdings noch Zeit, um sich vorzubereiten. Dazu gehört, dass er die Uni abschließt. Wenn er mehr Veranstaltungen belegt und weniger arbeitet, könnte er in drei Semestern so weit sein. Während er seinen Abschluss macht, will er mit seinem Therapeuten an seiner Bereitschaft arbeiten, sich auf eine Ehe einzulassen, und Laura bitten, an ein paar Sitzungen ebenfalls teilzunehmen. Will Laura nicht warten, kann er nichts tun.

Pauls ARBEITSBLATT 10.3

Mögliche Alternativen	Vorteile	Nachteile
Alternative 1: *Laura heiraten*	*Ich kann sie behalten.* *Sie wird glücklich sein und mich nicht verlassen.* *Wir können daran arbeiten, das Leben, das wir uns wünschen, aufzubauen.*	*Ich bin zu jung.* *Ich verliere meine Unabhängigkeit. Ich werde keine finanzielle Unterstützung mehr von meinen Eltern bekommen.* *Heirat bedeutet mehr Schulden.* *24 Stunden am Tag zusammen sein.*
Alternative 2: *Mit Laura Schluss machen*	*Ich werde meine Ausbildung ohne Geldsorgen beenden können. Ich kann mich mit anderen treffen. Ich muss Laura nicht mehr mit meinen Stimmungsschwankungen belasten.* *Ich kann mit meinen Freunden zusammen sein, wann ich will.*	*Ich werde sie schrecklich vermissen. Jemanden wie sie werde ich nie mehr finden.* *Niemand sonst wird sich mit meinen Stimmungsschwankungen abgeben wollen.* *Ich muss den Traum eines gemeinsamen Lebens mit ihr und gemeinsamen Kindern aufgeben.* *Ich werde schwere Depressionen haben.*

Mögliche Alternativen	**Vorteile**	**Nachteile**
Alternative 3: *Einen Weg finden, die Heirat zu verschieben*	*Wir bleiben zusammen.* *Ich kann mir Zeit lassen, meine Ausbildung zu beenden, und Geld sparen.* *Ich kann mich auf die Rolle des Ehemannes vorbereiten.*	*Laura sagt, sie will nicht warten.* *Wenn ich zu lange warte, wird sie mich verlassen.* *Sie wird mich hassen, wenn ich sie hinhalte.*

Themen	**Rangfolge**	**Beste Alternativ**
Laura verlieren	*1*	*1*
Geld	*3*	*2 (3)*
Jemanden haben, der mich versteht	*2*	*1 (3)*
Emotional bereit sein	*4*	*2 (3)*

Noch ein Beispiel: **STEFAN** musste nach seinem letzten Krankenhausaufenthalt wieder zu seinen Eltern ziehen. Er lebte neun Monate bei ihnen und dachte, dass er jetzt wieder so weit sei, allein zu leben. In der Vergangenheit hatten seine Eltern die Miete für sein Apartment bezahlt, aber er musste immer wieder bei ihnen einziehen, entweder weil ihm wegen großen Lärms oder weil er die Wohnung nicht sauber hielt gekündigt wurde oder weil er zu krank war, um allein zu leben. Stefans Eltern waren nicht mehr bereit, das alles mitzumachen, und sagten, wenn er unbedingt allein leben wolle, müsse er die Miete für sein Apartment allein zahlen. Stefan konnte sich nicht entscheiden, was er tun sollte, deshalb füllte er das Arbeitsblatt 10.3 aus, um die Frage für sich zu klären. Die Alternativen, die er vor Augen hatte, waren: allein in ein Apartment ziehen, sich einen Mitbewohner suchen oder noch eine Zeit lang bei seinen Eltern bleiben.

Nachdem er die Alternativen durchdacht hatte, wurde Stefan klar, dass die beste Alternative darin bestand, sich einen Mitbewohner zu suchen und auszuziehen. Diese Alternative traf seine Themen besser als die beiden anderen Alternativen. Er hatte einen Freund, der in einem kleinen Apartment in derselben Stadt wohnte und bereit war, mit Stefan zusammen eine größere Wohnung zu mieten und sich die Kosten zu teilen.

Stefans ARBEITSBLATT 10.3

Mögliche Alternativen	Vorteile	Nachteile
Alternative 1: *Auf eigene Faust ausziehen*	*Unabhängigkeit* *Keiner stresst mich* *Ruhe und Frieden*	*Kostet mehr Geld* *Einsamkeit* *Weiß nicht, ob ich damit umgehen kann*
Alternative 2: *Einen Mitbewohner suchen*	*Kosten teilen* *Könnte lustig sein* *Muss nicht alleine sein*	*Wir verstehen uns vielleicht nicht* *Engt Privatsphäre ein* *Wir haben vielleicht unterschiedliche Gewohnheiten*
Alternative 3: *Bei Mama und Papa leben*	*Kann Geld für die Zukunft sparen* *Habe mein eigenes Zimmer* *Bin nie einsam*	*Keine Privatsphäre* *Mama sagt mir ständig, was ich tun soll* *Kann keine Leute einladen*

Themen	Rangfolge	Beste Alternative
Unabhängigkeit, allein sein und Privatsphäre	2	1, (2)
Geld	1	(2), 3
Einsamkeit versus jemanden zu haben, mit dem ich reden kann	3	(2), 3

Die Rückmeldung anderer einholen

Vielleicht möchten Sie es nicht zugeben, aber manchmal haben andere Menschen Recht, wenn sie Ihnen sagen, was Sie tun oder nicht tun sollten. Sie können Ihnen dabei helfen, Klarheit über Ihre Ideen, Entscheidungen, Alternativen, Bedürfnisse und Sorgen zu gewinnen. Andere Menschen können eine Hilfe sein, wenn Sie sie lassen. Möglicherweise haben sie nicht immer Recht, aber sie haben vielleicht andere Ideen als Sie selbst und können Sie so dazu herausfordern, andere Möglichkeiten in Betracht zu ziehen.

Wenn Sie manisch oder hypomanisch sind, müssen Sie unter Umständen mit weit mehr Gedanken klarkommen als gewöhnlich. Sie gehen auch das Risiko ein, Denkfehler zu machen und schlechte Entscheidungen zu treffen, weil Sie wichtige Fakten übersehen. Die meisten Betroffenen sind unzufrieden darüber, dass sie sich zu den falschen Handlungen entschließen, wenn sie manisch sind, und möchten Methoden erlernen, um sich rechtzeitig zu stoppen. Was Sie zur Vorsicht mahnen sollte, ist das Bedürfnis, große Veränderungen in Ihrem Leben vorzunehmen, etwas Impulsives zu tun, das andere schockieren oder überraschen würde, und Risiken einzugehen, die Sie normalerweise vermeiden würden. Tauchen solche Ideen in Ihnen auf, ist eine Möglichkeit, sich davor zu schützen, mit anderen darüber zu reden. Selbst wenn Sie die Meinung des anderen nicht hören wollen oder Ihnen nichts an dessen Meinung liegt, kann es schon reichen, die Idee laut auszusprechen, um Sie zum Nachdenken zu veranlassen, bevor Sie impulsiv handeln und es später bereuen.

Manche Menschen mit bipolarer Störung finden es unangenehm, ihre impulsiven Gedanken auszusprechen, weil es andere dazu bringt, überzureagieren, misstrauisch zu werden, sie zu genau zu beobachten oder sich anderweitig negativ ihnen gegenüber zu verhalten. Das sind verständliche Bedenken. Niemand will, dass eine großartige Idee einfach so kaputtgemacht wird. Andererseits brauchen Sie vielleicht jemanden, der Ihnen hilft, die Bremsen anzuziehen, um sich keinen Ärger einzuhandeln.

Überlegen Sie, mit welchem Menschen in Ihrem Umfeld Sie über Ideen sprechen können, die andere entsetzlich finden würden. Achten Sie darauf, dass es sich um eine Person handelt, die weiß, dass das bloße Denken an riskantes Verhalten nicht bedeutet, dass Sie sich auch so verhalten werden. Ein Therapeut oder Psychiater kann diese Person sein, aber praktischer wäre es vielleicht, wenn Sie einen Angehörigen auswählen, einen Freund oder jemanden, der ebenfalls bipolar ist und von Zeit zu Zeit mit ähnlichen Gedanken zu tun hat. Teilen Sie Ihre Idee mit und wenn Sie eine negative Reaktion erhalten, wenden Sie die 24-Stunden-Regel an.

Was ist der nächste Schritt?

Herzlichen Glückwunsch! Sie haben die ersten drei Schritte zur Bewältigung der bipolaren Störung gemacht. Wenn Sie die in diesem Buch enthaltenen Übungen durchgearbeitet haben, wissen Sie jetzt, wie man die Symptome kommen sehen, Vorsichtsmaßnahmen gegen deren Wiederkehr ergreifen und die Symptome reduzieren kann, wenn sie doch aufgetreten sind. Jetzt ist es an der Zeit, den vierten und letzten Schritt zu tun: Ihre Fortschritte zu überprüfen. Das nächste Kapitel soll Ihnen dabei helfen, die Einzelteile des Programms zusammenzusetzen, indem die Strategie im Ganzen noch einmal zusammengefasst wird. Sie haben die Chance, Ihre Langzeitstrategie darüber zu planen, wie Sie die Methoden dieses Arbeitsbuches anwenden wollen.

Haben Sie das Arbeitsbuch nur durchgelesen, ohne die Übungen zu machen, wäre jetzt die Zeit, zurückzugehen und die Übungen durchzuarbeiten, die auf Sie zutreffen. Zu Beginn jedes Kapitels finden Sie eine kurze Zusammenfassung des Kapitelinhalts. Dies hilft Ihnen dabei, auszuwählen, welche Kapitel und Übungen Sie bearbeiten wollen. Sie brauchen nicht alle Übungen in einem Durchgang zu machen. Es ist wohl am besten, die Übungen immer dann zu nutzen, wenn Sie mit den Stimmungsschwankungen und Symptomen zu tun haben, die im Buch beschrieben sind. Sind Sie nicht sicher, wo Sie beginnen sollen, lesen Sie das nächste Kapitel. Dort finden Sie eine Zusammenfassung der grundlegenden Schritte zur Kontrolle Ihrer Krankheit. Machen Sie sich noch einmal mit den Verfahrensweisen bekannt und entscheiden Sie, wo Sie das Programm beginnen wollen.

11 Die Dinge zum Besseren wenden

In diesem Kapitel

- *lassen Sie den Zweck dieses Arbeitsbuches noch einmal Revue passieren;*
- *überprüfen Sie Ihre Fortschritte;*
- *setzen Sie sich Ziele für weitere Verbesserungen;*
- *lernen Sie häufige Hindernisse kennen, die Sie davon abhalten, Ihre Behandlungsziele zu erreichen.*

Noch einmal das Gesamtbild betrachten

Das Ziel dieses Arbeitsbuches war es, Methoden zu erlernen, um

- die Wiederkehr von Depression und Manie zu verhindern;
- zu wissen, wann die Symptome wiederkehren;
- aktiv zu werden, um die Kontrolle über die Symptome zu gewinnen, bevor es zu Episoden von Depression und Manie kommt;
- kognitive Probleme, Verhaltensänderungen und emotionale Störungen, die von der Krankheit verursacht werden, zu korrigieren und zu kontrollieren.

Um zu überprüfen, welche Fortschritte Sie gemacht haben, machen Sie noch einmal den Test vom Beginn des Buches (siehe S. 9) und überprüfen Sie, ob sich Ihr Wissen über die bipolare Störung vertieft hat.

Die in diesem Arbeitsbuch enthaltenen Übungen sollten Sie ermutigen, sich konkret zu Ihren Zielen und Plänen zu äußern. Jetzt, da Sie die verschiedenen Methoden zur Kontrolle Ihrer Symptome von Depression und Manie kennengelernt haben, notieren Sie auf Arbeitsblatt 11.2 die Schritte, die Sie bereits ergriffen haben oder die Sie planen, um Ihre Ziele zu erreichen.

ARBEITSBLATT 11.1 Meine Pläne zur Kontrolle meiner bipolaren Störung

Strategien, die ich erlernt habe, um meine Verletzlichkeit, meine Stärken und meine Symptome besser kennenzulernen.

Meine Gedanken, wie ich meine Fertigkeiten zur Kontrolle meiner Krankheit verbessern kann.

Wie ich von jeder Episode der Krankheit, die ich durchmache, lernen kann, worauf ich das nächste Mal achten muss.

Was ich tun kann, um das Risiko eines Rückfalls zu verringern.

Wie ich eine Medikation finde, mit der ich so gut zurechtkomme, dass ich sie einhalten kann.

Was ich tun kann, um meine bipolare Störung zu akzeptieren, mich wohlzufühlen und mein Leben zu gestalten.

Die in diesem Buch behandelten Ziele sind:

- sich selbst kennenzulernen, Ihre Verletzlichkeit, Ihre Stärken und Ihre Symptome;
- die vorgestellten Methoden zur Kontrolle der Krankheit zu üben und zu beherrschen;
- aus jeder erfahrenen Episode der Krankheit zu lernen, worauf Sie das nächste Mal achten müssen;
- das Risiko eines Rückfalls zu verringern;
- eine Medikation zu finden, mit der Sie sich wohlfühlen und an der Sie festhalten können;
- auf die Akzeptanz der Störung hinzuarbeiten, damit Sie Fortschritte machen und alles tun können, um sich wohlzufühlen und Ihr Leben zu gestalten.

Ihre Stimmung überwachen

Die Methoden, die Sie in Kapitel 4 erlernt haben, um die Symptome der Depression und Manie zu erkennen und die täglichen Stimmungsschwankungen zu überwachen, können Ihnen auch helfen, Ihre Fortschritte zu erkennen. Wenn Sie regelmäßig eine Einschätzung mithilfe einer Stimmungsgrafik vornehmen (s. Arbeitsblatt 11.2), hoffen Sie natürlich, eine stetige Verbesserung und damit eine größere Stabilität Ihrer Stimmung festzustellen. Wenn Sie Ihre Stimmung jeden Tag bewerten und die Punkte in der Grafik verbinden, sehen Sie meistens eine Linie in der Mitte um -1 und +1. Sinkt die Kurve während der Depression und steigt sie bei Manie an, so möchten Sie Ihre Stimmung wieder zum Normalzustand zurückkehren sehen. Wenn Sie die neuen Hilfsmittel so oft wie möglich anwenden, finden Sie immer weniger Tage mit Bewertungen über +2 oder unter -2 vor.

ARBEITSBLATT 11.2 Stimmungsgrafik

Woche, Datum:

	Plan	So	Mo	Di	Mi	Do	Fr	Sa
Manisch								
+5 Kein Schlaf, psychotisch	Krankenhaus	❍	❍	❍	❍	❍	❍	❍
+4 Manisch, schlechtes Urteilsvermögen		❍	❍	❍	❍	❍	❍	❍
+3 Hypomanisch	Arzt anrufen	❍	❍	❍	❍	❍	❍	❍
+2 Überdreht	Aktiv werden	❍	❍	❍	❍	❍	❍	❍
+1 Glücklich, Hoch	Aufmerksam beobachten	❍	❍	❍	❍	❍	❍	❍
0 Normal		❍	❍	❍	❍	❍	❍	❍
-1 Schlechte Stimmung, niedergeschlagen	Aufmerksam beobachten	❍	❍	❍	❍	❍	❍	❍
-2 Traurig	Aktiv werden	❍	❍	❍	❍	❍	❍	❍
-3 Depressiv	Arzt anrufen	❍	❍	❍	❍	❍	❍	❍
-4 Wie gelähmt		❍	❍	❍	❍	❍	❍	❍
-5 Suizidal	Krankenhaus	❍	❍	❍	❍	❍	❍	❍
Depressiv								

Was hat die Änderung verursacht?

Entscheiden Sie sich dagegen, täglich Stimmungsgrafiken zu erstellen, können Sie sie auch in bestimmten Abständen erstellen, um zu überprüfen, wie es Ihnen geht. Wissen Sie zum Beispiel, dass Sie im Winter dazu neigen, depressiv zu werden, und im Frühling manisch, können Sie Stimmungsgrafiken kurz vor Beginn dieser Jahreszeiten erstellen. Stellen Sie fest, dass aus Ihrer Grafik eine Zunahme der Symptome hervorgeht, nutzen Sie die erlernten Methoden, um das Fortschreiten zu stoppen; wenn Sie sehen, dass sich die täglichen Bewertungen nicht bessern oder dass die Symptome für Sie schwerer zu kontrollieren sind, nehmen Sie Kontakt mit Ihrem Arzt auf. Nach der Jahreszeit erstellen Sie noch etwa ein bis zwei Wochen eine Stimmungsgrafik, um sicherzugehen, dass Ihre Stimmung stabil bleibt.

Akzeptanz

Falls Sie mit der Akzeptanz Ihrer bipolaren Störung zu kämpfen hatten, so hat Ihnen die Lektüre und die Arbeit mit diesem Buch vielleicht geholfen, Ihre Position zu klären. Vergegenwärtigen Sie sich noch einmal die typischen Denk- und Verhaltensweisen, die mit den einzelnen Stadien der Akzeptanz verbunden sind (siehe Arbeitsblatt 11.3), um zu sehen, wo Sie heute stehen. Vergleichen Sie Ihre Antworten mit denen in Arbeitsblatt 7.1 in Kapitel 7 (S. 200).

ARBEITSBLATT 11.3 Stadien der Akzeptanz einer bipolaren Störung

Stadium	Typische Gedanken	Handlungen
Verleugnen	Ich habe keine bipolare Störung. Der Arzt hat sich geirrt. Es muss daran liegen, dass ich zu viel getrunken habe. Die Diagnose ist falsch.	Eine zweite Meinung einholen. Nach anderen Erklärungen für die Symptome suchen. Die Behandlungsempfehlungen ignorieren.
Wut	Es ist nicht fair, dass ich diese Krankheit habe. Ich kann damit jetzt nicht umgehen. Warum gerade ich? Womit habe ich das verdient?	Sich weigern, auf Ratschläge zu hören. Sich weigern, über die Krankheit zu sprechen. In Wut geraten über Ärzte, Apotheker und alle, die mit der Behandlung zu tun haben.

Verhandeln	Ich ändere mein Verhalten. Ich höre auf zu trinken, stehe morgens rechtzeitig auf, mache Sport, suche mir einen besseren Job, und alles kommt in Ordnung. Ich versuche es mal mit Naturheilmitteln. Medikamente brauche ich nicht.	Dosierungen auf eigene Faust ändern. Den Zeitpunkt der Einnahme ändern. Aktive Medikamente gegen »Naturheilmittel« austauschen. Lange aufbleiben, um die Einnahme von Schlafmitteln zu vermeiden. Alkohol trinken, um die Angst zu reduzieren.
Depression	Ich werde nie ein normales Leben führen. Niemand wird mich wollen. Ich hasse mich.	Selbstschädigendes Verhalten. Ärzte, Zeitschriftenartikel und alles, was einen an die Krankheit erinnert, meiden. Sich von anderen zurückziehen.
Akzeptanz	Ich kann einen Weg finden, damit umzugehen. Es ist nicht das Ende der Welt. Ich muss nicht auf alles verzichten, nur weil ich Medikamente nehme.	Sich auf die Behandlung einlassen. Offen mit Ärzten über die Behandlungsmöglichkeiten sprechen, bevor man auf eigene Faust die Medikamente absetzt.

Sie sind nicht allein

Arbeitsbücher wie dieses lassen Strategien vielleicht einfach erscheinen – sie in die Tat umzusetzen ist dagegen nicht so einfach. Es kann sehr hilfreich sein, einen Therapeuten zu haben, der sich mit bipolaren Störungen auskennt. Nicht alle Therapeuten kennen sich damit aus, deshalb sollten Sie fragen, wie vertraut ein Therapeut mit der Behandlung dieser Störung ist, bevor Sie mit ihm arbeiten.

Die Deutsche Gesellschaft für Bipolare Störungen (DGBS), Fachgesellschaft für Professionelle, Betroffene und Angehörige, ist eine bundesweite Organisation, die sich der Förderung der Forschung zur bipolaren Störungen und der Unterstützung von Betroffenen widmet. Auf den Internetseiten finden Sie ein Verzeichnis von Selbsthilfegruppen und andere wichtige Adressen.

Den Verlauf Ihrer Erkrankung zu verändern ist eine große Herausforderung. Die meisten Betroffenen zweifeln an ihrer Fähigkeit, ein Leben mit weniger depressiven und manischen Episoden zu führen. Da es sich um eine lebenslange Aufgabe handelt, kann es immer wieder passieren, dass man das Zutrauen zu sich selbst verliert und daran denkt, aufzugeben.

Es folgen einige häufig geäußerte Bedenken Betroffener hinsichtlich der möglichen Kontrolle ihrer Symptome, ergänzt durch Hinweise, wie man diese Gedanken daran hindern kann, die eigenen Ziele zu durchkreuzen.

»Die Vorsichtsmaßnahmen schränken mein Leben zu sehr ein.« ▶ Wenn Vorsichtsmaßnahmen, wie einen konsequenteren Schlafrhythmus zu befolgen, Symptome zu überwachen und Überstimulierung zu vermeiden, in Ihren Ohren nach einer starken Einschränkung Ihres Lebensstils klingen, werden Sie diese wahrscheinlich nicht ergreifen wollen.

Sie haben natürlich das Recht zu tun, was Sie möchten, das Recht, Risiken einzugehen und die Konsequenzen zu tragen, die sich daraus ergeben können. Es ist allein Ihre Entscheidung, ob Sie die Anleitungen in diesem Buch befolgen wollen oder nicht, ob Sie den Rat Ihres Therapeuten annehmen oder nicht und ob Sie die verschriebenen Medikamente einnehmen oder nicht. Leben Sie allein, ohne Verpflichtungen gegenüber anderen, tragen nur Sie selbst die Konsequenzen, wenn Sie keine Vorsichtsmaßnahmen ergreifen. Dies mag gar nicht so schlimm sein. Aber wenn andere Menschen von Ihnen abhängig sind und eine Wiederkehr Ihrer Depression oder Manie deren Leben beeinflusst, sollte Ihre Entscheidung deren Wohl mitberücksichtigen.

Betrachten Sie das Ergreifen von Vorsichtsmaßnahmen nicht nach dem Prinzip »alles oder nichts«. Es ist keine Sache von totaler Einschränkung im Gegensatz zu totaler Freiheit. Vielleicht können Sie einige Ihrer Gewohnheiten verändern, um sich besser auf Ihre Krankheit einzustellen, oder Sie versuchen, die Vorsichtsmaßnahmen so oft wie möglich zu ergreifen, in dem Wissen allerdings, dass es immer wieder Zeiten gibt, in denen Ihr Lebensstil dies nicht erlaubt.

Ziehen Sie auch die Möglichkeit in Betracht, dass Sie vielleicht aktuell nicht bereit sind, die Änderungen Ihrer Gewohnheiten vorzunehmen, die von diesem Arbeitsbuch, Ihren Angehörigen oder Ihrem Therapeuten empfohlen werden. Das heißt aber nicht, dass Sie auch nächsten Monat, nächstes Jahr oder beim nächsten Mal, wenn Sie Symptome haben, nicht bereit dazu sind. Sich um sich selbst zu kümmern ist immer eine gute Idee, ganz gleich, wann Sie die richtigen Maßnahmen ergreifen. Wenn Sie wissen, dass Sie es jetzt noch nicht schaffen, stellen Sie das Buch wieder ins Regal und schauen Sie es später noch einmal durch. Lebensumstände können sich schnell ändern und neue Gelegenheiten für Sie schaffen, die Kontrolle über Ihre Symptome zu übernehmen.

»Es wird nichts helfen.« ▶ Dieser Gedanke ist ein gutes Beispiel für das voreilige Ziehen von Schlüssen. Wenn Sie glauben, eine Übung hilft nicht, werden Sie sie überschlagen. Aktivität zu vermeiden wird aber auch nicht dazu führen, dass Sie sich besser fühlen. Statt auf Ihr Gefühl zu vertrauen, versuchen Sie, objektiv zu sein. Stellen Sie Ihre Theorie, dass es nichts hilft, auf die Probe, indem Sie es ausprobieren. Sie können Recht haben und werden eine andere Strategie wählen müssen, oder Sie haben Unrecht und finden heraus, dass es doch hilft.

»Ich kann das nicht.« ▶ Wenn Sie ein schwarz-weiß denkender Mensch wie Monika sind und die Übungen führen nicht auf Anhieb dazu, dass Sie sich besser fühlen, geben Sie vielleicht zu schnell auf. Fortschritte mögen zwar erkennbar, aber anfangs sehr klein sein. Wenn Sie zum Beispiel den negativen Gedanken »Ich bin dumm« zu bekämpfen versuchen, sind Sie, nachdem Sie dessen Wahrheitsgehalt überprüft haben, vielleicht nur zum Teil, aber noch nicht ganz davon überzeugt, dass er falsch ist. Haben Sie lange an einem negativen Selbstbild festgehalten, wird es Sie viel Mühe kosten, Ihre Meinung zu ändern.

Sie müssen Ihren Denkprozess durch ständiges Praktizieren der Methoden zum Überprüfen und Korrigieren Ihrer übertrieben negativen Gedanken in andere Bahnen lenken. Wenn Sie also denken »Ich kann das nicht« und sich frustriert fühlen, legen Sie eine Pause ein und versuchen es zu einem anderen Zeitpunkt noch einmal. Zu schnell aufzugeben wird Ihre negativen Gedanken nur verstärken.

»Meine Medikamente wirken gut, ich muss nichts weiter tun.« ▶ Selbst wenn die Medikamente gut wirken, kann eine ganze Reihe von Dingen dazu führen, dass Ihre Depression und Manie wiederkehren. So kann zum Beispiel Alkohol- oder Drogenkonsum Symptome hervorrufen. Schlafmangel über mehrere Tage kann Manie hervorrufen. Ein größerer Verlust oder eine Lebenskrise können eine Depression nach sich ziehen. Sogar der Wechsel der Jahreszeiten kann Symptome zurückkehren lassen. Eine ernste körperliche Krankheit, ein Autounfall oder eine Geburt können zu einem Rückfall führen, auch wenn Sie Medikamente gegen Ihre bipolare Störung nehmen.

Einem Unfall lässt sich vielleicht nicht vorbeugen, dafür aber können Sie Ihr Verhalten so steuern, dass es das Risiko von

Rückfällen nicht erhöht. Medikamente sind ein essenzieller Bestandteil der Behandlung, aber nicht zu hundert Prozent wirksam. Wie Sie sie nehmen, wann Sie sie einnehmen, wie Sie Ihren Alltag gestalten und wie Sie reagieren, wenn die Symptome wiederkehren – all dies trägt zu der Kontrolle bei, die Sie über Ihren Krankheitsverlauf haben.

»Die Symptome kommen immer wieder, obwohl ich die Strategien dieses Buches nutze.« ▶ Viele Betroffene werden die Techniken aus diesem Arbeitsbuch anwenden und dennoch feststellen, dass ihre Symptome wiederkehren. Da bipolare Störung eine episodisch auftretende Krankheit ist, sollten Sie damit rechnen, dass Ihre Symptome zurückkehren können. Es gibt wenige Glückliche, die genau die richtigen Medikamente finden, diese geradezu andächtig einnehmen und nie wieder eine depressive oder manische Phase haben. Leider ist das nicht die Mehrheit der Betroffenen.

Das Ziel der Kontrolle einer bipolaren Störung ist es, die Anzahl der depressiven und manischen Episoden so weit wie möglich zu vermindern, die abgeschwächten Symptome, die zwischen den Episoden auftauchen können, auszuschalten und, wenn es zu einem Rückfall kommt, diesen so schnell wie möglich zu erkennen und einzudämmen. So wird es längere Zeiten geben, in denen es Ihnen gut geht, und kürzere Zeiten, in denen es Ihnen schlecht geht – je mehr Sie die Kontrolle über die Krankheit gewinnen.

»Das ist es nicht wert. Ich gebe auf.« ▶ Die Feststellung »Das ist es nicht wert« deutet an, dass Sie die Kosten des Versuchs, Ihre bipolare Störung zu kontrollieren, gegen den Nutzen, nämlich dass es Ihnen besser gehen wird, abgewogen haben und zu der Entscheidung gelangt sind, dass die Kosten den Nutzen übersteigen. Deshalb lohnt sich die Mühe nicht. Dies könnte ein Denkfehler des Überschätzens von Negativem und des Unterschätzens von Positivem sein, oder es könnte wahr sein.

Wenn die Medikamente oder die Psychotherapie Ihnen nicht geben, was Sie brauchen, sollten Sie vielleicht einen Wechsel in Betracht ziehen, statt sie aufzugeben. Viele Betroffene wechseln nicht nur ihre Medikamente, sondern auch ihre Ärzte und Therapeuten, bis sie einen finden, der die Kosten und Mühen wert ist. Wäre Ihre Behandlung besser an Ihre Krankheit angepasst, wäre sie es Ihnen vielleicht wert.

»Ich bin es leid, es zu versuchen.« ▶ Depressionen, Nebenwirkungen von Medikamenten, Geldmangel und Druck anderer – all das kann Sie dazu veranlassen, die Behandlung aufzugeben. Der Energie- und Motivationsverlust, die mentale Langsamkeit und Hoffnungslosigkeit, die zur Depression gehören, können Sie ebenso davon überzeugen, dass es besser wäre, keine Medikamente mehr zu nehmen, nicht mehr zum Arzt zu gehen und den endlosen Kampf, Ihre Krankheit zu kontrollieren, aufzugeben. Die Mühe, die es kostet, Ihre Krankheit zu bewältigen, kann manchmal mental und emotional erschöpfend sein. Um diese Gefühle zu bewältigen, nehmen sich manche Betroffene eine Auszeit. Ein paar Tage genießen sie das Gefühl der Freiheit, aber leider kehren die Symptome dann zurück.

Aufgeben zu wollen, weil man es leid ist, ist ein völlig normales Gefühl. Wir fühlen so, wenn wir unseren Job satt haben, die Schule, die Erziehung kleiner Kinder, die Suche nach dem richtigen Partner oder den Kampf gegen Schulden. Wenn Sie neben der Kontrolle Ihrer Krankheit mit all diesen Kämpfen befasst sind, haben Sie das Recht, erschöpft zu sein. Das Leben kann sehr hart sein.

Um solche Zeiten zu bewältigen, müssen Sie Ihrem Leben Positives hinzufügen, um all das Negative auszugleichen. Wenn es ein paar schöne Dinge gibt, auf die Sie sich freuen können, Menschen, die Ihnen Freude machen oder Sie zum Lachen bringen, die Ihnen einen Grund geben, nach einem langen Arbeitstag nach Hause zu eilen, dann wird Ihnen das helfen, dranzubleiben und sich Mühe zu geben, damit es Ihnen so gut wie möglich geht.

Fehlt es Ihnen an positiven Dingen im Leben, dann wird es Zeit, sie sich zu erwerben. Ein paar Beispiele sind in Kapitel 5 zu finden, aber nutzen Sie Ihre Fantasie, um Ihr Leben die Mühe wert zu machen, die es kostet, gesund zu bleiben.

Vorausplanen, um Ihre Ziele zu erreichen

In Kapitel 6 zur Medikation wurden der Vertrag mit sich selbst als ein Weg vorgestellt, Hindernisse mit einzuplanen, die sich Ihren Behandlungszielen in den Weg stellen können. Denken Sie kurz darüber nach, was Sie davon abhalten könnte, die Ziele dieses Arbeitsbuches zu erreichen, und schreiben Sie diese auf Arbeitsblatt 11.4.

ARBEITSBLATT 11.4 Hindernisse auf dem Weg zum Besseren überwinden

Ziel: Rückkehr von Depression und Manie vermeiden
Mögliche Hindernisse auf dem Weg zu diesem Ziel:

Was ich tun kann, um diese Hindernisse zu überwinden:

Ziel: Lernen, wann meine Symptome wiederkehren
Mögliche Hindernisse auf dem Weg zu diesem Ziel:

Was ich tun kann, um diese Hindernisse zu überwinden:

Ziel: Aktiv werden, um die Symptome zu kontrollieren, bevor sie sich zu depressiven und manischen Episoden entwickeln
Mögliche Hindernisse auf dem Weg zu diesem Ziel:

Was ich tun kann, um diese Hindernisse zu überwinden:

Ziel: Von der Krankheit verursachte kognitive Probleme, Verhaltensänderungen und emotionale Krisen korrigieren und kontrollieren
Mögliche Hindernisse auf dem Weg zu diesem Ziel:

Was ich tun kann, um diese Hindernisse zu überwinden:

Wenn Sie die Methoden dieses Arbeitsbuches nutzen, werden Sie herausfinden, dass Sie mit einiger Übung in der Lage sein werden,

- die Symptome kommen zu sehen;
- Vorsichtsmaßnahmen zu ergreifen;
- die Symptome abzuschwächen;
- Ihre Fortschritte zu überprüfen.

Denken Sie daran, dass Sie jedes Mal, wenn Sie eine depressive, manische, hypomanische oder gemischte Phase erleben, die Gelegenheit haben, Ihre neuen Hilfsmittel zu erproben, deren Eignung zu überprüfen und sie für spätere Zeiten zu verbessern.

Was ist der nächste Schritt?

Jetzt, da Sie die Strategien kennengelernt haben, um Ihre Symptome der bipolaren Störung zu kontrollieren, sollten Sie sie auch nutzen. Die Kontrolle der Symptome ist ein fortlaufender Prozess. Das Arbeitsbuch wurde geschrieben, um Ihnen bei diesem Prozess zu helfen. Wenn Sie auf dem Weg Symptomen oder Problemen begegnen, schlagen Sie die Hinweise und Übungen nach. Selbst in guten Zeiten, wenn Sie sich bestens fühlen, sollten Sie sich die Strategien anschauen, um gesund zu bleiben und Ihren Alltag zu gestalten.

Erzählen Sie Ihrem Arzt oder Therapeuten von Ihren Bemühungen, damit er weiß, was Sie tun, um Ihre Krankheit zu bewältigen. Erinnern Sie sich hin und wieder daran, nach Ihren Symptomen zu schauen und die nötigen Schritte einzuleiten, um sie unter Kontrolle zu halten.

Machen Sie eine schlimme Zeit durch und die Depression oder Manie kehrt wieder, geben Sie nicht auf. Lernen Sie aus der

Erfahrung, indem Sie analysieren, was Sie verwundbar gemacht haben könnte, sodass Sie einen Rückfall erlitten haben. Jedes Mal, wenn Sie Symptome haben und sie unter Kontrolle bekommen, lernen Sie mehr darüber, wie Sie ihnen das nächste Mal zuvorkommen können.

Verwendete Literatur

FAWCETT, J.; GOLDEN, B.; ROSENFELD, N. (2000): New Hope for People with Bipolar Disorder. Roseville.

FULLER TORREY, E.; KNABLE, MICHAEL B. (2002): Surviving Manic Depression: A Manual on Bipolar Disorder for Patients, Families, and Providers. New York.

GARTNER, J. D. (2005): The Hypomanic Edge: The Link between (a Little) Craziness and (a Lot of) Success in America. New York.

GRANET, R.; FERBER, E. (1999): Why Am I Up and Why Am I Down: Understanding Bipolar Disorder. New York.

JAMISON, KAY R. (1995): Meine ruhelose Seele. Die Geschichte einer manischen Depression. München.

JAMISON, KAY R. (2004): Exuberance: The Passion for Life. New York.

MIKLOWITZ, D. J. (2002): The Bipolar Disorder Survival Guide: What You and Your Family Need to Know. New York.

WRIGHT, J. H.; RAMIREZ BASCO, M. (2003): Getting Your Life Back: A Complete Guide to Recovery from Depression. New York.

Für Angehörige und Freunde

FAST, J. A.; PRESTON, J. D. (2004): Loving Someone with Bipolar Disorder: Understanding and Helping Your Partner. Oakland.

FRISTAD, M. A.; GOLDBERG-ARNOLD, J. S. (2004): Raising A

Moody Child: How to Cope with Depression and Bipolar Disorder. New York.

Literatur für Profis

Bauer, M. S.; McBride, L. (2003): Structured Group Therapy for Bipolar Disorder. New York.

Frank, E. (2005): Treating Bipolar Disorder: A Clinician's Guide to Interpersonal and Social Rhythm Therapy. New York.

Papolos, D.; Papolos, J. (2002): The Bipolar Child: The Definitive and Reassuring Guide to Childhood's Most Misunderstood Disorder. Revised and Expanded Edition. New York.

Ramirez Basco, M.; Rush, A. J. (2005): Cognitive-Behavioral Therapy for Bipolar Disorder, Second Edition. New York.

Empfohlene deutschsprachige Titel

Assion, H.-J.; Vollmüller, W. (2006): Handbuch Bipolare Störungen. Grundlagen – Diagnostik – Therapie. Stuttgart.

Bock, T. (2007): Lichtjahre – Psychosen ohne Psychiatrie. Selbstverständnis und Lebensentwürfe von Menschen mit unbehandelten Psychosen. Bonn.

Bock, T. (2007): Achterbahn der Gefühle. Mit Manie und Depression leben lernen. Bonn.

Bock, T.; Koesler, A. (2005): Bipolare Störungen. Manie und Depression verstehen und behandeln. Bonn.

Bräunig, P.; Dietrich, G. (2004): Leben mit bipolaren Störungen. Stuttgart.

Bräunig, P.; Krüger, S.; Rosbander, Y. (2005): Kinder bipolar erkrankter Eltern. Norderstedt (Hg. DGBS e.V.).

Bundesverband der Angehörigen psychisch Kranker (Hg.) (2007): Mit psychisch Kranken leben. Rat und Hilfe für Angehörige. Bonn.

Dörner, K.; Plog, U.; Teller, C.; Wendt, F. (2007): Irren ist menschlich. Bonn.

Eink, M; Haltenhof, H. (2007): Umgang mit suizidgefährdeten Menschen. Bonn.

Frankl, V. (1984): Der leidende Mensch – Anthropologische Grundlagen der Psychotherapie. Göttingen.

Greve, N.; Osterfeld, M.; Diekmann, B. (2007): Umgang mit Psychopharmaka. Ein Patienten-Ratgeber. Bonn.

Hammer, M. (2006): SBT: Stressbewältigung für psychisch kranke Menschen. Ein Handbuch zur Moderation von Gruppen. Bonn.

Hell, D. (1982): Ehen depressiver und schizophrener Menschen. Berlin u.a.

Helmchen, H.; Rafaleson, O. J.; Bauer, M. (2001): Depression und Manie. Wege zurück in ein normales Leben. Ein Ratgeber für Kranke und Angehörige. Stuttgart.

Hunold, P.; Rahn, E. (2000): Selbstbewusster Umgang mit psychiatrischen Diagnosen. Bonn.

Kipp, J.; Unger; H.-R.; Wehmeier, P. (1996): Beziehung und Psyche. Leitfaden für den verstehenden Umgang mit schizophrenen und depressiven Patienten. Stuttgart.

Knuf, A.; Osterfeld, M.; Seibert, U. (2007): Selbstbefähigung fördern – Empowerment und psychiatrische Arbeit. Bonn.

Mattejat, F.; Lisofsky, B. (2005): Nicht von schlechten Eltern. Kinder psychisch Kranker. Bonn.

Mentzos, S. (1995): Depression, Manie, Psychodynamik und Psychotherapie affektiver Störungen. Göttingen.

RUPPRECHT, V. (2005): SeelenZeiten – Die subjektive Seite der bipolaren Störung. Stuttgart.

SCHÄFER, U.; RÜTHER, E. (2004): Im Auf und Ab der Gefühle. Manie und Depression – die bipolare Störung. Ein Ratgeber. Berlin.

VASAK, G.; KATSCHNIG, H. (2001): Sturzfliegen. Diagnose: manisch-depressiv. Leben in Depressionen und Manien. Zürich.

WOLFERSDORF, M. (2007): Krankheit Depression. Erkennen, verstehen, bewältigen. Bonn.

Verbände

Bundesverband der Angehörigen psychisch Kranker (BApK e.V.)
Am Michaelshof 4b
53177 Bonn-Bad Godesberg
www.bapk.de

Bundesverband der Psychiatrie-Erfahrenen e.V. (BPE)
Wittener Str. 87
44789 Bochum
www.bpe-online.de

Deutsche Gesellschaft für Bipolare Störungen (DGBS e.V.)
Postfach 920249
21132 Hamburg
www.dgbs.de

Bipolar Selbsthilfe Netzwerk e.V.
Potsdamer Str. 1
51377 Leverkusen
www.bsne.de

www.manic-depressive.de Forum der DGBS

www.forum-humanum.ch Schweizer Forum

www.bipolar.at Österreichisches Forum

www.mcmanweb.com McMan's Depression and Bipolar Web für Betroffene

www.bpso.org Für Partner

www.bipolarhome.org Guide to Bipolar Disorder

www.bipolarworld.net Bipolar World